U0207162

中华医学会结核病学分会·礼来耐多药结核病全球合作项目培训教材

现代结核病护理学

主　编　王秀华

主　审　李　亮

副主编　孟桂云　赵　红
　　　　聂菲菲　雷国华

中国医药科技出版社

内 容 提 要

本书是临床结核病护理专业书籍。从整体护理的角度阐述结核病患者护理的最新诊疗和内外科护理进展、感染控制管理、患者的健康教育、心理护理和社会支持，为广大结核病护理工作者提供指导，从而不断提升其能力。

本书适用于从事结核病护理工作在职人员的继续教育以及医学护理院校师生、结核病患者与患者家属阅读参考。

图书在版编目（CIP）数据

现代结核病护理学/王秀华主编．—北京：中国医药科技出版社，2017.12
中华医学会结核病学分会·礼来耐多药结核病全球合作项目培训教材
ISBN 978 – 7 – 5067 – 9595 – 1

Ⅰ.①现… Ⅱ.①王… Ⅲ.①结核病 – 护理学 – 教材 Ⅳ.①R473.5

中国版本图书馆 CIP 数据核字（2017）第 230600 号

美术编辑 陈君杞
版式设计 张　璐

出版　中国医药科技出版社
地址　北京市海淀区文慧园北路甲 22 号
邮编　100082
电话　发行：010 – 62227427　邮购：010 – 62236938
网址　www. cmstp. com
规格　787×1092mm $^1/_{16}$
印张　21 $^1/_4$
字数　425 千字
版次　2017 年 12 月第 1 版
印次　2017 年 12 月第 1 次印刷
印刷　三河市万龙印装有限公司
经销　全国各地新华书店
书号　ISBN 978 – 7 – 5067 – 9595 – 1
定价　69.00 元

编 委 会

主　　编　王秀华　首都医科大学附属北京胸科医院

主　　审　李　亮　首都医科大学附属北京胸科医院

副 主 编　孟桂云　新疆维吾尔自治区胸科医院

　　　　　赵　红　北京协和医学院护理学院

　　　　　聂菲菲　首都医科大学附属北京胸科医院

　　　　　雷国华　首都医科大学附属北京胸科医院

编　　者　(以姓氏笔画为序)

　　　　　于燕华　首都医科大学附属北京胸科医院

　　　　　马丽萍　首都医科大学附属北京胸科医院

　　　　　王　倩　首都医科大学附属北京胸科医院

　　　　　王　琪　首都医科大学附属北京胸科医院

　　　　　王亚红　首都医科大学附属北京胸科医院

　　　　　王秀华　首都医科大学附属北京胸科医院

　　　　　王秀军　首都医科大学附属北京胸科医院

　　　　　朱红英　首都医科大学附属北京胸科医院

　　　　　刘　荣　首都医科大学附属北京胸科医院

　　　　　刘宇红　中国疾控中心结核病防治临床中心

　　　　　刘素芳　首都医科大学附属北京胸科医院

　　　　　孙　琴　新疆维吾尔自治区胸科医院

　　　　　杨风勤　新疆维吾尔自治区胸科医院

　　　　　李东霞　首都医科大学附属北京胸科医院

　　　　　李彦春　新疆维吾尔自治区胸科医院

　　　　　吴　平　首都医科大学附属北京胸科医院

　　　　　迟　巍　首都医科大学附属北京儿童医院

　　　　　张立杰　中国疾控中心结核病防治临床中心

　　　　　陈卫星　新疆维吾尔自治区胸科医院

　　　　　陈国庆　新疆维吾尔自治区胸科医院

　　　　　陈俊霞　新疆维吾尔自治区胸科医院

　　　　　孟桂云　新疆维吾尔自治区胸科医院

赵　红　北京协和医学院护理学院

赵秋月　首都医科大学附属北京胸科医院

段振兰　首都医科大学附属北京胸科医院

聂菲菲　首都医科大学附属北京胸科医院

原　红　首都医科大学附属北京胸科医院

高静韬　中国疾控中心结核病防治临床中心

高翠红　新疆维吾尔自治区胸科医院

郭爱敏　北京协和医学院护理学院

矫晓克　首都医科大学附属北京胸科医院

商雪辉　首都医科大学附属北京胸科医院

曾志耘　新疆维吾尔自治区胸科医院

雷国华　首都医科大学附属北京胸科医院

编写秘书　王红红　中国疾控中心结核病防治临床中心

刘　荣　首都医科大学附属北京胸科医院

律　晨　首都医科大学附属北京胸科医院

前　言

PREFACE

结核病是严重危害人类健康的呼吸道传染病，被称为"白色瘟疫"。我国是世界结核病高负担国家之一，结核病患者数量位居全球第三位，耐多药结核病患者数量位居全球第二位，中国结核病的防控事业任重而道远。

结核病防控事业需要社会各界以及广大医务工作者的共同努力，护理工作者是防控大军的一支重要力量，对疾病的防控起到非常重要的作用，而要提高防控能力需要不断提高他们的理论水平和临床实战能力。鉴于我国现代结核病控制策略实施质量还有待提高，结核病护理和感染控制水平还需要进一步规范和加强，本书以规范结核病护理行为，提高护士对结核病临床护理能力和结核病感染控制能力为编写宗旨，通过传播新的护理理念、新知识和新的技术方法，不断缩小结核病护理水平的区域性差异，达到全面提高我国结核病护士的专业水平和实践能力的目的。

本书由首都医科大学附属北京胸科医院、北京协和医学院护理学院、新疆维吾尔自治区胸科医院等的众多护理专家共同撰写，编者秉承着时代性、科学性、实用性的编写原则，从整体护理的角度阐述结核病患者护理的最新诊疗和内外科护理进展、感染控制管理、患者的健康教育、心理护理和社会支持，为广大结核病护理工作者提供指导，从而不断提升其能力，为结核病的防控事业做出贡献。

作者在编写本书过程中，得到了多位同道的支持和关怀，他们在繁忙的医疗、教学和科研工作之余参与撰写，在此表示衷心的感谢。

由于时间仓促，专业水平有限，书中存在的不妥和纰漏之处，敬请读者和同道批评指正。

编　者

2017 年 7 月

目 录

CONTENTS

第一章 概 述

第一节 结核病疫情及其控制策略变迁

结核病是伴随人类历史最长，造成人类死亡最多的慢性呼吸道传染病。从6000年前埋葬的埃及"木乃伊"到2100年前入土的中国长沙马王堆；从海外的肖邦、契科夫、卡夫卡到中国的鲁迅、萧红、林徽因，结核病这场白色瘟疫至今仍然是弥漫全球的健康杀手。对于绝大多数结核病患者及其家庭而言，结核病是一种灾难性疾病，是导致因病致贫、因病返贫的重要因素。在我国，结核病是政府重点控制的传染病之一。

一、全球结核病疫情现状及其特点

2015年全球估计新发结核病患者1040万例，其中男性590万例（56%），女性350万例（34%），男女之比为1.7∶1；儿童患者100万例（10%）；合并艾滋病者120万例（11%）。发病人数居前六位国家分别是印度、印度尼西亚、中国、尼日利亚、巴基斯坦、南非，占全球发病总数的60%，其中中国、印度和印度尼西亚占2015年全球发病例数的45%，我国继2014年后发病人数再居全球第三位。

2015年，全球新发耐多药结核病（MDR-TB）48万例，新发利福平耐药（RR-TB）10万例。其中印度（13万）、中国（7万）和俄罗斯（6万）三个国家MDR/RR-TB患者数量占全球58万总耐药例数的45%，约有25万患者死于MDR/RR-TB。117个国家报告了广泛耐药结核病（XDR-TB），MDR-TB患者中XDR-TB比例约9.5%（95% CI 7.0% ~12.1%）

2015年，全球因结核病死亡140万例，其中40万合并HIV感染。尽管2000 ~2015年全球结核病死亡人数下降22%，但2015年结核病仍是全球10大致死疾病之一。

二、我国肺结核流行现状及其特点

2011 ~2015年，全国共发现并治疗管理肺结核患者427万，其中传染性肺结核160万。肺结核疫情呈逐年下降的趋势，报告发病率由2011年的71.1/10万下降到2015年的63.4/10万，年递降率为3.4%，高于全球1.5%的年递降水平；死亡率由2011年的3.01/10万下降到2015年的2.30/10万，下降了23%。

然而我国结核病疫情依然严峻，疫情分布不平衡。我国人口基数大，现患肺结核患者数量大，仍是全球30个结核病高负担国家之一。据世界卫生组织估算：我国结核病发病人数2015年为91.8万例（占全球估算患者的8.8%），位居全球第三位（仅次于印度和印度尼西亚）；结核病发病率 2015 年为 67/10 万（全球为 142/10 万）。结核病疫情有以下特点：一是结核病患者人数多。2010 年全国结核病流行病学抽样调查显示，全国结核病患病率为 459/10 万，其中涂阳（痰涂片结核菌检测阳性）结核病患病率为 66/10 万，患者数量超过 70 万，是主要的传染源。据研究表明，一个结核病患者在一年中可通过密切接触感染 10~15 人。2011~2016 年，全国年报告新发现结核病患者数均在 90 万以上，居我国报告甲乙类传染病人数第二位。二是耐多药肺结核疫情严重。我国也是全球 30 个耐多药肺结核高负担国家之一，2015 年估计新发耐多药肺结核患者 5.7 万例，仅次于印度的 7.9 万例。三是西部和农村地区疫情较重。我国结核病疫情分布不均衡，西部高于中东部，农村高于城市。新疆、西藏、贵州、青海和广西等地区肺结核报告发病率居全国前列。农村居民患病数占总数的 70% 以上。

三、全球结核病控制策略变迁

自 20 世纪 40 年代以来，随着抗结核药物的发展和化学疗法的应用，结核病死亡率迅速降低，使得结核病由原来被称为"十痨九死"的疾病成为可治之症，人们不再谈"痨"色变。在 20 世纪 80 年代初，甚至认为 20 世纪末可以消灭结核病。过度的乐观致使许多工业化国家削弱了结核病防治体系和防治经费，以致在 20 世纪 80 年代中期至 20 世纪 90 年代初，这些国家的结核病疫情又呈上升趋势。20 世纪 90 年代起，艾滋病的流行对结核病疫情推波助澜，加之耐药结核病亦日趋严重，促使结核病在全球重新受到关注。全球结核病控制策略也在这一时期被确立，在全球推行，并在实践中被不断更新。

（一）DOTS 策略出台及实施

自推行化学疗法后，许多工业化国家的结核病疫情显著下降。除结核病死亡率和患病率明显下降以外，结核感染率也迅速下降，其年递降率高达 20% 以上。国际社会对结核病的兴趣从 20 世纪 70 年代末开始到整个 20 世纪 80 年代严重减退。例如，位于日内瓦总部的世界卫生组织（WHO）结核病防治司缩减到仅有 2 名专业人员，此外在区域办公室仅有为数不多的结核病官员。到 20 世纪 80 年代，结核病防治司与其他部门一起整合成为"结核病和呼吸系统感染部"，但是经费和人员没有增加。国际抗击结核病联盟（The Union）也在 20 世纪 70 年代扩大了专业范围，纳入了其他肺部疾病，并于 1986 年更改机构名称为"国际防痨与肺部疾病联合会"来反映这种发展。在 20 世纪 80 年代初，人们甚至认为 20 世纪末可以消灭结核病，过度乐观致使许多工业化国家削弱了结核病防治体系和防治经费。20 世纪 80 年代中期至 20 世纪 90 年代初，随着结核病疫情在工业化国家的不断攀升，结核病重新受到国际社会的广泛关注。1990 年的全球疾病负担研究发现，在全球，结核病是患病和死亡均排在前 10 位的疾病之一。同时，许多临床和经济学研究表明，有效的抗结核治疗是最具费用-效益的干预措施。基于对上述所有研究结果的分析，在 WHO 的倡导下，全球采取了一系列行动。

1991 年 5 月，在第 44 届世界卫生大会上，所有与会国家一致通过设立两个指标：到 2000 年实现涂片阳性结核病患者发现率达到 70%、治愈率达到 85%。但其后由于缺乏具体措施，各个国家没有很好地响应和行动起来。1993 年 4 月，在伦敦召开的第 46 届世界卫生大会上，WHO 史无前例地宣布"全球结核病紧急状态"：结核病是全球传染病中的头号杀手，任何国家都不容忽视当前结核病流行对其人民、经济和发展构成的威胁。在未来 10 年中，将新发生结核病患者 9000 万例，大多数患者在 20～49 岁这一富有生产力的年龄组；如果全球结核病问题得不到迅速改善，在未来 10 年中将有 3000 万人死于结核病。1994 年，WHO 出版了《有效控制结核病框架》（Framework for effective tuberculosis control），提出了结核病控制的新策略包括标准化诊断规程（特别强调以痰涂片检查作为诊断方法）和标准化治疗方案。这一策略产生于国际防痨与肺部疾病联合会的一项关于全程督导化疗的实施性研究，核心内容是要在适当的患者管理条件下开展标准化短程化学疗法。1995 年，这一策略被命名为 DOTS（Directly Observed Treatment, Short - Course），最初是"直接面视下短程化疗"英文首字母的缩略词。之后，作为一整套综合全面的控制措施，即直接面视下短程化疗为基础的现代结核病控制策略（DOTS 策略，Directly Observed Therapy Strategy）开始启动。DOTS 策略包括以下五个重要的元素。

1. 政府对国家结核病防治规划的政治承诺　各级政府将结核病列为重点控制的疾病之一，发布结核病防治规划，建立健全结核病防治网络，落实结核病防治规划所需人力和财力。

2. 以痰涂片显微镜检查作为传染性肺结核患者发现的主要手段　控制和消灭传染源是控制结核病最有效的办法。现代观点认为，痰涂片阳性结核病患者最具传染性。因此，将痰涂片镜检作为发现主要传染源的手段。必须保证痰涂片镜检的质量。

3. 为结核病患者提供直接面视下标准短程化疗　治愈传染性肺结核患者是最好的预防措施。对确诊的传染性肺结核患者应实施医务人员直接面视下督导治疗，使用标准的短程化疗方案。

4. 不间断地供应有质量保证的抗结核药物　对抗结核药品应进行有效的管理，包括采购、供应和使用的全过程，保证抗结核病药品的高质量和不间断供应。

5. 建立和维持结核病控制规划的监测系统　建立结核病登记报告系统，确保患者发现、治疗管理和治疗转归等相关数据的及时、准确报告和分析。

该策略最初从中国及其他国家与地区取得行之有效的结果后，WHO 开始在全球范围推广 DOTS 策略，很快这一策略成为国际结核病控制的金标准。据 WHO 报告，1990 年仅有 10 个国家实施了直接面视下短程化疗。1994 年《有效控制结核病框架》的出台和 1995 年 DOTS 策略在全球推行，实施 DOTS 的国家迅速增加到 73 个。1998 年，全球遏制结核病伙伴关系建立，再次呼吁"遏制结核病行动刻不容缓"，主要目的是使得结核病防治受到更为广泛关注和多方筹集资金。2000 年 3 月，在阿姆斯特丹召开全球结核病高负担国家"部长级会议"。通过了阿姆斯特丹宣言，各国政府对结核病防治作出了郑重承诺，加大经费投入，推行 DOTS 策略。2000 年 9 月，在举行的联合国千年峰会上，189 个国家的元首和政府领导人就《千年宣言》达成一致。宣言所包含的八项"千年发展目标"以及相关的 18 项具体目标和 48 项指数承载了所有国家促进发展的庄严承诺，现已成为国际社会衡量发展进度的重要标准。其中目标6下的具体目标8提出，至2015年，发病率停止上升，并开始下降。2000年11月，在遏制结核病伙伴关系下成立了"DOTS扩展工作组"，以加速DOTS策略在全球22个结核病高负担国家的扩展。2000年底，已有148个国家和地区推行DOTS；2001年增加到155个国家。

然而，在实施DOTS策略的国家，并非所有地区和人群均被DOTS策略所覆盖，并非所有患者均得到恰当的医疗服务。在实施DOTS的过程中，涂片阳性肺结核患者发现率由1995年的11%增加到2000年的27%。按此增长速度须在2013年方能达到70%的发现率目标。2000年实施DOTS策略地区的平均治愈率已达82%，接近85%的目标。DOTS策略进展缓慢的主要原因包括：①政治意愿和政府承诺不足；②财政支持不足及财政资源有效利用差；③人才资源缺乏；④项目管理水平差；⑤抗结核药物的供应和质量；⑥信息系统不足。同时急需关注的两个流行病学关键的挑战是TB/HIV与MDR－TB。

2001年，WHO与22个全球结核病高负担国家一道出台了《全球DOTS策略扩展计划》（Global DOTS Expansion Plan，GDEP），以敦促这些国家扩展DOTS策略。至此，DOTS策略作为全球结核病防治的有效策略进一步在全球推行。

国内外的经验证实，DOTS策略的实施对改善和控制结核病疫情起到了关键作用。推行DOTS后，肺结核患者规律用药率由原来的40%提高到95%以上，显著减少了治疗过程中停药或不规律用药，肺结核患者治疗成功率由原来50%左右提高到90%以上，失败率则降低到5%，丢失的患者较少。复发率由原来的超过10%降至2%左右，一般在5%以下。DOTS策略之所以能显著改善疫情，主要是抓住传染源治疗管理这个关键环节，集中人力、物力和财力确保结核患者坚持合理规律地完成全疗程的化学疗法，DOTS是保证规律用药的最好措施。

（二）从DOTS策略到遏制结核策略

DOTS策略是有效的结核病干预措施，符合成本效益，广为接受和推行。然而，许多国家在结核防治工作中仍面临阻碍其进一步扩展的制约因素，主要包括：艾滋病病毒感染，由于缺乏规范治疗而产生耐多药结核病，卫生系统在政策、人力资源、筹资、管理、提供服务和信息管理等方面薄弱，卫生服务提供者（特别是私营部门提供者）的全方位参与不足，以及新诊断方法、药物和疫苗的研究投资不足等。上述制约因素构成了更新DOTS策略的基础。

2006年，遏制结核病伙伴关系出版了其《2006～2015年遏制结核病全球计划》，提出了结核病控制的目标：至2015年，结核病患病率和死亡率在1990年基础均下降一半；至2050年，消除结核病，使之不再是一个公共卫生问题（即活动性结核病年发病率＜1/100万）。2009年，在北京召开了27个耐多药和广泛耐药结核病高负担国家部长级会议之后，耐多药结核病防治的扩展显然成为重中之重，在同年5月召开的WHO大会上，通过了关于耐多药结核病行动的决议。2010年，《2006～2015年遏制结核病全球计划》更新为《2011～2015年遏制结核病全球计划》。更新的2011～2015年全球控制结核病计划设定了一个新的目标，即到2015年成功治疗75%以上的耐多药肺结核患者。

为实现上述目标，就需要制订一个可持续发展的策略，以保持目前所取得的成绩，克服存在的问题和困难，迎接面临的挑战，在这样的背景下，2006 年，现代结核病策略升级为遏制结核病策略（STOP – TB Strategy）。遏制结核病策略旨在为 2006～2015 年的结核病控制发展计划目标的实现服务的。因此，它的目标瞄准于 2015 年，同时也是消除结核病漫漫征程上的里程碑。目标是到 2015 年显著降低全球结核病负担（与 MDGs 一致），并在消除结核的科学研究和技术发展上取得较大进步。遏制结核病策略有 4 个主要目的：①提高医疗服务的可及性，提高结核病的诊断和治疗水平，为结核病患者提供高质量的服务；②减少由结核病给人类带来的痛苦和社会经济负担；③保护易感人群远离结核病，减少结核菌/艾滋病病毒双重感染和耐药结核病；④开发新手段和新方法，并及时和有效的应用。

遏制结核病策略的六个要素主要内容如下，该策略于 2006 年 3 月开始在全球推行。

1. 加强 DOTS 扩展，提高 DOTS 质量

（1）加强政府承诺，保证持续增长的资金投入。

（2）采用细菌学方法发现患者。

（3）督导下的标准化治疗，并保证治疗的依从性。

（4）有效的药物供应系统。

（5）监控系统和效果评价。

2. 应对 TB/HIV、MDR – TB 和其他挑战

（1）TB/HIV 联合行动。

（2）预防和控制耐药结核病，实施 DOTS – Plus。

（3）关注高危人群和处于特殊环境的人群。

3. 致力于医疗卫生体系改革

（1）积极参与国家和全球卫生工作。

（2）实施结核病控制体系的改革措施。

（3）吸纳其他领域的革新方法。

（4）促进肺部健康的有效途径（PAL）：将结核病关怀与呼吸系统保健相结合。

4. 吸纳所有的卫生服务提供者参与结核病控制

（1）公立 – 私立合作模式，公立 – 公立合作模式。

（2）国际结核病关怀标准。

5. 发挥社区和患者作用

（1）社区结核病防治。

（2）宣传、交流和社会动员。

6. 促进科学研究

（1）开展为结核病防治规划服务的应用性研究。

（2）协作研发新的诊断方法、药物和疫苗。

（三）2015 年后结核病预防、治疗和控制策略

2011 年，WHO 宣布了全球结核病控制取得的惊人进展：在人类历史上，全球结核病的发病率第一次呈现下降。这一成就是在经历了 21 世纪 10 年代早期一个长时期的发病率持平或非常小幅度的下降后出现的。2012 年 5 月，成员国呼吁 WHO 制定一个新的 2015 年之后的全球结核病策略，草案制定完成后通过了广泛的咨询程序，并提交给 2014 年第六十七届世界卫生大会所有成员国进行讨论，全面审查迄今为止全球结核病情况并提出新的多部门战略方法以及 2015 年后的新国际目标，并形成决议 WHA 67.1.1。WHO 指出 2015 年是抗击结核病具有重大转折意义的一年，全球实现了联合国结核病千年发展目标，结核病的流行情况得以遏制和扭转。全球结核病发病率自 2000 年以来下降了 18%，平均每年下降 1.5%，降低结核病发病率的千年发展目标在全球、WHO 全部 6 个区域、以及 22 个结核病高负担国家中的 16 个国家得以实现。2015 年全球结核病患病率与 1990 年相比下降了 42%，WHO 的 3 个区域以及 9 个结核病高负担国家也实现了结核病患病率下降一半的千年发展目标。全球结核病死亡率自 1990 年以来下降了 47%，由 1990 年的 30/10 万降低到 2014 年的 16/10 万。WHO 的 4 个区域以及 11 个结核病高负担国家如期实现了结核病死亡率下降一半的千年发展目标。1995～2011 年，共有 5100 万例结核病患者在 DOTS 策略和遏制结核病策略的框架下被成功治愈，凭借有效的诊断和治疗手段，全球在 2000～2014 年期间，共拯救了 4300 万人的生命。然而全球结核病负担依然沉重，2014 年估计新发结核病患者 960 万人，且有 150 万人死于结核病。因此，WHO 提出了终止结核病策略（End TB Strategy），并制定了更为宏大的目标，即到 2035 年消除结核病，最终实现没有结核的世界的愿景。但是按目前进程，要实现消除结核病的最终目标，发病率必须以平均每年 10% 的速度下降，这样的下降幅度在历史上是前所未有的。我们需要新技术和更有效的服务提供方式，以应对不断出现的挑战，帮助实现发病率的更快下降。

2015 年底，WHO 宣布开始启动 2015 年后结核病预防、治疗和控制全球战略和目标，全球结核病控制迈入 2030 年可持续发展目标（SDG）时代。2016 年起，结核病防治策略将由"遏制结核病策略"转向"终止结核病策略"。

2015 年后结核病战略的愿景是实现"一个没有结核的世界"，即"结核病不再导致死亡、疾病和痛苦"。总目标是到 2035 年全球终止结核病流行，其具体指标指在 2015 年基础上，到 2035 年结核病死亡率降低 95%，发病率下降 90% 即发病数从 2015 年预计每 10 万人 110 例减至 2035 年每 10 万人 10 例以下。当前的策略围绕着 3 个基本的支柱形成。第一个支柱为巩固现有的遏制结核病策略的技术环节，实现高质量的结核病预防和关怀的广泛、可及。第二个支柱呼吁更加大胆创新的政策和支持保障体系，强调整个卫生系统及其他系统在避免结核病造成的灾难性花费上的作用。最后一个支柱强调了需要开展研究和创新，以加快疫情的下降直至消除。为评估策略的进展，还拟定了到 2020 和 2025 年的里程碑目标：即结核病死亡例数相对于 2015 年的基线减少 35% 和 75%，结核病发病率较 2015 年分别下降 20% 和 50%。另外，为确保全民健康覆盖和社会保护方面进展，也提出了一项目标，即到 2020 年不再有结核病患者或家庭因结核病治疗而面临灾难性支出。到 2030 年，也就是联合国提出的可持续发展目标总结评估时，结核病死亡率较 2015 年减少 90%，发病率下降 80%。

2035 年实现结核病死亡率减少 95% 和结核病发病率下降 90% 的宏伟目标及实

现该总目标过程中完成既定的里程碑，需要政府将消除结核病策略付诸实际行动，并遵循四大重要原则并开展上述三大策略支柱的十大举措。四大原则包括：①政府负责管理和问责，同时进行监测和评价；②与民间社团组织和社区建立强大联盟；③保护和促进人权、伦理和公平；④全球协力，在国家层面调整应用战略。WHO提出三大策略支柱的十大举措如下。

支柱一：以患者为中心的综合治疗和预防

1. 早期诊断结核病，包括对所有患者开展药敏检测；对密切接触者和高危人群进行系统筛查。

2. 对包括耐药结核病在内的所有结核病患者进行治疗；同时提供患者支持。

3. 加强结核病与艾滋病规划的合作；加强对结核病合并症的管理。

4. 对高危人群进行预防性治疗；以及接种抗结核疫苗。

支柱二：强有力的政策和支持系统

5. 筹集充分资源用于结核病治疗和预防的政府承诺；

6. 动员社区、民间社会组织以及公立和私立卫生保健提供者的参与；

7. 实现全民健康覆盖，加强和完善病例报告、人口动态登记、药品质量及其合理使用、感染控制等方面的管理框架；

8. 开展社会保护、减少贫穷及针对结核病其他影响因素的行动；

支柱三：加大研究和创新

9. 开发、研制和迅速利用新工具、干预措施和策略；

10. 开展研究以优化实施和影响，并促进创新。

为实现终止结核病策略的总目标，需要促进里程碑的实现，即到2025年结核病死亡率较2015年降低75%，发病率较2015年下降50%。那么，第一，全球结核病发病率的年降低速度必须加快，从2015年每年平均降低2%加快到2025年每年平均降低10%。第二，结核病死亡率必须从2015年预计15%降至2025年6.5%。通过现有工具以及全民健康覆盖和社会保护机制可以实现这一目标。但这些举措不足以支持实现2035年目标所需的进展速度。为了使进展持续至2025年以后并实现2030年可持续发展目标及2035年消除结核病目标，2025年时必须具备更多诊治手段或工具，这需要加强、加快研究和开发工作。具体说，需要有在暴露前和暴露后均能发挥保护作用的新疫苗问世；需要有针对潜伏结核病感染者更安全、有效的治疗方法；需要有更好的结核病诊断方法以及安全、有效、短程的抗结核治疗方案。

（高静韬　刘宇红　张立杰）

第二节　结核病护理发展现状及趋势

结核病是严重危害人类生命健康的传染性疾病之一。我国是全球第三大结核病高负担国家，耐药结核病患者总数位居全球第一。结核病在全球及我国的广泛流行，严重危害着广大人民群众的身体健康，对全球公共卫生事业构成严重挑战，已成为重大的公共卫生问题和社会问题。结核病护理工作者作为防痨战线的重要组成

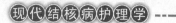

部分，面对目前严峻的结核病防控形势，未来结核病护理工作任重而道远。

一、结核病护理发展现状

（一）开展"以患者为中心"的优质护理服务

随着社会的不断发展进步，医学模式从生物 - 医学模式向生物 - 心理 - 社会医学模式转变，护理工作模式也从"以疾病为中心"的功能制护理，发展到"以患者为中心"的整体护理。为全面加强临床护理工作，改善护理服务，构建和谐医患关系，国家卫生计生委提出要全面推进优质护理服务，紧紧围绕"改革护理模式，履行护理职责，提供优质服务，提高护理水平"的工作宗旨，以患者满意、社会满意、医院满意为目标，结核专科的护士同其他专科一道，通过实行责任护士分管患者的分工方式，使责任护士对其分管患者的基础护理、病情观察、用药、治疗、沟通和健康指导等各项护理任务全部负责，为患者提供连续、全程的护理服务，收到了显著成效，确保了工作质量，保障了医疗安全，改善了患者体验，促进了医患和谐，逐步实现了患者满意、政府满意、社会满意的目的。

（二）积极开展结核病护理学科建设

学科建设是围绕学科方向、学科队伍和学科基地，通过硬件的投入和软件的积累，提高学科水平，增强人才培养、科学研究和社会服务综合实力的一项系统工程建设的过程。目前，随着学科建设意识的加强，结核病护理学科的建设日益受到重视，通过开展对护士的人文关怀、绩效激励、人才培养及学术交流等措施，调动护士工作积极性，使医院结核病护理专业在服务、质量、人才、科研等方面均取得了较好的成绩。

随着护理学科的不断发展，结核病护理专业也逐渐发展起来，全球结核病培训项目近 8 年为全国各地培养 200 名结核病护理人才，她们对结核病护理事业的发展起到了区域性辐射作用。我国先后有孟桂云、王秀华等十余名结核病护士被国际护士会授予"领导者之光"称号，结核病护理人才登上国际舞台。2014 年中国防痨协会临床专业分会护理专业委员会成立，2016 年中华医学会结核病学分会护理专业委员会成立。学术机构的成立为结核专科护士搭建了国家级的交流平台，国家级的护理论坛、护理学术会议和培训班日益增多，结核病领域的护士呈现出前所未有的热情和积极性，结核病护理学科的发展呈现出欣欣向荣的景象。

（三）结核病护理工作中的挑战

1. 护士感染结核病风险较高，需要加强医疗卫生机构结核病感染控制工作

医务人员的结核分枝杆菌感染率和结核病患病率明显高于一般人群。研究结果显示，医务人员结核感染的危险度是普通人群的 8.29 倍。临床工作中护士与患者频繁接触，接触时间最长、距离最近，所以感染结核杆菌的风险较大。护士具有传染病易感者和感染源的双重身份，而我国目前还没有健全的医务人员结核杆菌感染和患病的保护措施及监督制度，一些医疗卫生机构的建筑布局不符合标准，并且未给全体医务人员配备适宜的个人防护用品，如医用防护口罩以及相应个人防护知识的培训，未给结核病患者及疑似结核病患者提供外科口罩以及相应的咳嗽礼仪的健康教育等。因此，面对目前不容乐观的结核病防控形式，国家应加强医疗卫生机构结核病感染控制工作，护士应做好个人防护及患者的健康教育工作，防止结核病的传播。

2. 加强结核科护士的健康教育能力培养，提高结核病患者的健康教育工作水平　结核病护士通常采用讲课、宣传板、视频、图文资料及个体教育等形式对结核病患者开展健康教育活动。近年来一些结核病院为了提高患者健康教育效果，护士在健康教育方式、方法上不断创新，例如：健康教育临床路径、系统性健康教育、健康教育处方等在护理工作中的应用，取得了比较满意效果。但目前多项调查结果表明临床护士的健康教育工作还不能完全满足患者的需求：矫晓克等对涂阳肺结核患者入院时的知识、信念、行为进行调查研究，发现肺结核患者入院时的知识、行为得分均较低，提示结核病健康宣教知识社会传播不足，护士临床健康教育任务艰巨；王子珍等对耐多药肺结核患者护理工作满意度的调查结果表明，健康宣教在调查结果中得分最低；谢海波等调查患者对健康宣教及宣教效果的满意度分别为83.02%和73.21%。护士开展健康教育工作不足的影响因素较多。例如，护士害怕被传染结核病，大都不愿意在结核病房工作，所以医院结核病房的护士普遍缺编。每天护士忙于大量治疗性工作，健康教育简言带过或给患者发放一些宣传材料，特别是对结核病合并艾滋病及耐多药结核病患者，许多护士因为害怕职业暴露而抵触与这些最需要健康教育的患者接触。健康教育是一个跨领域的学科，涉及医学、教育学、心理学、传播学等学科，所以对护士健康教育的培训尤为重要。然而有调查发现，某结核病专科医院10年以上工作年限的医护人员中，受过健康教育专业技能规范性培训的不足10%，大多数护士只受过上级人员的"传帮带"式指导，自学医院印发的培训资料。

二、结核病护理学科展望

针对目前我国严峻的结核病防控形势和护理现状，国家应加大结核病防治资金投入，改善结核病医院建筑结构不合理现状，优化医院环境；医院应加强感染控制培训，提高结核病护理人员防护水平；提高结核病护理人员待遇水平，如增加传染病医院工作人员年假、将结核病医院医护人员罹患结核病列入职业病范畴等。在保证防护安全的前提下调动护士的工作积极性，降低结核病护士流失率，促进护理队伍的良性发展。

在结核病健康教育方面要特别注重提升护士的健康教育水平，提高健康教育效果。应在健康教育教学方法上创新求实，例如，开创基于手机短信、微信技术的健康教育新方法；进行肺结核愈后患者现场说教以提高教学有效性等。根据患者不同的情况，采用不同教学方法，以最大限度改善患者的知、信、行，从而提高肺结核患者依从性，防止结核病的传播。

大力发展结核病护理学科建设，推动结核病护理事业的发展。例如，开展结核病护士专科认证培训，培养结核病护理人才；充分利用中华医学会、中国防痨协会搭建的平台，开展全国培训班及学术交流，促进全国结核病护理水平的共同提高。

总之，随着结核病护理学科的不断发展，从转变护理理念着手，以整体护理思想为指导，运用护理程序的科学工作方法，不断探索，开拓创新，为患者提供全方位的护理服务，促进患者的康复。在此基础上积极开展护理人才的培养和学术交流，不断提高护理科研水平和学术地位，从而全面促进结核病护理学科的不断发展。

（刘宇红　王秀华　雷国华　赵　红）

参 考 文 献

1. Raviglione Mc，Pio A. Evolution of WHO policies for tuberculosis control，1948 – 2001. Lancet，2002，359（9308）：775 – 780.

2. World Health Organization. WHO Tuberculosis Programme：Framework for Effective Tuberculosis Control. WHO/TB/94. 179. Geneva：World Health Organization，1994.

3. Emilio，D，刘宇红. 全球结核病控制：过去、现在和未来. 结核病与肺部健康，2013，2（3）：143 – 153.

4. 刘剑君. 结核病控制策略. 结核病健康教育. 2006. 1：11 – 16.

5. 赵丰增，结核病人的治疗与管理—DOTS 策略. 中国预防医学杂志. 2012，2（2）：86 – 89.

6. Results of directly observed short – course chemotherapy in 112842 Chinese patients with smear positive tuberculosis. China Tuberculosis Control Collaboration. Lancet，1996，347（8998）：358 – 362.

7. Ogden J，Walt G，Lush L. The politics of 'branding' in policy transfer：the case of DOTS for tuberculosis control. Soc Sci Med，2003，57（1）：179 – 188.

8. 王黎霞，王雪静译. WHO 结核病规划有效结核病控制的框架文件. 结核病健康教育，1995（1）：3 – 8.

9. World Health Organization. Sixty – second world health assembly. Prevention and Control of multidrug – resistant tuberulosis and extensively drug – resistant tuberculosis. Resolutions and decisions resolution WHA 62. 15. Geneva：World Health Organization，2009.

10. 么鸿雁，刘剑君译. 遏制结核病策略（WHO 2005. 9）. 结核病健康教育，2006（1）：35 – 43.

11. World Health Organization. Global tuberculosis report 2011. Geneva：World Heahh Organization，2011.

12. Glaziou P，Falzon D，Floyd K，et al. Global epidemiology of tuberculosis. Semin Respir Crit Care Med，2013，34（1）：3 – 16.

13. Dye C，Glaziou P，Floyd K，et al. Prospects for tuberculosis elimination. Annu Rev Public Heahh，2013，34：271 – 286.

14. World Health Organization. Global strategy and targets for tuberculosis prevention，care and control after 2015. Geneva：World Health Organization，2015.

15. World Health Organization. Global tuberculosis report 2016. Geneva：World Health

Organization，2016.

16. Would Health Organization. Global Tuberculosis Report 2014. Geneva：World Health Organization，2014.

17. Zhao Y，Xu S，Wang L，et al. National survey of drug‑resistant tuberculosis in China. N Engl J Med，2012，366（23）：2161‑2170.

18. 陆军，宋筱平，陆叔云. 关于学科、学科建设等相关概念的讨论. 清华大学教育研究，2001，25（6）：12‑15.

19. 张炜敏，何广学，洪峰. 医疗卫生机构医务人员结核病感染控制现状. 中国感染控制杂志，2011，10（4）：248‑251.

20. 李静玫，卢巍. 医院健康工作人员结核菌素测试结果分析. 沈阳部队医药，2006，19（2）：114‑115.

21. 侯月云，谭吉宾，何广学，等. 三省市医疗卫生机构工作人员结核病患病及影响因素分析. 中国防痨杂志，2012，34（6）：341‑346.

22. 耿梦杰，宋渝丹，赵飞国，等. 国内外医务人员结核感染控制现状的比较研究. 中国防痨杂志，2013，35（8）：581‑586.

23. 王子珍，王立伟，赵辉. 耐多药肺结核患者护理工作满意度的调查分析. 中华现代护理杂志，2014，20（23）：2929‑2931.

24. 谢海波，陈森，刘莹娟，等. 定点医院模式下结核病患者满意度研究. 中国防痨杂志，2013，35（10）：773‑776.

25. 汤学艳. 宣教在流动人口结核病防治中的作用. 中国防痨杂志，2006，28（增刊）.

第二章 结核病的诊断与治疗

第一节 结核病的常用诊断方法

目前结核病常用的诊断方法主要包括细菌学诊断、血清学诊断、分子生物学诊断以及病理学诊断等。其中结核菌培养是结核病诊断的"金指标"。本讲内容主要讲述了结核病常用的诊断方法,其中γ-干扰素释放试验是目前临床比较热门的检测技术,通过本节的学习能够正确理解和运用该检查项目。

一、细菌学诊断

细菌学检测是结核病实验室诊断重要的组成部分,涂片染色镜检和分枝杆菌培养是结核病细菌学诊断的基础,同时可以作为结核病治疗评估的主要依据。

结核分枝杆菌为细长略带弯曲的杆菌,大小 $1 \sim 4 \mu m$,。分枝杆菌属的细胞壁脂质含量较高,约占干重的60%,特别是有大量分枝菌酸包围在肽聚糖层的外面,可影响染料的穿入。分枝杆菌一般齐-尼(Ziehl - Neelsen)抗酸染色法,以5%石炭酸复红加温染色后可以染上,但用3%盐酸乙醇不宜脱色。若再加用美兰复染,则分枝杆菌呈红色,为其他细菌和背景中的物质为蓝色。本菌无芽孢,无鞭毛。

(一)痰涂片检查

痰中检出结核菌,可确诊结核,但阳性率较低,并且痰涂片阳性还需考虑非结核分枝杆菌感染的可能。一般,3~6次痰结核菌检查可提高检出率。收集患者气管深部的痰液、收集24h痰液进行集菌可提高检出率,无痰者或不会咳痰的幼儿可在清晨抽取胃液检查抗酸菌(表2-1、表2-2)。对于痰涂片阳性的患者,有条件的可行痰结核菌培养,除外非结核分枝杆菌感染。

表2-1 抗酸染色镜检结果报告

抗酸杆菌数	视野数结果报告
0 条/300 视野	(-)
1~8 条/300 视野	报抗酸杆菌数
3~9 条/100 视野	(1+)
1~9 条/10 视野	(2+)
1~9 条/每视野	(3+)
>10 条/每视野	(4+)

表 2 – 2　荧光镜检结果报告

抗酸杆菌数	视野数结果报告
0 条/50 视野	（ – ）
1～9 条/50 视野	报抗酸杆菌数
10～99 条/50 视野	（1 + ）
1～9 条/每视野	（2 + ）
10～99 条/每视野	（3 + ）
≥100 条/每视野	（4 + ）

涂片检查的缺点：①敏感性低：每毫升痰液中含 5000～10000 条菌检查才呈阳性。②特异性差：所有分枝杆菌均可着色，必须通过培养进行验证。③无法区别死菌与活菌：结果均为阳性。

（二）痰结核杆菌培养

分枝杆菌分离培养检查法，是结核病确诊最可靠的方法。是获得纯培养物进行菌种鉴定、药物敏感性试验以及其他生物学研究的基础。一般培养法检出率约比涂片法高 2 倍，培养物可进一步做菌种鉴定和药物敏感性试验。

1. 结核菌培养　结核分枝杆菌是专性需氧菌，最适生长温度为 37℃，最适 pH 为 6.5～7.2。对营养要求较高，专嗜甘油作为碳源，天门冬酰胺是最好氮源。在改良的罗氏培基法（L – J）中结核杆菌需 4～6 周才能生长，采用 BACTEC MGIT 960 系统可缩短培养所需时间（以 $^{14}CO_2$ 的释放量作为分枝杆菌生长的指标），涂片阳性标本培养只需 8 天即可生长细菌，涂片阴性标本需 14 天。

2. 菌种鉴定　培养阳性的标本还需行分枝杆菌药物敏感性测定和分枝杆菌菌种鉴定。分枝杆菌菌群鉴定的目的既是鉴定菌株属于结核分枝杆菌复合群还是非结核分枝杆菌，也是进行进一步菌种鉴定的基础。

分枝杆菌菌群主要通过菌株在含对硝基苯甲酸（PNB）的鉴别培养基上的生长情况、28℃生长情况、生长速度、耐热触酶试验及观察菌株的菌落形态、颜色等生物特征来进行区分。通过上述试验，可将需要鉴定的菌株划归结核分枝杆菌复合群或非结核分枝杆菌菌群。对于培养阳性的标本还需进一步进行药物敏感性测验，指导临床治疗。

二、血清学诊断

血清学诊断是众多传染病诊断的主要方法，具有方便、检测技术及结果报告规范等优势。在结核菌蛋白抗原的研究和应用中，已经获得了 20 多种结核菌的菌体和分泌蛋白质抗原，如 38 kD 蛋白，30/32kD 蛋白（Ag85 复合物），A60 抗原，脂阿拉伯甘露糖（LAM）、88KD 抗原、14kD 抗原、19kD 抗原、ESAT – 6 抗原、CFP – 10 抗原等。

1. 血清 38 kD 蛋白　是一种磷酸盐转运蛋白，含有结核菌特异的单克隆抗体定位的 7 个表位。抗体检测对痰涂片阳性的结核病患者的敏感性为 85%、特异性 87%。血清中高滴度抗体阳性常提示结核复发或病变广泛，预后不佳。

2. 血清脂肪阿拉伯甘露糖（LAM） 是一种与分枝杆菌细胞壁有关的复合糖脂类抗原，正在生长的分枝杆菌能大量产生。抗体检测对结核诊断的敏感性为56%，特异性94%。

3. γ-干扰素释放试验（interferon-γ felease assays，IGRAs） 是检测结核分枝杆菌（MTB）特异性抗原刺激 T 细胞产生的 γ-干扰素，以判断是否存在 MTB 的感染。IGRAs 可以弥补 PPD 试验的不足，目前多个国家已将其用于诊断 MTB 的潜伏感染。

（1）IGRAs 检测方法所用 MTB 特异性抗原为 ESAT-6 和 CFP-10，其检测结果不受卡介苗接种的影响，但在 5 种非结核分枝杆菌（nontuberculosis mycobacteria，NTM），即堪萨斯分枝杆菌、海分枝杆菌、苏尔加分枝杆菌、转黄分枝杆菌和胃分枝杆菌也存在相同的抗原，故 IGRAs 不能区分 MTB 感染还是这 5 中 NTM 感染。由于 IGRAs 不能有效地区分活动性结核病和结核潜伏感染（LTBI），因此 IGRAs 对活动性结核的诊断价值有限，尤其在结核病高负担国家。IGRAs 的特异度和敏感度均优于或至少不差于 PPD 试验，因此，在诊断 LTBI 方面，发达国家对推荐单独和联合应用 IGRAs。

（2）中华医学会结核病分会 IGRAs 在中国应用的建议。

①IGRAs 对活动性结核病的辅助诊断：IGRAs 不能用于确诊或排除活动结核病，但对缺少细菌学诊断依据的基础上，IGRAs 可在常规诊断依据的基础上，起到补充或辅助诊断的作用；IGRAs 检测胸腔积液及腹水等非血液标本的检测程序、判断标准和诊断效能有待进一步研究。

②IGRAs 对儿童结核病的辅助诊断：IGRAs 的敏感度与 PPD 试验相当，且 IGRAs 操作复杂、价格昂贵，不建议常规以 IGRAs 替代 PPD 试验对儿童活动性结核病进行辅助诊断；PPD 试验易受年龄和疾病严重程度的影响而出现假阴性，建议联合应用 IGRAs 和 PPD 试验作为儿童结核病的辅助诊断方法，尤其适用于重症结核病和难以获得细菌学诊断依据的结核病。

③IGRAs 在 LTBI 诊断中的应用：PPD 试验和 IGRAs 均可用于 LTBI 的诊断和追踪，若考虑到 PPD 试验检查结果可能受卡介苗接种或 NTM 影响时，可对 PPD 试验阳性者进一步采用 IGRAs 帮助确认；不宜采用 IGRAs 对大范围人群进行 LTBI 筛查；PPD 试验仍是在健康人群中动态筛查 LTBI 的首选；排查儿童 MTB 感染时，先采用 PPD 试验，对 PPD 试验阳性者可再行 IGRAs 辅助确诊；对 HIV 感染人群进行 LTBI 筛查，单用 PPD 试验敏感度不高，应单独应用或联合使用 PPD 试验；自身免疫性疾病和气管移植患者在接受糖皮质激素或 TNF-α 拮抗剂治疗前，应单用 IGRAs 或联合使用 PPD 试验筛查 LTBI。

三、分子生物学诊断

利用分子生物学检测方法来检测结核杆菌特异性基因片断，从而为结核病的快速诊断提供依据。结核病分子生物学诊断主要包括 DNA 测序、DNA 探针技术、基因芯片技术、DNA 指纹图谱分析和聚合酶链反应（polymerase chain reaction，PCR）等。

1. 聚合酶链反应（PCR） PCR能快速扩增结核分枝杆菌DNA，临床标本PCR扩增产物经检测出现特异性片段，即报告PCR检测结核分枝杆菌基因阳性，表示在临床标本中查到结核分枝杆菌基因，说明患者体内有该菌存在。PCR检测结果具有辅助诊断的价值，临床医生应根据临床资料及其他检测结果综合判断。但PCR检测假阳性和假阴性问题是影响其应用的关键问题。对于存在的问题对策如下：扩增产物特异性鉴定-探针杂交，应用高质量试剂，规范化操作，实施质量控制。

2. 线性探针耐多药检测方法（HAIN） 是对利福平（rpoB基因）、异烟肼（Kat基因、inhA基因）耐药的诊断，1~2天出结果。优点是快速、操作简单、生物安全要求较低，仪器性价比高，但对环境洁净度要求较高，容易出现假阳性。

3. 利福平耐药的快速分子鉴定（Gene x - pert） 针对rpoB基因81bp利福平耐药核心区间（RRDR）设计引物、探针，检测其是否发生突变，进而用于诊断患者是否结核以及是否对利福平耐药（rpoB序列存在突变）。

（1）优点：①可同时检测患者是否结核以及是否对利福平耐药；②对涂阴培阳患者具有非常高的敏感性和特异性；③2h即可得到检测结果，所用仪器设备简单。

（2）缺点：①需要确定利福平耐药水平；②只能检测一种药的耐药情况，需要其他技术来确定治疗方案。

WHO 2011 MDR - TB治疗指南建议：利用现有资源，推荐开展异烟肼和利福平或者利福平快速药敏试验，以替代传统试验或者在诊断结核时不进行药物敏试验的模式。

四、病理学诊断

病理学诊断是通过大体和镜下观察病变组织的病理形态学来获得诊断结果，具有针对性强，准确性高等优势，是结核病确诊的重要手段。

结核病是机体受结核分枝杆菌侵犯后引发的一种特殊性炎性疾病，其基本病理变化主要为渗出性病变、增生性病变和坏死性（变质性）病变。在结核病的发展过程中，由于结核分枝杆菌毒力的强弱、感染菌量的多少、机体自身免疫力不同等因素的影响，以上三种病例变化常混杂存在，在不同阶段，多以某种病理改变为主并互相转化。

结核性炎症与一般炎症不同，渗出的细胞常以单核细胞为主；增生引发结核结节；而变质则出现干酪坏死。结核病的免疫是细胞免疫，表现为由T淋巴细胞引发的迟发型超敏反应。参与免疫的细胞主要是淋巴细胞及其分泌的细胞因子。病理形态学上结核病的特异性改变是结核结节及结核性干酪坏死。

结核病的分子病理诊断技术，大大提高了结核病病理组织学诊断的敏感性和特异性，弥补了传统抗酸染色的不足。但目前可用于临床诊断的具有我国FDA认证的诊断试剂盒非常少。因此，还需要开展更多适合病理学诊断的新技术、新方法的研究，同时需要加快这些新技术的临床验证工作，促进其在结核病分子病理学中的临床应用。

五、影像学诊断

（一）X线电视透视

X线电视透视是胸部疾病检查中的一种基本检查方法，操作简便，可以及时发现胸部病变，结核旋转体位更有利于发现普通胸部摄片中被隐蔽部位的病变。

（二）胸部高电压摄影

胸部高电压摄影技术特点是X线波长较短，穿透力增强，组织吸收X线量减少，使不同组织的密度差减少，在影响上可以避免影像遮盖效应，增加影像信息量，因而提高了影像分辨能力。目前胸部X线检查仍然是临床诊断肺结核病首选的检查方法。

（三）电子计算机X线摄影

电子计算机X线摄影所获得的影像信息量大，层次丰富，清晰度高，可进行影像资料的数字化管理，目前已作为一种新的影像技术广泛应用于临床。

（四）CR和DR技术在结核病诊断中的应用价值

胸片影像信息量大，层次丰富，图像清晰，细腻；可清楚显示纵隔旁、肋膈窦及心影后处等普通胸片上所谓隐蔽部位的病变；显示气管、主支气管及叶支气管及其内腔的状况；有利于显示结核病灶的内部结构，如病灶内的钙化、溶解空洞等；可重点显示感兴趣的影像信息，如病灶放大，对比观察等；可进行影像信息的数字化管理。

（五）胸部体层摄影

胸部体层摄影可以消除肺结构重叠，具有显示特定层面影像的优点，但随着CT尤其是螺旋CT检查技术的广泛应用，能够获得更加清晰的胸部断面影像，基本取代了传统的体层扫描。

（六）电子计算机体层摄影

1. CT扫描 是应用高度准直的X线束环绕人体莫部按一定厚度的层面进行断层，而这些穿过人体被组织吸收产生不同程度的衰减的X线，由设置在X线管对侧的数百及数千个探测器所接受，探测器将衰减的X线转换成电信号（即模拟信号），此信号再经模拟数字转换器（A/D）转换成数字量再输入电子计算机，经电子计算机处理运算，最后由图像显示器将不同的数据用不同的灰度等级显示出来，即构成CT图像。

2. 螺旋CT扫描 速度快，一次屏气即可完成胸部的扫描，避免了小病灶在普通CT扫描时因呼吸运动所造成的扫描遗漏；螺旋CT扫描为容积扫描，真正做到了连续无间断扫描；影像清晰度高；螺旋CT扫描具有强大的后处理功能，如多层重建技术、仿真内镜重建技术等，可获得真正的三围立体影像。

3. CT在肺结核诊断中的应用 避免了影像的重叠，有利于发现胸部隐蔽区的病变；可清楚显示各型肺结核不同时期的病变特点，如有无空洞、少量积液等；可更准确地显示肺门及纵隔淋巴结肿大及其强化状况，对确定原发性肺结核更为有利；可显示早期血行播散性粟粒结节影像；显示包裹性脓胸的脓腔及增厚的胸膜的状况；可显示结核性支气管狭窄、扩张；可用于评价肺结核损毁肺的功能状况；有助于胸部疾病的 CT 定位穿刺活体组织检查及定位引流等介入性诊疗技术的应用。

（七）磁共振成像

磁共振成像（MRI）其成像原理是将人体置于均匀高强度磁场中，是氢原子核的质子磁化定向排列，并以一定的频率围绕磁场方向进动，在其基础上使用与质子进动频率相同的射频脉冲激发质子磁矩，使其偏转，即质子则离开磁场平面按某一频率自旋共振，当电磁波切断后，已呈共振状态的质子，核自旋逐渐恢复原来的低能热平衡状态（即弛豫）。此时可自氢原子核放射出相同频率的电磁波称为共振电磁波。将此共振电磁波接受并通过电子计算机进行空间编码，以确定所测得原子核的空间分布，再用转换器重建成图像显示在监视器荧光屏上，即构成通常的 MRI 图像。

1. MRI 检查的优点 无侵袭，无创伤；可摄取人体的任意平面的三维图像；可更好地显示脑、脊髓、椎间盘等软组织图像；不需造影剂即可显示心腔、血管腔及血管壁的状况；通过 T1、T2 测量值有助于鉴别肿块的良恶性；顺磁性造影剂的应用，有效改变病变局部组织的特征性参数，明显提高 MRI 的软组织分辨率。

2. MRI 在肺结核病变诊断中的应用 分析 T1 与 T2 值的变化，可用于鉴别肺结核球和肺癌（但其信息价值没有超过 CT 影像）；评价纵隔淋巴结肿大状况，且较 CT 优越；观察胸膜疾患及胸腔积液等病变；有助于脑部结核病变的检查等；鉴别肺结核球和肺部血管性肿瘤，在不注射造影剂情况下即可清楚显示。

（八）B 型超声波检查

B 型超声波检查（简称 B 超），是现代医学影像的重要组成部分，其根据不同组织及病变对超声透过和反射的不同而构成图像，能准确地显示脏器或病变的轮廓、范围和性质；其图像较直观，使组织及器官之间的关系清楚、层次分明；超声检查无创伤、无辐射效应，可动态观察，现已广泛应用于胸腹脏器疾病的诊断。但由于含气肺脏对超声波的强烈反射和胸壁不组织的干扰，超声检查难以显示肺脏深部的微细结构。B 超对胸腔积液的诊断有重要的临床价值，诊断符合率达 98% 以上，B 超能确定胸腔积液的部位和测量积液量；鉴别肺部阴影的性质，如明确胸膜增厚、实性肿块、游离积液或包裹积液；有助于引导穿刺和引流，定位准确、安全。

（九）介入诊断

介入诊断主要包括支气管镜、纵隔镜、电视胸腔镜、经皮肺穿刺活检、经皮针刺胸膜活检术。

1. 支气管镜 支气管镜检查可肉眼观察支气管的情况，还可以在直视下活检、刷检、灌洗，取得病理、组织学和细菌学的诊断，另外还可进行支气管镜下治疗，包括给药、吸痰、堵瘘、切除、支架、消融、扩张等介入治疗。

（1）适应证 原因不明的长期咳嗽、气管阻塞；不明原因的血痰、咯血，需要明确诊断及确定出血部位；经胸部 X 线或 CT 证实肺内有占位性病变或弥漫性病变，或有肺不张，肺门、纵隔淋巴结肿大；经胸部 X 线或 CT 证实支气管腔内有占位病变或可疑病变者；肺叶切除，术前需检查了解病变位置。

（2）禁忌证　一般情况较差，体质衰弱，不能耐受检查者；有严重心脏病，心律失常，主动脉瘤及血压高于 160/100mmHg（21.3/13.3kPa）者；有严重呼吸功能不全，$PaO_2 < 50mmHg$（6.7 kPa）者；有严重出血倾向及凝血机制障碍者；肺动脉高压，肺部病变疑为动静脉瘘者。

（3）常见并发症　主要包括出血、麻醉药物过敏、喉痉挛、高血压危象、低血糖及"癔病"样发作等。

2. 纵隔镜　纵隔镜检查能够探查的范围是纵隔大血管后面上纵隔的位置。纵隔镜设备由硬质镜身、光源电缆、光源摄像系统、监视器和保存装置组成。

适应证：观察肺癌纵隔淋巴结转移情况，特别是癌灶对侧纵隔淋巴结情况，决定肺癌分期和手术适应证，放疗范围及疾病的预后，这是纵隔镜检查的最主要的适应证；明确气管周围肿物的性质；对无手术指征得纵隔及肺内病变，纵隔镜检查可获取组织学诊断，有助于制定正确地治疗方案；气管周围直径在 3cm 以下的孤立病变的切除；治疗性操作，如胸腺切除、纵隔囊肿摘除等。

3. 电视胸腔镜　电视胸腔镜可分为内科胸腔镜和外科胸腔镜。

（1）内科胸腔镜（medical thoracoscopy, pleuroscopy）　局麻下在胸壁做 1～2 个 1cm 检查切口，主要用于经无创方法不能确诊的胸腔积液、胸膜疾病患者的诊治。能够在直视下观察胸膜腔的变化并可进行胸膜活检。

（2）外科胸腔镜（video – assisted thoracoscopic surgery，VATS）　在双腔支气管插管全身麻醉下，于胸壁上做 2～3 个 1～1.5cm 的小切口完成胸部微创手术。主要用于胸膜活检、肺活检、纵隔淋巴结活检。VATS 最大的特点就是将胸腔内的结构通过摄像转换装置显示在电视屏幕上，操作者不是在直视下，而是观察屏幕进行操作。

4. 经皮肺穿刺活检术　随着各种影像设备的发展、穿刺针和穿刺技术的改进以及病理诊断水平的提高，肺穿刺活检的成功率和诊断准确率明显提高，并发症减少，已成为肺部疾病诊断的重要手段。

5. 经皮针刺胸膜活检术　使用特制的胸膜活检细针经皮穿刺进入胸膜，针吸或切割小块的胸膜组织送检查，为胸膜病变的性质提供病理学诊断依据。切割下的组织也可以进行细菌学培养及分支生物学诊断。适用于具有胸膜病变且诊断不明确的患者。

（十）免疫学诊断

结核菌素皮肤试验阳性常作为结核感染的指标，也常用于卡介苗接种后效果评价的指标，对儿童结核的诊断有一定的辅助意义。但我国城市人口结核病感染率高达80%，又是普种卡介苗的国家，因此，单纯结核菌素皮肤试验阳性对成人结核诊断意义不大。

有 0～20% 的活动性结核病患者，包括感染早期（4～8 周）变态反应尚未形成的患者，其皮肤试验呈阴性反应。老年人、粟粒型肺结核、HIV 感染、尿毒症、结节病、恶性肿瘤接受放化疗以及应用免疫抑制剂者的皮肤试验也可呈阴性。

我国的结核菌素试验采用国际通用的皮内注射法：将 5 个国际单位的 PPD

（0.1ml）于左前臂内侧上、中三分之一交界处皮内注射，使局部形成皮丘。

结果判定：72h后观察反应，以局部硬结作为判断依据，硬结平均直径＝（纵径＋横径）/2。硬结＜5 mm为阴性反应，5～9 mm为一般阳性反应（＋），10～19 mm为阳性反应（＋＋），20mm以上（＋＋＋）或局部有水疱、坏死、淋巴管炎均为强阳性。

第二节　结核病的治疗

结核病的治疗主要包括化学治疗、外科治疗、免疫治疗、介入治疗、中医治疗等，其中化学治疗是结核病治疗的关键。抗结核化学药物治疗对结核病的控制起着决定性的作用，合理的化疗可使病灶全部灭菌、痊愈。传统的休息和营养疗法都只起辅助作用。本节重点介绍结核病的化学治疗。

一、化疗原则

化疗的主要作用在于缩短结核病传染期、降低死亡率、感染率和患病率。对于每个患者，则为达到临床和生物治愈的主要措施。合理化疗是指对活动性结核坚持早期、联用、适量、规律和全程使用敏感药物的原则。

1. 早期　结核病患者应早期给予抗结核化疗，早期治疗的理论依据主要有以下几个方面：①肺结核早期，肺泡内有炎性细胞浸润和渗出，肺泡壁充血，病灶内血液供应好，有利于药物的渗透、分布，促进病灶吸收；②病变早期巨噬细胞活跃，可吞噬大量的结核分枝杆菌与抗结核药物协同发挥作用，利于病灶消散和组织修复；③疾病早期存在大量繁殖旺盛、代谢活跃的结核分枝杆菌，对抗结核药物敏感，容易被抗结核药物所杀灭。

2. 联合　治疗结核病必须联合多种抗结核药物，其目的在于利于多种抗结核药物的交叉杀菌作用，提高杀菌、灭菌能力，防止耐药性的产生，提高疗效。

3. 规律　按照治疗方案，规律服用抗结核药物可保持相对稳定的血药浓度，以达到杀灭结核分枝杆菌的作用，保证治疗效果，防止耐药性的产生。

4. 适量　选择适当的药物剂量，既能发挥最大杀菌和抑菌作用又能降低药物毒副反应的发生，提高患者的依从性，保证治疗疗效。避免因药物剂量不足造成治疗失败和诱发耐药性的产生。

5. 全程　按照规定的疗程完成治疗是确保疗效的前提。只有坚持全程治疗才能最终杀灭非敏感菌、细胞内结核分枝杆菌及持留菌等，减低结核病的复发率。

二、结核病化疗的生物学基础

结核病化疗的疗效与结核分枝杆菌的数量、毒力及其代谢状况、细菌所处的环境及机体免疫状态等方面有关。

（一）细菌数量和代谢状态对疗效的影响

结核病灶中不同病理性质的病变，即使是相同体积的病灶内所含的结核分枝杆菌的数量差异巨大，其中新发空洞及干酪病变中含菌量大，约为$10^5 \sim 10^9$，而一般

的结节性病灶只有 10^2。菌量多则繁殖量大，耐药突变必然增多，因此，容易因耐药菌株的繁殖而导致治疗的失败。

Mitchison 提出结核病灶中存在四种不同代谢状态的结核分枝杆菌：A 菌群：为代谢旺盛，不断快速繁殖的菌群，多存在于空洞内、空洞壁和干酪病灶中。此菌群对多数抗结核药物名，异烟肼、利福平作用最强；B 菌群：为存在于巨噬细胞内酸性环境中生长缓慢的菌群，对吡嗪酰胺最敏感，异烟肼、利福平次之；C 菌群：为大部分时间属休眠状态，仅有短暂突发性旺盛生长的菌群，利福平对其的作用最佳；D 菌群：为休眠菌群，抗结核药物无效，须依靠机体的免疫力的增加而清除。B、C 菌群是结核病复发的根源。

（二）环境对结核分枝杆菌和抗结核药物的影响

1. 结核分枝杆菌所在部位的理化因素对抗结核作用的影响　寄生于巨噬细胞内的结核分枝杆菌由于受低氧和酸性环境的限制，生长、繁殖缓慢，而聚集在急剧进展病灶和空洞内的结核分枝杆菌能得到充足的氧气和其他必备的条件而生长、繁殖旺盛，易被抗结核药物杀灭。

2. 结核分枝杆菌所在组织部位与抗结核药物的抗菌作用　不同的抗结核药物分子量不同、理化性质不同，对不同组织、不同细胞生物膜穿透性有很大差异。如异烟肼的分子量教训极易透过血－脑屏障，是治疗结核性脑膜炎的首选药物；而链霉素、乙胺丁醇、利福平、对氨基水杨酸钠仅在炎症状态下透过血－脑屏障。由于结核分枝杆菌生长状态不同，抗结核化疗方案必须采用作用机制不同的药物联合应用，才能对不同生长状态的结核分枝杆菌起到杀灭作用。

3. 抗结核药物对结核分枝杆菌的影响

（1）药物直接作用于结核分枝杆菌　抗结核药物通过不同的作用方式发挥杀菌、抑菌和灭菌的作用。如阻碍细胞壁的合成、阻碍结核分枝杆菌蛋白质的合成、阻碍核糖核酸的合成、干扰菌体代谢。

（2）抗结核药物的血药浓度对结核分枝杆菌作用的影响　判断药物是否有效是以治疗剂量药物的实际浓度与药物最低抑菌浓度（MIC）的比值为标准。细胞内外药物浓度均高于 MIC 的 10 倍为杀菌药，如异烟肼和利福平在细胞内外的浓度均高于 MIO 50 ~ 90 倍，故称为杀菌全效杀菌药。血药浓度不足药物 MIC 10 倍的为抑菌药物。

（3）抗结核药物对结核分枝杆菌的延缓生长作用　某些抗结核药物在与结核分枝杆菌接触 6 ~ 24h 后，结核分枝杆菌在无抗结核药物条件下仍能停止生长，这一期间称为延缓生长期。延缓生长期的长短与药物浓度和结核分枝杆菌与药物接触的时间成正比。因此延长用药间隔必须增加药物剂量。

三、常用的抗结核药物

1. 按作用效果与副作用大小分类

（1）一线抗结核药物　目前常用的一线抗结核药物有异烟肼、链霉素、利福平、乙胺丁醇、吡嗪酰胺等，这些药物疗效好而副作用少，是治疗初治结核病的首选用药，所以被称为一线药物。

（2）二线抗结核药物　二线抗结核药物主要为抑菌药，副作用较大，目前主要用于复治及耐药结核病的治疗，常用的有丙硫异烟胺、左氧氟沙星、阿米卡星、卡那霉素、卷曲霉素、对氨基水杨酸钠等。

2. 按杀菌和抑菌作用分类　分为杀菌药和抑菌药，异烟肼和利福平是全杀菌药，吡嗪酰胺和链霉素是半杀菌药，其余药物为抑菌药。

3. WHO 推荐的各药物分组在 MDR－TB 患者治疗中的应用　对于 MDR－TB，在 2016 年更新的耐药结核治疗指南中根据药物的有效性和安全性将传统方案中的抗结核药物进行了重新分组和分类（表 2－3）。将氯法齐明和利奈唑胺归为方案的核心二线药物这是指南的重大更新，同时将对氨基水杨酸归为非核心的附加药物，克拉霉素不再纳入治疗方案中。

表 2－3　WHO2016 年指南推荐的各药物分组在 MDR－TB 患者治疗中的应用

药物分组	药物名称	英文缩写
A：氟喹诺酮类	左氧氟沙星	Lfx
	莫西沙星	Mfx
	加替沙星	Gfx
B：二线注射类药物	阿米卡星	Am
	卷曲霉素	Cm
	卡那霉素	Km
	（链霉素）	（S）
C：其他二线核心药物	乙硫异烟胺或丙硫异烟胺	Eto 或 Pto
	环丝氨酸或特立齐酮	Cs 或 Trd
	利奈唑胺	Lzd
	氯法齐明	Cfz
D：可以添加的药物 不能作为 MDR－TB 的核心治疗药物		
D1	比嗪酰胺	Z
	乙胺丁醇	E
	高剂量异烟肼	Hh
D2	贝达喹啉	Bdq
	德拉马尼	Dlm
D3	对氨基水杨酸	PAS
	亚胺培南西司他丁	Ipm
	美罗培南	Mpm
	阿莫西林－克拉维酸	Amx－Clv
	氨硫脲	T

四、结核病的化学治疗对象

从控制结核病流行的角度，一个国家或地区在制定结核病控制规划时，应根据对结核病流行疫情影响的大小来确定化疗对象。WHO 建议将肺结核的化疗对象划分为三类。

1. 最主要的化疗对象

（1）初治涂阳肺结核　指未曾用过抗结核药物或不规律治疗未满 1 个月的痰涂片抗酸杆菌阳性的肺结核患者。此类患者是结核病的主要传染源，是化疗的主要对象。对此类患者应尽早给予抗结核化疗，使患者彻底治愈，减少传染源，防止耐药结核病的产生。

（2）复治涂阳肺结核　指初治涂阳化疗失败（经规律治疗疗程结束时持续排菌的患者）和治疗疗程结束后痰涂片复阳者。此类患者情况较为复杂，大多存在耐药的可能，也应作为化疗的主要对象。

2. 次要化疗对象

（1）痰涂片阴性培养阳性肺结核。

（2）痰菌阴性的肺结核（痰涂片和培养均阴性），其中重症菌阴肺结核应按菌阳患者处理。这类患者若不经化疗，一部分患者将发展为传染源，因此必须给予化疗。

3. 耐药肺结核

（1）耐药　对一种或多种抗结核药物耐药。

（2）耐多药（MDR－TB）　同时对异烟肼和利福平耐药。

（3）广泛耐药　在 MDR 基础上同时耐氟喹诺酮类药物和一种二线注射药物。对于此类患者应选择敏感的抗结核药物组成方案，疗程 18～24 个月，加强管理，尽可能使其痰菌转阴，减少传染源。

五、预防性化学治疗对象

1. 预防性化疗的机制　首次感染结核菌的人体造成原发感染产生原发综合征，结核菌通过淋巴系统和血液循环可发生血行播散，此时少数严重感染和抵抗力低下者可发生临床原发结核病及其严重并发症如结核性脑膜炎、全身粟粒结核病。但多数人由于特异性免疫力的逐渐产生，使体内的大部分结核菌被人体免疫机能所杀死，仅留下少数潜伏的结核菌可在人体内长期存在，一旦人体抵抗力下降时就有可能使结核菌生长繁殖而发生结核病。预防性化疗就是通过化学药物尽可能杀死体内感染的结核菌，减少菌量以防止和减少新近感染者发生临床原发结核病及严重并发症的危险性，减少以后潜伏结核菌的"复燃"而发生的继发性结核病。

2. 预防性化疗的重点对象　不是所有受结核感染者均会发生结核病，对所有感染者均予以预防性治疗是不必要也是不实际的，因此需选择发生结核病的高危对象作为重点，来实施预防性治疗。主要有：①新发现排菌肺结核病患者家庭内受感染的儿童；②儿童、青少年中结核菌素≥15mm 者；③艾滋病病毒和结核菌（HIV/TB）双重感染者；④受结核菌感染的结核病其他高发对象，如糖尿病、矽肺、胃切除后等及长期应用免疫抑制剂者；⑤未经正规化疗的肺内有非活动性结核病灶者。

3. 预防性治疗在国家结核病控制规划中的地位 主要取决于结核病流行的程度和经济状况，在低疫情地区，预防性治疗在控制结核病工作中将发挥重要的作用，在疫情严重的地区，首先是控制传染源，国际防痨和肺病联合会对低收入国家仅推荐新近发现痰涂片阳性肺结核病例家庭中 5 岁以下儿童接触者为预防性治疗对象。

4. 开展预防性治疗时应注意的原则 ①目前结核病控制工作的重点是发现和治愈传染源，当一个地区广泛开展预防性治疗工作时必须在落实传染源控制工作并取得实效的基础上进行。②在进行预防性治疗时，对服药应有监督管理措施。③对每个预防性治疗对象在治疗前必须严格排除活动性结核病。④在预防性化疗过程中，注意药物不良反应的观察和处理。⑤做好宣传工作，在知情同意的前提下进行。

5. 预防性化疗方案

（1）异烟肼方案 异烟肼预防性化疗效果已被肯定，多份对照研究报告显示单用异烟肼预防治疗减少结核病发病率的范围为 25%～93%，多数在 70% 左右。异烟肼预防性治疗的疗程以 6 个月的疗程为宜。目前异烟肼预防治疗剂量为成人每日 300 mg 顿服，儿童每日 5～8mg/kg 体重。

（2）利福平和利福平联合方案的应用 随着短程化疗的进展，利福平在结核病短程化疗中的广泛应用，推进了缩短疗程的预防性治疗方案的研究。中国香港的研究结果显示 3 个月利福平、3 个月利福平加异烟肼和 6 个月异烟肼结果相似。由于利福喷汀具有长效作用，更适合用于预防性治疗中的短程间歇方案。北京市于 1996 年开始应用 3 个月异烟肼加利福喷丁每周 2 次方案进行预防性治疗的观察，通过对大学生结核感染者有对照的研究，显示该方案的保护率在 75% 左右。

停止预防性化疗后的有效保护期一般为 4～5 年，但与当地结核病疫情有关，在感染概率高和存在大量新感染病例地区，保护持续时间较短，反之则较长。

六、化疗方案的制定

1. 化疗的方法

（1）"常规"化疗与短程化疗 以往常规使用异烟肼、链霉素和对氨基水杨酸钠 12～18 个月治疗结核病，习惯称为"常规疗法"。但由于疗程太长，患者常不能坚持全程而影响疗效。自利福平问世以来，化疗效果有很大改进。现在联用异烟肼、利福平等 2 个以上杀菌剂，具有较强杀菌（对 A 菌群）和灭菌（对 B、C 菌群）效果，可将疗程缩短至 6～9 个月（短程化疗），而疗效（痰菌阴转、病灶吸收）和复发率均与"常规化疗"同样满意。

（2）间歇用药、两阶段用药 实验证明，结核菌与抗结核药物接触数小时后，可以延缓细菌数长。因此，临床上有规律地每周 3 次用药（间歇用药），能达到每天用药同样的效果。在开始化疗的 1～3 个月内，每天用药（强化阶段），其后每周 3 次间歇用药（巩固阶段）与每日用药效果同样好，且因减少投药次数而使毒副反应和药费都降低，也方便患者，有利于监督用药，保证全程化疗。使用每周3次用药的间歇疗法时，也要联合用药，每次异烟肼、利福平、乙胺丁醇等剂量可以适当加大；但有些药物（如链霉素、对氨基水杨酸钠、乙硫异烟胺等）由于副反应大，则不宜加大每次投药剂量。

（3）督导用药　抗结核用药至少半年，有时长达一年半之久，患者往往不能坚持。医护人员按时督促用药，加强访视宣教，取得患者合作，是做好全程管理的重要环节。强化阶段利福平、异烟肼、吡嗪酰胺、链霉素、乙胺丁醇等每日一次投药可形成血中药物高峰浓度，较每日分次用药疗效为佳，且方便患者，提高患者坚持用药率和效果。

2. 肺结核短程化疗　短程化疗是利福平研制成功和化疗基本理论发展基础上产生并逐渐得到完善的疗法。短程化疗的机制是短时间内，快速杀灭各种生长状态的无论细胞内、外的菌群，同时肺内病变快速吸收和消散，提高治疗成功率。

（1）短程化疗方案概念　以异烟肼（H）、利福平（R）、吡嗪酰胺（Z）为核心加乙胺丁醇（E）或链霉素（S）疗程6个月方案称短程化疗方案。

（2）以HRZ为核心的药物组合具备以下特点。

1）HRZ三药联合，可控制任何繁殖速度的结核分枝杆菌的生长、发育，结核病灶中除完全休眠菌外的其他三种不同生长状态的结核分枝杆菌均可被HRZ三药杀灭。A菌群和C菌群可被HR杀灭，Z对B菌群发挥杀菌、灭菌作用。虽然结核分枝杆菌生长在酸、碱环境不断发生变化的条件下，但所有结核分枝杆菌总是处于三药的包围之中，无论处于何种环境均可被杀灭。

2）HRZ三药联合是阻止耐药产生的最佳方案：病灶内含菌量的多少和联合用药的数量与耐药的发生密切相关。当病灶内结核分枝杆菌数量较多时，其自然变异菌增多，HRZ三药联合除可充分消灭各自的敏感菌外，还极大的防止耐药病例的发生。

3）短程化疗的疗效以不短于6个月为宜：以HRZ为核心的短程化疗方案最大的优势是具有早期杀菌的功效，方案中的HR两药均属治疗范围较大，治疗价值较高的药物；三药联合也利于阻止耐药发生。基础试验和临床研究都证实该方案2周早期可杀灭80%以上的细菌，而其余残存得细菌仍需要继续经过漫长的治疗过程方有希望被消灭。强化期后进行4～5个月的巩固期治疗室可能获得治疗成功和避免复发的重要治疗过程。而少于6个月的疗程目前仅限于临床研究。

（3）短程化疗的优点

1）短程化疗具有痰菌阴转速度快，治疗成功率高和远期复发率第的优点。研究显示，短程化疗2个月的痰菌阴转率达80%以上，6月痰菌阴转率达95%～100%，2～5年复发率在3%以下。

2）疗程明显缩短，用药量相应大大减少，必然减轻患者和社会的经济负担，改善了患者的生活质量，利于劳动力的恢复。

3）短程化疗便于执行DOT管理，适宜大面积人群推广。

3. 初、复治肺结核的治疗方案

（1）初治肺结核的治疗　初治涂阳和初治涂阴（含未查痰）肺结核病患者均

采用此方案治疗。

1）$2H_3R_3Z_3E_3/4H_3R_3$

强化期：异烟肼、利福平、吡嗪酰胺及乙胺丁醇隔日1次，共2个月。用药30次。

继续期：异烟肼、利福平隔日1次，共4个月。用药60次。

全疗程共计90次。

2）2HRZE/4HR

强化期：异烟肼、利福平、吡嗪酰胺、乙胺丁醇，每日1次，共2个月。用药60次。

继续期：异烟肼、利福平每日1次，共4个月。用药120次。

全疗程共计180次。

注意事项：① 如患者治疗到2个月末痰菌检查仍为阳性，则应延长一个月的强化期治疗，继续期化疗方案不变，第3个月末增加一次查痰，如第5个月末痰菌阴性则方案为$3H_3R_3Z_3R_3/4H_3R_3$或3HRZE/4HR。在治疗到第5个月末时痰涂片仍阳性者，为初治失败。②如果第2个月阴性，第5个月阳性也为初治失败。③所有初治失败患者均应进行重新登记，分类为"初治失败"，用复治涂阳化疗方案治疗。④儿童慎用乙胺丁醇。⑤ 对初治失败的患者，如有条件可增加痰培养和药敏试验，根据药敏试验结果制定化疗方案。

（2）复治肺结核的治疗　复治涂阳肺结核病患者采用以下方案治疗。

1）$2H_3R_3Z_3S_3E_3/6H_3R_3E_3$

强化期：异烟肼、利福平、吡嗪酰胺、链霉素和乙胺丁醇隔日1次，共2个月。用药30次。

继续期：异烟肼、利福平和乙胺丁醇隔日1次，共6个月。用药90次。

全疗程共计120次。

2）2HRZES/6HRE

强化期：异烟肼、利福平、吡嗪酰胺、乙胺丁醇、链霉素每日1次，共2个月。用药60次。

巩固期：异烟肼、利福平、乙胺丁醇每日1次，共6个月。用药180次。

全疗程共计240次。

注意事项：链霉素试敏按本地区卫生行政部门的规定进行。

3）因链霉素过敏而不用链霉素的患者，延长1个月的强化期，即$3H_3R_3Z_3E_3/6H_3R_3E_3$或3HRZE/6HRE。

4）如复治涂阳患者治疗到第2个月末痰菌仍阳性，使用链霉素方案治疗的患者则应延长一个月的复治强化期方案治疗，继续期治疗方案不变，即$3H_3R_3Z_3E_3/6H_3R_3E_3$或3HRZES/6HRE，未使用链霉素方案的患者则应再延长一个月的强化期，继续期治疗方案不变，即$4H_3R_3Z_3E_3/6H_3R_3E_3$或4HRZE/6HRE，均应在第3个月末增加一次查痰。第5个月末痰菌阳性为复治失败，但要继续完成原规定的疗程。在有条件的地区，复治失败的患者可增加痰培养和药敏试验，根据药敏试验结果制定化疗方案。

（3）耐药肺结核的治疗

1）耐药相关定义：判断结核病患者是否耐药，需要通过实验室药物敏感试验证实。耐药结核病是指结核病患者感染的 MTB 被体外试验证实对 1 种或多种抗结核药物耐药的现象。耐药结核病一般分为 4 类。

①单耐药（monoresistance）：结核病患者感染的 MTB 经体外证实对 1 种抗结核药物耐药。

②多耐药（polyresistance）：结核病患者感染的 MTB 经体外证实对 1 种以上的抗结核药物耐药，但不包括同时耐异烟肼、利福平。

③耐多药（multidrug resistance，MDR）：结核病患者感染的 MTB 经体外证实至少同时对异烟肼、利福平耐药。

④广泛耐药（extensivelyarcresistance，XDR）：结核病患者感染的 MTB 经体外证实除至少同时对异烟肼、利福平耐药外，还对任何氟喹诺酮类药物产生耐药，以及 3 种二线抗结核注射药物（卷曲霉素、卡那霉素和阿米卡星）中的至少 1 种耐药。

2）耐药肺结核治疗原则：WHO 在《2016 指南》对于耐多药患者推荐在强化期应用包含至少 5 种有效抗结核药物的方案，包括吡嗪酰胺及 4 个核心二线抗结核药物：A 组 1 个，B 组 1 个，C 组至少 2 个。如果以上的选择仍不能组成有效方案，可以加入 1 种 D2 组药物，再从 D3 组选择其他有效药物，从而组成含 5 种有效抗结核药物的方案。若因耐药（可靠的药敏试验或充分的证据）或药物不良反应不能继续使用吡嗪酰胺，可以从 C 组或 D 组中选择替代药物（首选 D2，次选 D3）。D1 组药物的选择必须衡量其加入效益，方案的药物总数必须衡量其预期收益与危害以及患者对药物的耐受性

儿童的方案制定原则基本和成年人相同，但在疾病较轻且 B 组药物相关的危险超过潜在益处的情况下，可以不用 B 组药物。

传统的个体化方案是指 WHO 在 2011 年《耐药结核病管理规划指南》和 2014 年《耐药结核病管理规划指南伙伴手册》提出的强化期 8 个月，巩固期 12 个月，总疗程 20 个月的化疗方案。在《2016 指南》中对该方案进行了更新和修订 主要推荐 如下

WHO 在《2016 指南》中指出对于之前未接受二线药物治疗的耐药患者，可以采用 9~12 月的短程标准化方案替代 20 个月的传统个体化方案。对于既往接受过 1 个月以上二线药物治疗，或对氟喹诺酮类药物和二线注射药物耐药或高度怀疑耐药的患者，不可采用标准化短程方案。短程耐多药标准化方案分为强化期和巩固期，强化期 4 个月（若无痰抗酸杆菌涂片阴转的证据，延长至 6 个月）。药物包括：卡那霉素、莫西沙星、丙硫异烟胺、氯法齐明、高剂量异烟肼、吡嗪酰胺和乙胺丁醇。巩固期 5 个月，药物包括莫西沙星、氯法齐明、乙胺丁醇、吡嗪酰胺。WHO 指出，可以用阿米卡星替代卡那霉素，至于是否可以用卷曲霉素替代没有明确；也可以采用加替沙星替代莫西沙星，乙硫异烟胺可以替代丙硫异烟胺若缺乏药敏试验，需要根据患者有无耐药结核病接触史，以及有代表性的国家级二线药物用药监测数据来判断是否采用标准化短程方案 。

七、结核病化疗疗效考核指标

痰菌检查指标是结核病确诊和考核的最确切、最重要的依据。但痰菌检查受设备、技术条件及各地医疗水平的限制，因此我国目前现阶段仍以细菌学和影像两者相结合的方式作为疗效判断指标。

1. 细菌学

（1）强化期痰菌阴转率：表示痰菌阴转速度。

（2）完成疗程时的痰菌阴转率：表示化疗成功的程度（即近期疗效）。

（3）细菌学复发率：表示化疗成功的远期结果（即远期疗效）。

2. 影像学

（1）病灶结果

①显吸：病灶吸收≥1/2 原病灶。

②吸收：病灶吸收＜1/2 原病灶。

③不变：病灶无明显变化。

④恶化：病灶扩大或播散。

（2）空洞

①闭合：闭合或阻塞闭合。

②缩小：空洞缩小≥原空洞直径 1/2。

③不变：空洞缩小或增大＜原空洞直径 1/2。

④增大：空洞增大＞原空洞直径 1/2。

（马丽萍）

参 考 文 献

1. γ-干扰素释放试验在中国应用的建议.中华结核和呼吸杂志，2014，37（10）：744-747.

2. 高孟秋 γ-干扰素释放试验检测结果的临床意义解读.中华结核和呼吸杂志，2014，37（10）：742-744.

3、唐神结，许绍发，李亮.耐药结核病学.北京：人民卫生出版社，2014.

4. 顾瑾，唐神结.WHO 耐药结核病治疗指南（2016 更新版）要点解读，结核病与肺部健康杂志，2016，4：340-343.

5. 李亮.从临床医生角度看结核病诊断技术.结核病与胸部肿瘤，2015，1：54-57.

6. 马玙，朱莉贞，潘毓萱.结核病.北京：人民卫生出版社，2006.

7. 唐神结，高文.临床结核病学.北京：人民卫生出版社，2011.

8. 唐神结.结核病临床诊治进展年度报告（2016）.北京：人民卫生出版社，2016.

9. 耐药结核病化学治疗指南.中华结核和呼吸杂志，2010，33（7）：485-497.

10. 卫生部.中国结核病防治规划实施工作指南（2008 年版）.北京：中国协和医科大学出版社，2009.

11. 肺结核诊断和治疗指南.中华结核和呼吸杂志，2001，24（2）：70-74.

第三章 护理程序在结核病患者中的应用

护士在结核病防控中的承担着大量的工作，主要职责有促进健康，预防疾病，恢复健康并减轻痛苦。护士首先要促进人们的健康意识和需求，帮助人们免于结核病的侵袭；其次，通过发现和治疗活动性病例来减少结核病在社区的传播以预防疾病；同时，确保患者接受规范的治疗以恢复健康，并依据患者的个人需求来减轻疾病的痛苦。护士在结核病管理和控制中的角色依照其工作环境而改变，在各级各类医疗卫生服务机构中，护士在帮助个体、家庭、社区应对结核病过程中发挥着重要作用。

护理程序是基本护理工作方法，由 5 个步骤组成，即评估、诊断、计划、实施和评价。这 5 个步骤是相互连续、相互关联的，每一步骤都不是独立存在的。评估是护理程序的第一步，在评估的基础上，经过分析，提出患者存在或可能存在的问题，进而制定护理计划，实施护理措施，最后对措施的执行效果进行评价，根据评价的结果对护理计划进行修改。

一、护理评估

评估（assessment）是有组织、系统地收集资料并对资料的价值进行分析判断的过程。评估时收集到的资料是否全面、正确，将直接影响护理诊断和护理计划的准确性。因此，评估是护理程序的基础。在护士与患者第一次见面时即开始评估，直到护理照顾结束时才停止。良好的医（护）患关系是在对患者对疾病的反应及结核病相关风险因素进行合理评估的过程中建立的。评估过程包括通过收集医疗档案中的数据以及与患者的交流，来评价与结核相关的患者的身体、心理和社会状况。护士必须倾听患者的陈述，了解什么是患者最需要的、什么是患者正在努力完成的，他/她要得到什么，以及结核病诊断对患者有着怎样的影响。

（一）健康史

出现如下情况警惕结核病的存在。

1. 近期有结核病接触史，尤其是与排菌肺结核患者密切接触者。
2. 近期反复感冒迁延不愈，或咳嗽咳痰两周以上和（或）痰中带血者。
3. 有肺外结核病、糖尿病、硅沉着病、麻疹、胃大部切除、感染 HIV 等病史。
4. 近期内有长期使用肾上腺皮质激素或免疫抑制剂等药物。
5. 近期内生活不规律、过度劳累、营养不良、妊娠、分娩等。

（二）身体状况

肺结核的临床表现可多种多样，轻重不等，20% 患者可无症状或症状轻微而被忽视，其影响因素包括患者的年龄、机体的免疫、营养状况、并存疾病、有无接种过卡介苗、入侵结核杆菌的毒力和菌量、病变的部位及严重程度等。

1. 呼吸系统症状　慢性咳嗽时结核病常见症状。其他症状包括咯血、胸痛、呼吸困难等。

2. 全身症状　典型肺结核的全身毒性症状表现为午后低热、乏力、食欲减退、体重减轻、盗汗等。有些女性患者还会伴有月经不调、易激怒、心悸、面颊潮红等表现。

（三）辅助检查结果

1. 痰结核杆菌检查　是确诊肺结核的特异性方法。痰菌阳性提示很可能具有传染性，检查方法可分为涂片法和培养法。培养法更敏感，培养阳性者还能做药物敏感实验和菌型鉴定，可为治疗提供参考。在采集痰标本时，对于无痰和不会咳痰的儿童，可于清晨抽取胃液检查结核杆菌（吞咽至胃中）。对于成人可应用雾化诱导痰液产生、纤维支气管镜或经气管穿刺吸引法采样。

2. 影像学检查　胸部 X 线检查、CT 检查是肺结核诊断的必要手段，对于了解病变部位、范围、性质、发展情况，选择治疗方案和评价治疗效果具有重要的参考意义。

3. 结核菌素试验（结素试验）　结核菌素是在液体培养基中提炼出来的结核杆菌的代谢产物。结核杆菌的纯蛋白衍化物（PPD）为纯结核菌素，在国际上广泛应用 0.1ml 为 5IU。

方法：结素试验常用皮内注射法，以 0.1ml 结核菌素稀释液在左前臂内侧皮内注射，使局部形成皮丘，72 小时后观察和记录局部硬结直径大小，硬结小于 4mm 为阴性，5~9mm 为弱阳性，10~19mm 为阳性，≥20mm 或虽 <20mm 但局部出现水疱和淋巴管炎为强阳性反应。阳性反应仅表示结核感染，并不一定患病，成人结核反应并无诊断意义。而 3 岁以下婴幼儿结核菌素阳性反应，即使无症状，也应视为活动性结核病，应给予治疗。

对于结素实验的阴性反应结果应予以分析，因为除无结核杆菌感染反应为阴性外，还有一些情况也会出现阴性反应，如应用免疫抑制剂、糖皮质激素或患麻疹、百日咳者，结核杆菌感染后变态反应充分建立之前时，淋巴细胞免疫系统缺陷者和老年人等。

4. 纤维支气管镜检查　经纤维支气管镜对支气管或肺内病灶活检，不仅可提供病理学诊断，而且可以同时收集分泌物或冲洗液标本进行病原学诊断，可以提高诊断的敏感性和特异性，对诊断困难病历具有重要价值。

（四）心理-社会状况

1. 结核病病耻感　新诊断的结核患者可能会对诊断感到紧张。对结核病患者的歧视和排斥是一种由来已久的社会现象，患者常感到被拒绝和孤立，因而产生病耻感。患者感觉自卑，孤独无助，疏离回避社会，甚至会产生悲观厌世情绪。不愿意与医护人员合作，但同时又有强烈渴望与人进行交流，希望得到别人的支持与理解。

2. 治疗依从性　治疗依从性是个体遵从卫生保健建议行为的程度，如服药、规律饮食和生活方式变化，是结核病治疗取得成功结果的一个主要因素，可潜在地减少发展成耐多药结核的可能性。影响依从性的因素是复杂的，包括社会经济因素、治疗社区的相关问题、治疗的改变及不良反应、疾病变数等。护士必须要了解依从性的障碍并减少或消除这些障碍。

3. 评估患者的知识和对疾病的理解 患者的疾病知识和理解会有不同，了解患者知道哪些知识，可帮助纠正错误，提供所需要的信息，提高治疗依从性。

4. 社会支持与资源 评估患者的经济状况、治疗负担、家庭支持及社会支持系统。

二、护理诊断/问题

根据收集到的资料确定护理诊断/问题是护理程序的第二步。目前我国普遍使用的护理诊断是以北美护理诊断协会（North American Nursing DiagnosisAssociation，NANDA）认可的护理诊断为蓝本的。NANDA 对护理诊断（nursing diagnosis）的定义是关于个人、家庭、社区对现存或潜在的健康问题或生命过程的反应的一种临床判断，是护士为达到预期结果选择护理措施的基础，这些预期结果应由护士负责。

结核病相关的主要护理诊断/问题如下。

1. 知识缺乏 缺乏结核病防治的相关知识。

2. 有窒息的危险 与大咯血有关。

3. 营养失调：低于机体需要量 与结核病消耗增加、摄入不足有关。

4. 焦虑 与疾病病程长、耐药有关。

5. 恐惧 与咯血或疾病恶化有关。

6. 疲乏 与疾病消耗、营养失调有关。

7. 家庭执行治疗方案无效 与长期化疗及药物的副作用有关。

8. 娱乐活动缺乏 与病程长、疾病有传染性有关。

三、护理计划与实施

在开始治疗时确定治疗目标和预期治疗结果，会减少混乱和误解。通过团队计划，使护士和患者对于具体的短期、中期和（或）长期目标达成一致。在实施计划过程中，需要沟通、咨询、教育及组织协调技巧。

（一）药物治疗与护理

化疗原则为早期、联合、适量、规律、全程用药，目的是使疾病得到及时控制，减轻症状，患者尽早康复，避免或减少结核杆菌对外界的传播，保护易感人群。化疗药物的主要作用有杀菌、抑菌和灭菌。治疗结核通常要同时应用至少2种杀菌药物，以提高疗效，通过交叉杀菌作用减少或防止耐药菌形成。异烟肼、利福平、吡嗪酰胺、乙胺丁醇是首选的药物。在医务人员直接面视下督导化疗（directly observed treatment short - course，DOTS）策略，可确保肺结核患者在全疗程中规律、联合、足量和不间断地实施规范化疗，减少耐药性的产生，最终获得治愈。即使患者不住院治疗，同样可以收到良好效果。

1. 明白化疗方法与方案 由于患者对抗结核药物耐受性不一样，肝肾功能情况不同（尤其是老年患者）或耐多药肺结核（multi - drug - resistant tuberculosis，MDR - TB）患者，制定化疗方案时要注意个体化，以确保化疗顺利完成及提高耐药结核痰菌阴转率。

（1）初治 肺结核的治疗有下列情况之一者：①尚未开始抗结核治疗的患者；②正进行标准化疗方案用药而未满疗程的患者；③不规则化疗未满 1 个月的患者。初治方案为强化期 2 个月/巩固期 4 个月。常用方案：药名前数字表示用药月数，药名右下方数字表示每周用药次数，2HRZ/4HR；2HRZ/4H₃R₃；2HRZS（E）/4HRE。

（2）复治 肺结核的治疗有下列情况之一者：①初治失败的患者；②规律用药满疗程后痰菌又复阳的患者；③不规律化疗超过 1 个月的患者；④慢性排菌患者。复治方案：复治患者的治疗要尽量个体化，根据药敏结果制定治疗方案，疗程一般为 8~12 个月。常用方案：2HRZES/6HRE，2HRZES/6H₃R₃E₃，2H₃R₃Z₃E₃S₃/6H₃R₃E₃。

（3）耐多药肺结核（MDR-TB）的治疗 对至少包括 INH 和 RFP 两种或两种以上药物产生耐药的结核病为 MDR-TB，所以 MDR-TB 必须要有痰结核杆菌药敏试验结果才能确诊。

（4）MDR-TB 化疗方案 主张采用每日用药，而非间歇用药。WHO 推荐一线和二线抗结核药物可以混合用于治疗 MDR-TB。一线药物中除 INH 和 RFP 已耐药外，仍可根据敏感情况选用 PZA、EMB。二线抗结核药物是耐多药肺结核治疗的主要药物，包括卡那霉素（KM）、阿米卡星（AM）、卷曲霉素（CPM）、氧氟沙星（OFLX）、左氧氟沙星（LVFX）、莫西沙星（Mfx）、对氨基水杨酸钠（PAS）、丙硫异烟胺（1321TH）、环丝氨酸（CS）等。对其他抗结核药均已耐药，有手术适应证者可进行外科治疗。

2. 化疗药物的副作用及护理（表 3-1）

表 3-1 常用抗结核药物成人剂量、抑菌作用机制、主要不良反应和护理

药名	每日剂量（g）	间歇疗法一日量（g）	抑菌作用机制	主要不良反应	护理措施和（或）注意事项
异烟肼（H，INH）	0.3	0.6~0.8	DNA 合成	周围神经炎、偶有肝功能损害	观察药物作用，注意肝脏损害和神经毒性症状。指导患者遵医嘱服用维生素 B₆，戒酒，空腹服药，避免与抗酸药物同时服用
利福平（R，RFP）	0.45~0.6	0.6~0.9	mRNA 合成	肝功能损害、发热、寒战、胃肠不适、周围神经病、过敏反应	告知患者大小便、眼泪等会呈橘红色，使隐形眼镜（角膜接触镜）永久褪色；监测肝脏毒性及变态反应。妊娠 3 个月内忌用。早晨空腹或早饭前半个小时服药
吡嗪酰胺（Z，PZA）	1.5~2.0	2~3	吡嗪酸抑菌	胃肠不适、肝功能损害、关节痛、高尿酸血症	指导患者进食的同时服药、警惕肝脏毒性反应，监测血清尿酸，注意关节疼痛、皮疹等反应

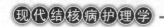

药名	每日剂量（g）	间歇疗法一日量（g）	抑菌作用机制	主要不良反应	护理措施和（或）注意事项
链霉素（S, SM）	0.75 ~ 1.0	0.75 ~ 1.0	蛋白合成	听力障碍、眩晕、肾功能损害	每1~2个月测试听力。老年人、有肾脏疾患的患者慎用。监测尿量、体重和肾功能。有变化及时通知医生。液体摄入量维持在2~3L/d，减少药物在肾小管的聚集
乙胺丁醇（E, EMB）	0.75 ~ 1.0	1.5 ~ 2.0	RNA合成	视神经炎	服药前测视力和颜色分辨率，特别是对绿色，每1~2个月复查一次

（二）营养支持

肺结核患者身体处于慢性消耗状态，营养状态极差，需要合理的营养来增强机体的抵抗力，促进疾病的痊愈。

1. 进食高能量、高蛋白质、富含维生素的食物 结核病患者由于长期发热、盗汗等增加了能量的消耗，对能量的需要较常人高，因此患者应进高热量饮食，每日总热量在8368~12552kJ。结核杆菌长期感染造成组织破坏、蛋白丢失，患者多消瘦体弱，需要进食高蛋白饮食，以15~20g/（kg·d）为宜，其中优质蛋白最好达到1/2。可以选择瘦肉、家禽、鱼类、蛋类、豆类、乳类及其制品。其中首选推荐的是牛乳，因其含有丰富而全面的营养，不仅含有8种人体必需氨基酸，还含有多种维生素及较多钙、磷、铁等矿物质。不宜食用过多脂肪，因为过多的脂肪可增加消化系统尤其是肝脏的负担。

2. 调理饮食增进患者食欲 有些患者服用抗结核药物后，常会感到胃中不适、反酸、恶心、食欲减退、进食少，造成营养摄入更加不足。可嘱患者饭后服用对胃肠道有刺激的药物。营养师或家人尽量提供色香味美、细软易消化的食物，以增加患者食欲。患者进食时还应做到心情愉快、细嚼慢咽、少食多餐，以减轻胃肠负担。

（三）咯血患者的护理

咯血是肺结核的常见症状，它不仅可使患者情绪紧张、恐惧，而且大量咯血还可能导致窒息或休克的发生，因此对于咯血患者应严密护理。

（四）健康教育

1. 指导患者正确服用抗结核药，提高治疗依从性 依从性是一个人遵从统一的卫生保健建议行为的程度，如服药、规律饮食和（或）生活方式的改变。影响依从性的原因是复杂的，如经济因素、药物不良反应、疾病的变化、社会因素等。清楚了解患者的情况是提高治疗依从性的关键。

告知患者抗结核药物的使用原则。患者每天服用药物的数量较多，往往会产生恐惧心理。因结核病疗程较长，尤其是复治患者，会产生悲观心理。告诉患者规范的治疗能使多数患者治愈，同时列举成功的例子以鼓励患者，增强患者的信心。向患者讲明不遵医嘱服药会导致复发难治的严重后果，尤其应对经短期治疗后症状减轻或消失的患者加强教育和管理，说明症状改善不是治愈的客观指标。有的患者虽然知道遵照医嘱服药的重要性，但却不能主动服药，对这类患者护理人员要做到督导作用，确保规律服药。

有些患者在出现药物不良反应后不愿继续服药，例如利福平会出现食欲差、恶心等消化道症状，可遵医嘱调整药物剂量和服药时间，同时应为患者制定合理的膳食，以保证患者能够配合药物治疗。

最好的依从性指标包括：痰涂片从阳性转为阴性；症状发生改善；临床的改善。

2. 消毒隔离知识的教育，预防疾病传播

（1）嘱患者不要随地吐痰，有痰吐在卫生纸里后放入收集袋，统一焚烧或深埋。

（2）告诉患者不要对着别人咳嗽、打喷嚏，咳嗽、打喷嚏时用手帕遮住口鼻，以减少结核杆菌的传播。

（3）房间每日开窗通风半小时，并用含氯消毒剂空气消毒，可以减少和杀灭房间空气中的病原微生物。

（4）单独使用餐具并定期煮沸消毒，患者使用过的物品可阳光下曝晒 2 小时以上。

（5）外出到公共场所应佩戴口罩。

四、评价

评价是将患者的健康状况与护理计划中的预定目标进行比较并做出判断的过程。通过评价，护士可以总结护理过程中的收获和存在的问题，同时对患者进行新的评估。在长期结核病治疗（尤其是耐多药结核的患者）期间，许多因素会改变，因此护士必须在患者同意下定期地评价患者的健康状况进展。患者的临床情况、个人的境况、心情、态度等的任何改变都应该被关注，并记录患者资料。评价患者能否①按照化疗原则遵医嘱服药；②科学膳食、规律生活；③病灶消退，痰培养转阴性；无并发症发生；④停止治疗前能恢复正常的活动；⑤有良好的心理状态，正确面对疾病；⑥采取预防传播的方法。

护理程序是一个科学、系统的工作方法，帮助护士提供以患者为中心，个体化的护理。它由包括评估、诊断、计划、实施和评价五步骤地循环组成，无论在针对结核病个体，还是家庭、社区服务过程中，护士都可以灵活应用护理程序工作。

（郭爱敏）

参考文献

1. 国际护士会. 结核病指南（第二版）. 2008.
2. 郭爱敏，周兰姝主编. 成人护理学. 2 版. 北京：人民卫生出版社，2012.

第四章　结核病患者的护理

第一节　肺结核患者的护理

一、概述

结核病被列为我国重大传染病之一，是严重危害人民群众健康的呼吸道传染病。根据世界卫生组织（WHO）的统计，我国是全球 22 个结核病流行严重的国家之一，同时也是全球 27 个耐多药结核病流行严重的国家之一。结核病是一种慢性传染病，其发病规律和流行特点决定了在今后相当长的时期内其危害将持续存在。当前，我国结核病疫情形势依然严峻，防治工作仍面临诸多挑战。耐多药结核病的危害日益凸显，结核病/艾滋病病毒双重感染的防治工作亟待拓展，流动人口结核病患者治疗管理难度加大，现行防治服务体系和防治能力还不能完全满足新形势下防治工作的需求。我国结核病防治工作仍然任重而道远，需要长期不懈的努力。

肺结核（pulmonary tuberculosis，TB）是由结核分枝杆菌引起的慢性传染性疾病，排菌肺结核患者为其重要的传染源，结核分枝杆菌主要通过呼吸道传播。结核菌属分枝杆菌属，对人类致病主要是人型菌，其次为牛型菌，具有抗酸染色的特性。对外界环境抵抗力较强，在阴暗潮湿处可生存数月甚至几年。结核分枝杆菌可侵及全身各个脏器，但以肺结核最多见。健康人吸入带菌的飞沫后附着于肺泡上皮引起肺部感染。结核菌的致病性、病变范围及发病时间取决于人体的免疫状态、机体的变态反应和感染的菌量、毒力。

二、护理评估

（一）健康史评估

询问患者的健康史时，出现如下情况时应警惕结核病的存在。

1. 近期结核病接触史，尤其是与排菌肺结核患者密切接触者。

2. 近期反复感冒迁延不愈者，或咳嗽咳痰两周以上和（或）痰中带血者。

3. 有肺外结核、糖尿病、硅沉着病、麻疹、胃大部切除、感染艾滋病等病史。

4. 近期内有长期使用肾上腺皮质激素或免疫抑制剂等药物。

5. 近期内生活不规律、过度劳累、营养不良、妊娠、分娩等。

6. 儿童要询问卡介苗接种史、结核菌素试验结果。3 岁以内结核菌素试验阳性、15 岁以内强阳性以及近期结核菌素试验阳转者，都应进一步检查。

（二）身体状况评估

1. 评估呼吸系统症状

（1）评估咳嗽咳痰　咳嗽咳痰是肺结核最常见症状，患者多为干咳或只有少量黏痰。有空洞形成时，痰量增多；合并细菌感染时，痰呈脓性且量增多，合并厌氧菌感染时有大量脓臭痰；合并支气管结核表现为刺激性咳嗽。

（2）评估咯血的性质和量　咯血是指喉以下气管、支气管和肺出血，血液经咳嗽由口腔咯出。肺结核患者咯血开始时大多为鲜红色，病情稳定后可转为黏稠暗红色。

咯血按量分以下3类。①小量咯血：一次或24小时内咯血量在100ml以内者。②中等量咯血：一次咯血量在100~300ml，或24小时内咯血500ml以内者。③大咯血：来势凶猛，一次咯血300ml以上，或24小时咯血500ml以上者。

约1/3肺结核患者有不同程度咯血，这是由于结核病灶的炎症使毛细血管通透性增高，导致痰中带血。如病变损伤小血管则血量增加，若空洞壁的肺动脉瘤破裂则引起大咯血。有时硬结钙化的结核病灶可因机械损伤血管，或因为结核支气管扩张而咯血。

咯血易引起结核病灶散播，特别是中量或大咯血时。咯血后会有持续高热。大咯血易造成失血性休克，血块阻塞大气道导致窒息。

（3）评估有无胸痛　当病变累及壁层胸膜时，相应的胸壁有固定的针刺样痛，随呼吸和咳嗽加重，患侧卧位症状减轻。

（4）评估呼吸困难　呼吸困难的类型（吸气性或呼气性）、持续时间、缓解方式（吸氧、更换体位、药物、停止活动），以及是否伴有喘鸣。慢性、重症肺结核，呼吸功能受损，可出现渐进性呼吸困难。或肺结核合并感染，发生气胸、大量胸腔积液时，可出现呼吸困难。

2. 评估全身症状　典型肺结核的全身中毒症状表现为午后低热、乏力、食欲减退、体重减轻、盗汗等。有些女性患者还会伴有月经不调、易激怒、心悸、面颊潮红等表现。发热的特点多数为长期低热，于午后或傍晚开始，次晨降至正常。少数重症患者可有高热。

3. 体征　取决于病变性质、部位、范围、程度。早期多无明显体征，若病变范围较大，患侧肺部呼吸运动减弱，叩诊呈浊音，听诊时呼吸音降低。继发性肺结核好发于上叶尖后段，故肩胛间区闻及细湿啰音有很大提示诊断价值。慢性纤维空洞性肺结核的体征有患侧胸廓塌陷，气管和纵隔移位，叩诊浊音，听诊呼吸音降低或有湿啰音，对侧有肺气肿体征。

（三）辅助检查评估

1. 实验室检查

（1）痰结核杆菌检查　是确诊肺结核、制定化学治疗方案和考核治疗效果的主要依据。有涂片法、分离培养法。应连续多次送检，痰菌阳性，说明病灶是开放性的。

（2）其他检查　血液、胸腔积液检查等。

2. 影像学检查　胸部X线、CT检查是早期诊断肺结核的重要方法。结核灶在

X线上的表现有：浸润性病灶、干酪性病灶、空洞、纤维钙化的硬结灶、粟粒性病灶及胸膜腔积液等。

3. 结核菌素试验 是判断机体是否感染过结核分枝杆菌的主要手段，结核菌素强阳性反应提示机体处于结核超敏感状态。

4. 纤维支气管镜检查 可直接观察气管、支气管等解剖结构，还可通过支气管镜吸取支气管的分泌物、毛刷刷检、活检钳活检等方法，进行病理学、细菌学、细胞学、免疫学、生化学检查等。

5. 超声检查 B超是现代医学影像的重要组成部分，现已广泛应用于胸、腹脏器疾病的诊断。

6. 免疫学诊断和基因诊断 这种诊断技术具有敏感性高、特异性强、快速、不依赖培养、便于检出低活力菌等优点。

7. 胸膜、肺的活体组织检查 胸膜穿刺活检术、肺穿刺活检术取胸膜、肺组织的活体组织进行检查。

（四）心理－社会评估

肺结核患者由于病程长、具有传染性，而与社会隔绝。患者感觉自卑、孤独无助，因而会产生悲观厌世情绪，不愿意与医护人员合作，但同时又有强烈渴望与人进行交流，希望得到别人的支持与理解。护士应评估患者家庭、经济能力和社会支持状况，以及疾病带来的变化。

三、常见护理诊断/问题

1. 清理呼吸道无效 与肺部炎症、痰液黏稠、无力咳嗽有关。

2. 气体交换受损 与肺部炎症、痰液黏稠等引起呼吸面积减少有关。

3. 有窒息的危险 与大咯血有关。

4. 体温过高 与结核菌引起肺部感染有关。

5. 疼痛－胸痛 与结核累及胸膜有关。

6. 营养失调：低于机体需要量 与结核病消耗增加、摄入不足有关。

7. 焦虑、恐惧 与结核病程长及治疗预后不确定性有关。

8. 疲乏 与结核病毒性症状有关。

9. 知识缺乏 与缺乏疾病发生、发展、治疗等相关知识。

四、计划与实施

化学药物治疗（简称化疗）是肺结核的主要治疗方法，主要作用是缩短肺结核的传染期，降低死亡率、感染率和患病率。经过治疗和护理，患者能够遵从治疗方案，不再复发，采取有效的措施，避免结核菌的扩散，病情逐渐恢复。

（一）药物治疗与护理

1. 治疗原则 "早期、联合、适量、规律、全程"，是化疗成功的关键，否则非但不能完全治愈，还会出现继发性耐药，增加治疗的困难和经济负担。

（1）早期 活动性病灶内的结核杆菌生长代谢旺盛，病灶局部血管丰富，如果此时用药局部药物浓度高，抗结核药物可以充分发挥其杀菌或抑菌作用，可使炎症成分吸收，空洞缩小或关闭，痰菌阴转。所以应早期治疗。

（2）联合　联合使用两种以上药物，以增强和确保疗效，同时通过交叉杀菌作用减少或防止耐药性的产生。

（3）适量　是指严格遵照适当的药物剂量用药。用药剂量过低不能达到有效血药浓度，影响疗效，易产生耐药性；剂量过大易发生药物不良反应。

（4）规律　即患者严格按照化疗方案规定的用药方法，按时服药，未经医生同意不可随意停药或自行更改方案，以免产生耐药性。

（5）全程　指患者必须按治疗方案，坚持完成规定疗程，是提高治愈率和减少复发率的重要措施。

2. 常用化疗药物　治疗结核通常要同时应用至少2种杀菌药物，以提高疗效，防止耐药菌的形成。异烟肼、利福平、吡嗪酰胺、乙胺丁醇和链霉素是首选的5种药物。

3. 观察抗结核药物的不良反应　抗结核药对机体均有不良反应，其不良反应主要分为两大类：一类为毒性反应，如链霉素、卡那霉素等对听力、前庭功能及肾脏有一定毒性，异烟肼、利福平、吡嗪酰胺、对氨基水杨酸等对肝脏有一定毒性；另一类为变态反应，如药物热、药疹等，严重者可出现过敏性休克。此外，异烟肼会引起周围和中枢神经兴奋，利福平会出现食欲不振、恶心等胃肠道症状；吡嗪酰胺会出现尿酸水平升高；乙胺丁醇会引起视神经炎；喹诺酮类会引起失眠、头痛等。

4. 定时复查　定时查血常规、尿常规、肝功能、肾功能。

（二）保持呼吸道通畅

1. 痰液观察　观察痰液颜色、性状、气味和量。

2. 咳嗽、咳痰的护理　鼓励和协助患者有效咳嗽咳痰，及时清除口腔和呼吸道内痰液、呕吐物。痰液黏稠不易咳出者，鼓励患者多饮水，每日1~2L，以湿化气道。病情允许时可扶患者坐起，给予拍背，协助咳痰，必要时吸痰，防止窒息。

3. 用药护理　遵医嘱应用镇咳药、祛痰药，可采用超声雾化吸入，稀释痰液，促进痰液的排出。

（三）促进有效气体交换

1. 环境与休息

（1）保持室内空气清新，温湿度适宜。病室环境安静、清洁、舒适。

（2）肺结核患者症状明显，如有高热、咯血症状，或合并胸腔积液者，应卧床休息；恢复期患者可适当增加户外活动，如散步、打太极拳、做保健操等。

2. 体位指导　协助患者采取合适体位，对于意识障碍患者，如病情允许可将床头抬高，增加肺通气量，或侧卧位，以预防或减少分泌物吸入肺内。注意每2小时变换体位1次，以促进肺扩张，减少分泌物淤积在肺部而引起并发症。

3. 氧疗护理　呼吸困难伴低氧血症者，遵医嘱给予氧疗。一般采取鼻导管持续低流量吸氧，氧流量2~3L/min。若并发慢性阻塞性肺气肿（COPD）患者，采用鼻导管持续低流量吸氧，氧流量1~2L/min，避免吸入氧浓度过高而引起二氧化碳潴留。注意观察患者呼吸频率、节律、深浅度的变化，观察皮肤色泽和意识状态有无改变，监测动脉血气分析值，如果病情恶化，准备气管插管和呼吸机辅助通气。

（四）维持机体正常体温

1. 体温监测 密切观察体温的变化，体温超过 37.5℃，应每 4 小时测体温 1 次，注意观察体温过高的早期症状和体征，体温突然升高或骤降时，应随时测量和记录，并及时报告医生。

2. 降温护理 体温大于 38.5℃时，应采取物理降温，如在额头上冷敷湿毛巾、温水擦浴、酒精擦拭、冰水灌肠等。如应用药物降温，患者出汗后应及时更换衣服和被褥，保持皮肤的清洁和干燥，并注意保暖。

（五）咯血患者的护理

咯血是肺结核的常见症状，它不仅可使患者情绪紧张、恐惧，而且大量咯血还可能导致窒息或休克的发生，因此对咯血患者应严格护理。

1. 咯血特点 咯血和呕血不同，常因患者诉说不清或出血急剧，而不易鉴别。故应了解咯血的特点：咯血是咯出来的，常混有痰，泡沫状，色鲜红，咯血前常有喉部瘙痒，并有"呼呼"响声，除非有较多血液咽下，否则便潜血阴性，咯血后数天痰中带血。

2. 各类咯血的护理和大咯血的抢救

（1）小量咯血 患者应卧床安静休息，口服镇静镇咳药物，对频繁咳嗽、痰黏稠不易咳出者，雾化吸入，以稀释血块和痰液，使痰便于咳出。每次咯血量较多或有继续咯血倾向者，可静注或静点止血药。

（2）中等量咯血 患者需绝对卧床，可肌注地西泮 10mg 或苯巴比妥 0.1～0.2g，予以镇静。剧咳者可口服或皮下注射可待因 0.03g，禁用吗啡。此阶段应积极治疗，防止发展为大咯血。

（3）大咯血 大咯血来势凶猛，随时危及生命，所以应就地紧急处理，不宜随意搬运，大咯血的抢救措施有：①绝对卧床，保持气道通畅，患侧卧位，以免血液在重力作用下进入健侧肺。②咯血时取俯卧头低位，防止血吸入气道造成窒息。窒息是咯血致死的主要原因，一旦发现患者有胸闷、憋气、唇甲发绀、面色苍白、冷汗淋漓、烦躁不安等窒息征象，应立即取头低脚高位，轻叩背部，迅速排出在气道和口咽部的血块，必要时用吸痰管进行机械吸引，并做好气管插管或气管切开的准备与配合工作，以解除呼吸道阻塞。③药物止血，抗休克治疗止血药物首选垂体后叶素，其药理作用是能直接兴奋平滑肌，使小动脉收缩，减少肺循环血量使肺血管收缩而达到止血目的。必要时建立两条静脉通路，另一条补充血容量及抗感染治疗，必要时输入新鲜的同型全血，以补充凝血因子。④咯血严重时应禁食，咯血停止后饮食应有足够热量，富含维生素和易消化的温凉饮食（半流食或流食为宜），禁止进刺激性强的饮食。⑤保持排便通畅，防止排便用力，腹压增加，再次发生咯血。

（六）营养支持

1. 加强营养 肺结核是一种慢性消耗性疾病，需要加强营养来增强机体抵抗力，促进疾病的康复。向患者解释加强营养的重要性，每周测体重一次并记录，观察患者营养状况的改善及进食情况。

2. 制定全面的饮食营养计划 进食高热量、高蛋白、富含维生素的食物，结核患者由于长期发热、盗汗等增加了能量的消耗，对能量的需要较常人高，因此患者应进食高热量饮食，每日总热量在 8368 ~ 12552kJ。结核杆菌长期感染造成组织破坏、蛋白丢失，患者多消瘦体弱，需要进食高蛋白饮食，以 15 ~ 20g/（kg·d）为宜，其中优质蛋白最好达到 1/2。可以选择瘦肉、家禽、鱼类、蛋类、豆类，乳类及制品。其中首选推荐的牛乳，因其含有丰富而全面的营养，不仅含有 8 种人体必需氨基酸，还含有多种维生素及较多钙、磷、铁等矿物质。不宜食用过多脂肪，因为过多的脂肪可以增加消化系统的负担，尤其是肝脏，而且有些抗结核药物有肝损害，更应注意保护肝功能。

3. 调理饮食增进患者食欲 有些患者服用抗结核药物后，常会感到胃中不适、反酸、恶心、食欲减退、进食少，造成营养摄入不足。可嘱患者饭后服用对胃肠道有刺激的药物。营养师或家人尽量提供色香味美、细软易消化的食物，以增加患者食欲。患者进食还应做到心情愉快、细嚼慢咽、少量多餐，以减轻胃肠负担。

（七）心理护理

患者对结核病往往缺乏正确认识，病后怕影响生活和工作。又因结核病是慢性传染病，由于住院隔离治疗，家人和朋友不能与患者密切接触，加上疾病带来的痛苦，常出现自卑、多虑、悲观等情绪。要做好耐心细致的解释工作，并告诉患者结核病是可以治愈的，向患者介绍有关病情的治疗、护理知识，使患者建立信心。选择适合患者的娱乐消遣方式，丰富患者的生活。疾病急性期则需多休息。同时作好患者及家属的工作，保证家属既能做到消毒隔离，又能关心爱护患者，给予患者精神和经济上的支持。

（八）健康指导

1. 生活指导 嘱患者戒烟、戒酒；告诉患者应加强营养，多吃蛋白质丰富的食物，多吃水果、蔬菜以补充维生素，以满足机体的营养需要。合理安排休息，养成规律的生活习惯，保证足够的睡眠。每日进行适量的户外活动，避免劳累；避免情绪波动及呼吸道感染；住处尽可能保持通风、干燥，利于机体的康复。

2. 宣传结核病的知识，预防传染 控制传染源，早期发现患者并登记管理监督用药。切断传播途径，提高人民群众对结核病发病病因、传播途径、治疗和预防的认识，养成不随地吐痰的习惯。

3. 宣传消毒隔离知识，预防医院内感染

（1）患者痰液用含有消毒液的容器盛装或吐在卫生纸内放黄色塑料袋内收集后统一焚烧处理。

（2）不随地吐痰，咳嗽、打喷嚏时要用手帕遮住口鼻，减少结核菌的传播。

（3）排菌传染期患者不要互相串病房，与家人分居、分餐，不到公共场所，外出戴口罩。

（4）居室定时开窗通风换气，保持室内空气新鲜，减低室内空气中结核分枝杆菌的数量。

（5）被服衣物阳光暴晒 2 小时以上，可杀灭结核菌。

（6）餐具煮沸消毒 15 分钟以上。

4. 用药指导　向患者及家属解释病情，坚持正确服药。介绍服药方法、药物的剂量和不良反应；详细说明坚持规律用药、全程用药的重要性，以取得患者及家属的主动配合。

5. 定期复查　检查血常规和肝功能、肾功能和 X 线胸片，便于了解治疗效果和病情变化。

五、护理评价

经过治疗和护理后，是否达到以下标准。

1. 患者按照化疗原则遵医嘱服药。
2. 能进行有效咳嗽，有效排出气道内分泌物，保持呼吸道通畅。
3. 患者体温在正常范围之内。
4. 患者能识别咯血先兆，并采取有效的预防措施。
5. 患者能积极配合治疗和护理，保证充足的营养摄入。
6. 有良好的心理状态，正确面对疾病。
7. 能正确采取预防肺结核传播的方法。

第二节　耐药结核病患者的护理

一、概述

耐药结核病是指由耐药结核分枝杆菌所引起的结核病。我国目前耐药肺结核的疫情严重，患者数量多，分布不均，呈现经济发达地区疫情低，经济落后地区疫情高，北部省份疫情高，南部省份疫情低的趋势。调查数据显示：从涂阳肺结核患者分离的结核分枝杆菌总耐药率为 37.79%，其中初始肺结核总耐药率为 35.16%，复治肺结核总耐药率为 55.17%，总耐多药率为 8.32%，其中初治肺结核总耐药率为 5.71%，复治肺结核总耐多药率为 25.64%，总广泛耐药率为 0.68%，其中初治患者为 0.47%，复治患者为 2.06%。据此估算，我国每年新发耐多药肺结核患者约 12 万例，其中广泛耐药肺结核患者近 1 万例。

由于耐药结核病病程迁延不愈，传染性增强，传染期必然延长，对健康人群造成严重威胁，同时患者流动求医的现象也比比皆是，增大耐药菌传播机会，加大传播范围，增强传播力度，导致耐药结核病波及人群更加广泛，很有可能导致结核病再次成为"不治之症"。同时我国耐药结核病波及的地域和人群更加广泛，耐药结核病至少需要 24 个月的抗结核治疗，严重者甚至形成 36 个月的治疗，且必须启用二线抗结核药物治疗，其治疗的不良反应往往较多、较大，患者不容易接受，容易造成患者依从性差，治疗不规律，失访等，对患者本人的身体健康造成极大的损害，且治愈率仅仅有 50%～60%。耐药结核病已成为威胁我国结核病控制规划实施的主要障碍，也成了一个重要的公共卫生问题和社会问题。耐药结核病的流行，也给我们护理工作带来了新的挑战。耐药结核病的分类如下。

1. 从实验室细菌学及耐药产生原因对结核分枝杆菌耐药进行分类

（1）原发性耐药　指从未接受过抗结核药物治疗的结核病患者感染的结核分枝杆菌对一种或多种抗结核药物耐药。包括感染了已经耐药的结核分枝杆菌以及感染的敏感结核分枝杆菌在体内发生了基因突变而产生了耐药（天然耐药）。

（2）获得性耐药　指抗结核药物治疗开始时结核病患者感染的结核分枝杆菌对抗结核药物敏感，但在治疗过程中发展为耐药。获得性耐药多是由于治疗不当等因素使原来敏感的主体菌群被杀灭，而少数耐药突变株成为优势菌群形成的。

（3）初始耐药　已知结核病患者感染的结核分枝杆菌对一种或多种抗结核药物耐药，但其治疗史不详。包括原发性耐药和一部分未被证实的获得性耐药。

（4）天然耐药　指结核病患者感染的结核分枝杆菌在接触药物以前发生了基因突变，从而对药物产生耐药。其形成过程是结核分枝杆菌野生株在持续增殖过程中所产生的少数耐药菌株。这种耐药其实也属于原发性耐药的一种，这种菌株也称为野生型耐药突变株。INH 的天然耐药频率为 10^{-6}，RFP 为 10^{-8}，SM 为 10^{-5}，EMB 为 10^{-5}，PZA 为 $10^{-2} \sim 10^{-4}$，FQs 为 $10^{-5} \sim 10^{-6}$。

2. WHO 分类　2014 年 WHO 在"耐药结核病规划管理指南"中将耐药结核病分为以下五种。

（1）单耐药结核病（MR – TB）　是指结核病患者感染的结核分枝杆菌体外 DST 证实对一种一线抗结核药物耐药的结核病。

（2）多耐药结核病（PDR – TB）　是指结核病患者感染的结核分枝杆菌体外 DST 证实对一种以上一线抗结核药物耐药（但不包括同时对异烟肼和利福平耐药）的结核病。

（3）耐多药结核病（MDR – TB）　是指结核病患者感染的结核分枝杆菌体外 DST 证实至少同时对异烟肼、利福平耐药的结核病。

（4）广泛耐药结核病（XDR – TB）　是指结核病患者感染的结核分枝杆菌体外 DST 证实除至少同时对异烟肼和利福平耐药外，还对任何氟喹诺酮类抗菌药物产生耐药，以及 3 种二线注射剂（阿米卡星、卡那霉素或卷曲霉素）中的至少 1 种耐药的结核病。

（5）利福平耐药结核病（RR – TB）　是指结核病患者感染的结核分枝杆菌体外 DST 证实对利福平耐药的结核病，包括任何耐利福平的结核病。即利福平单耐药结核病、利福平多耐药结核病、利福平耐多药结核病、利福平广泛耐药结核病。

二、护理评估

（一）健康史评估

1. 评估患者既往有无结核病，是否应用过抗结核药物。

2. 如患者服用过抗结核药物，评估其服用抗结核药的种类及用法。

3. 评估患者既往结核病治疗史及病程，治疗期间服药的依从性、是否全程规律服药等。

4. 评估患者是否合并其他疾病，如 HIV 感染是耐药结核产生与传播的加速剂。

5. 评估患者家庭经济状况。

（二）临床症状评估

1. 评估呼吸系统症状

（1）评估咳嗽的剧烈程度、频率、时间等；痰液的性质和量。

（2）评估咯血的性质和量。

1）咯血性质评估：肺结核患者咯血开始时大多为鲜红色，病情稳定后可转为黏稠暗红色。

2）咯血量评估：①小量咯血，一次或24小时内咯血量在100ml以内者；②中等量咯血，一次咯血量在100~300ml，或24小时内咯血500ml以内为中度咯血；③大咯血，来势凶猛，一次咯血300ml以上，或24小时咯血500ml以上。

咯血易引起结核病灶散播，特别是中等量或大咯血时。咯血后会有持续高热。大咯血可以造成失血性休克，还可因血块阻塞大气道导致窒息。

（3）评估有无胸痛　当病变累及壁层胸膜时，相应的胸壁有固定性针刺样痛，随呼吸和咳嗽加重，患侧卧位症状减轻

（4）评估呼吸困难　耐药重症肺结核呼吸功能受损，发生气胸、大量胸腔积液时，可出现渐进性呼吸困难。

2. 评估全身症状　有无低热、乏力、食欲减退、体重减轻、盗汗等。合并感染时多为高热。

3. 体征　患侧肺部呼吸运动减弱，叩诊呈浊音，听诊时呼吸音降低。耐药重症肺结核体征部分患者患侧胸廓塌陷，气管和纵隔移位，叩诊浊音，听诊呼吸音降低或有湿啰音，对侧有肺气肿体征。

（三）辅助检查评估

1. 细菌学涂片、结核菌培养及药物敏感试验等，检测标本类型包括痰、胸水、脑脊液、尿等。

2. 基因诊断方法、线性探针测定法、Xpert MTB/RIF、基因芯片等，检测标本类型包括痰、胸腔积液、脑脊液、尿等。

3. 影像学检查X线、CT等。

4. 纤维支气管镜检查。

5. 超声检查。

（四）心理－社会评估

1. 评估患者有无焦虑、恐惧、抑郁、自卑等心理问题。

2. 评估患者的家庭状况，与家人及亲属关系是否和睦，是否能得到很好的照顾。

3. 评估患者的经济状况。

三、常见护理诊断/问题

1. 焦虑/恐惧　与患者长期患病服药，担心疾病是否好转忧虑不安有关。

2. 社交隔离　与治疗性隔离有关。

3. 有传播感染的危险　与暴露于空气中的结核菌传播有关。

4. 营养失调－低于机体需要量　与耐药结核病消耗增加、摄入不足有关。

5. 清理呼吸道无效　与肺部炎症、痰液黏稠、无力咳嗽有关。

6. 气体交换受损　与肺部炎症、痰液黏稠等引起呼吸面积减少有关。

7. 知识缺乏　缺乏耐药结核病发生、发展、治疗等相关知识。

四、计划与实施

1. 心理护理

（1）耐药结核病较长的治疗时间及药物带来的不良反应都会增加患者抑郁、焦虑等不良的精神、心理因素，又影响疾病的治疗和康复，因此，应根据患者的性格特征进行心理护理，教会患者保持情绪稳定，不可有悲观情绪，让患者保持乐观积极的心理，增强战胜疾病的信心。嘱其家庭成员，应注意患者的心理变化，尽量为患者创造一个温馨、轻松的家庭氛围，与患者一起多了解耐药结核病的防治知识，使其感到积极的生活态度和良好的心理状态。

（2）因耐药结核病活动期具有传染性，常需隔离治疗，患者会产生被遗弃及自卑心理。患耐药结核病后无论对患者还是他们的家庭都是巨大的打击，疾病带来了极大地被歧视。对患者提供情感上的支持可以增加患者自卑及被社会遗弃心理。情感支持可以是医生、护士、家庭成员提供非正式的情感支持，并发挥家庭的支持作用，经常关心安慰患者，消除患者的思想顾虑，鼓励患者认识自己的能力和潜力，对患者的需要及时给予帮助，积极配合治疗促进疾病的早日康复。

2. 保持呼吸道通畅

（1）痰液观察　观察痰液颜色、性状、气味和量，

（2）咳嗽、咳痰的护理　①鼓励和协调患者有效咳嗽、咳痰，及时清除口腔和呼吸道内痰液、呕吐物。痰液黏稠不易咳出时，病情允许时可扶起患者坐起，给予拍背，协助咳痰。必要时吸痰，预防窒息。②鼓励患者多饮水，每日饮水 1～2L，以达到湿化气道的目的。③遵医嘱应用镇咳药、祛痰药，可采用超声雾化吸入，稀释痰液，促进痰液的排出。

（3）氧疗护理　①呼吸困难伴低氧血症者，遵医嘱给予氧疗。一般采取持续低流量吸氧，氧流量 2～3L/min，避免吸入氧浓度过高而引起二氧化碳潴留。②注意观察患者呼吸频率、节律、深度的变化，监测动脉血气分析值，如果病情恶化，准备气管插管和呼吸机辅助通气。

3. 做好消毒隔离工作

（1）耐药患者尽量安排单间居住，与其他患者分开治疗，防止耐药结核菌在医院内传播。

（2）告知患者不能随地吐痰，咳嗽、打喷嚏时要用手帕遮住口鼻，减少耐药结核菌的传播。

（3）患者痰液用含有消毒液的容器盛装或将痰液吐在纸内，包好后放入黄色痰袋内统一焚烧。

（4）耐药结核病患者要与家人分室居住，居室内定时开窗通风，以降低居室

内结核菌的浓度。

（5）家属要掌握消毒隔离方法，掌握痰的处理方法和简便易行的消毒隔离措施，避免感染耐药结核菌。

（6）耐药结核患者排菌者应尽量少去公共场所，外出自觉佩戴口罩。

（7）耐药结核患者被褥、衣物消毒，可采用阳光下暴晒 2 小时以上，餐具煮沸消毒。

（8）医务人员应做好自身防护，进入病房穿隔离衣，佩戴帽子、N95 口罩等，做好手卫生。

4. 饮食护理

（1）耐药结核病患者疗程较长，不易治愈，治疗期间需要充足的营养以增强机体抵抗力，促进康复。

（2）耐药结核病患者应进食高热量、高蛋白、富含维生素、易消化食物：瘦肉、鸡蛋、牛奶、豆制品、新鲜蔬菜和水果等。

（3）耐药结核病患者还要及时补充人体所需的矿物质如钙、铁、锌、铜、碘等。

（4）耐药结核患者服药种类较多，在开始服药时，尽可能减少或禁吃海鲜类食物，待服药无过敏后，再进食海鲜类食物。

5. 健康教育

（1）增强患者战胜疾病的信心　告诉患者既然患了慢性病，就要有坚持打"持久战"的决心，指导患者保持良好、乐观、积极的情绪，对疾病的恢复起着重要作用，如看书、听音乐、唱歌等，自我调整保持良好的情绪，坚持、配合治疗增强战胜疾病的信心。

（2）用药指导　耐药结核病的治疗应坚持早期、联合、适量、规律、全程的原则。尤其是要向患者宣传不规则治疗的危害性及对预后的影响，使患者在今后的治疗中能积极主动地接受治疗、配合治疗、规则治疗、完成治疗。嘱患者及家属切记服药要求和谨遵医嘱，做到按时按量，不自行增减量和药物种类，不能漏服。对年龄偏大或记忆力减退患者，由于耐药结核患者服药种类多，时间长，不良反应也会相应增多，应让家属应全面了解所用药物的治疗作用及不良反应，以做好监督工作，以取得患者及家属的主动配合。

（3）日常生活调理　嘱患者戒烟、戒酒；保证营养的充分；合理安排休息，避免劳累；避免情绪波动及呼吸道感染；住处尽可能保持通风、干燥。

（4）宣传消毒隔离知识，预防医院内感染　①患者痰液用含有消毒液的容器盛装或吐在卫生纸内放黄色塑料袋内收集后统一处理。②不随地吐痰，咳嗽、打喷嚏时要用手帕遮住口鼻，减少结核菌的传播。③排菌传染期患者不要互相串病房，与家人分居、分餐，不到公共场所，外出戴口罩。④居室定时开窗通风换气，保持室内空气新鲜，减低室内空气中结核分枝杆菌的数量。⑤被服衣物阳光暴晒 2 小时以上，餐具煮沸消毒 15 分钟以上均可杀灭结核菌。

（5）定期复查　检查痰、血常规、肝肾功能、X 线胸片、CT 等，便于了解治疗效果和病情变化。

五、护理评价

经过治疗和护理后，患者是否达到以下标准。

1. 有良好的心理状态，正确面对疾病。

2. 采取预防传播的方法。

3. 能积极配合增进饮食，保证必要的营养摄入。

4. 能进行有效咳嗽，有效排出气道内分泌物，保持呼吸道通畅。

5. 遵医嘱服药。

6. 能了解耐药、耐多药结核相关知识，并有一定维持健康的能力。

第三节　老年结核病患者的护理

一、概述

老年结核病近年来有增加的趋势，老年人由于机体衰弱，常患多种慢性疾病如糖尿病、高血压等，临床表现和胸部 X 线改变往往不典型，不仅易使潜伏感染复燃或重新感染，也增加老年结核的诊断和治疗难度。老年肺结核病患者由于误诊率较高，抗结核治疗的效果不如年轻人满意，成为社会上重要的感染源。由此看来，我国老年群体中，结核病问题相当严重。因此了解老年人结核病的护理知识显得十分重要。

二、护理评估

（一）健康史评估

1. 患者既往身体健康状况，有无肿瘤、糖尿病、硅沉着病、慢性阻塞性肺疾病、胃大部切除、合并 HIV 感染等。

2. 患者近期反复感冒迁延不愈、咳嗽咳痰两周以上和（或）痰中带血者等。

3. 患者既往饮食习惯和卫生习惯。

4. 患者家庭照顾情况，独居还是有其他家属照顾。

5. 患者的文化程度及对疾病的认知。

6 患者是否初次罹患结核，近期有无结核病接触史，尤其是与排菌肺结核患者密切接触史。

（二）身体状况评估

老年结核病有以下特点。

1. 老年结核病患者表现多不典型，无症状者高达 26%，患有继发性肺结核和血行播散性肺结核患者数量明显增多。

2. 结核病中毒症状不明显，老年人免疫功能低下，全身症状大多不明显，出现最多和最早的症状是咳嗽。据文献统计，老年肺结核按症状出现多少的顺序为：咳嗽 67%，咯血 33%，胸痛 30%，气急 27.7%，发热 25.4%。建议凡是老年人咳嗽持续 2 周以上者，应作胸部 X 线检查。

3. 老年结核性胸膜炎必须与肺癌胸膜转移相区别，老年结核性胸膜炎多为继发性，80% 合并肺结核，血性胸腔积液又占 11.4%，当胸腔积液检查结核菌和癌细胞均为阴性时，应作胸膜活检，争取早期诊断。

4. 粟粒型肺结核和其他肺外结核老年人比年轻人常见，且误诊率很高，肺外结核常症状隐匿，无特异性，如食欲不振、衰弱无力、倦怠等，常被认为是其他慢性病或衰老所致。

5. 老年人常伴发其他疾病。有文献报道，老年肺结核合并非结核性疾病者高达 82.8%，明显多于中年组 44.4% 和青年组 28.6%，其中以合并呼吸系统疾病最为多见，占 45.0%，其次为心血管病 14.4%，糖尿病 8.5%。老年肺结核合并呼吸系统疾病，糖尿病时，因缺乏原发疾病的典型表现，且多就诊于综合性医院，普通内科医生缺乏对肺结核的高度警惕而未作肺结核的相应检查，造成老年肺结核长时间的延误诊断，或漏诊误诊。

6. 病变范围广泛，空洞性肺结核者多，有报道老年肺结核 X 线表现中，空洞者占 53%。

7. 病程长、难治、复治病例多。老年人结核病多由青年期患病迁延而来，或青年时期已治疗，老年时由于免疫功能低下而引起复发，病程长，治疗难度大。

8. 老年人罹患结核性脑膜炎或腹膜炎时可以没有典型的相应体征。

（三）辅助检查和评估

1. 痰结核杆菌检查 是确诊肺结核的特异性方法，检查方法有涂片法、培养法，培养法更敏感，培养阳性者还能做药物敏感试验和菌型鉴定，可为治疗提供参考。

2. 影像学检查 X 线、CT 检查是肺结核诊断的必要手段，对于了解病变部位、范围、性质、发展情况，选择治疗方案和评价治疗效果具有重要的参考意义。

3. 结核菌素试验 结核菌素是在液体培养基中提炼出来的结核杆菌的代谢产物，结核杆菌的纯蛋白衍化物（PPD）为纯结核菌素，PPD 已取代了 OT（旧结核菌素）。

4. 纤维支气管镜 可提高诊断的敏感性和特异性，对诊断困难病例具有重要价值。

5. 超声检查 常用 B 超检查。

（四）心理 – 社会状况

老年结核患者因健康状况不佳，一部分人经济条件差，部分患者配偶离去，倍感孤单，因而特别需求帮助，尤其是需要子女对自己的照顾，这部分老年人如果情绪不好，常常会产生失望的感觉，甚至抑郁。

三、常见护理诊断/问题

1. 清理呼吸道无效 与痰多黏稠不易咳出有关。

2. 营养失调：低于机体需要量 与患者机体消耗过多及摄入不足有关。

3. 焦虑 与患者结核并发症、长期治疗导致经济负担增加有关。

4. 遵守治疗方案无效 与记忆力下降、知识水平及药物的不良反应有关。

5. 有受伤的危险 与环境陌生、患者行动不便有关。

四、计划与实施

对老年结核患者的护理要做好病情观察，加强用药护理、安全护理、生活护理、心理护理、健康教育及对症护理。

（一）用药护理

老年结核病治疗原则要考虑安全、有效和合理用药。首选不良反应小的杀菌剂，对老年结核病患者要酌情放宽二线药品的使用范围，如氟喹诺酮类药品、利福喷丁等。老年人身体较年轻人水分明显减少，另外体内血浆白蛋白也明显偏低，除此之外肝肾功能也仅有年轻人的40%左右，因此老年人极易在用药过程中出现不良反应，且对药物不良反应也更趋敏感，因此，老年结核患者在用药过程中必须高度重视药物各项不良反应的预防工作，尽量避免一些不良反应十分明显的药物，同时将结核药会带来肝损害等症状提前告知家属，以便每月一次进行肝功能检查。

（二）安全护理

1. 老年结核病患者常见的安全问题

（1）跌倒 老年人行动迟缓，思维能力减退，肢体平衡功能减退，大脑决定迟钝及环境因素等。

（2）坠床 其主要原因常为意识障碍的老人发生躁动而坠床。

（3）走失 患者认知障碍，表现为时间、人物、地点定向障碍等，有些老年人常常表现为毫无目的地四处乱走，缺乏自我保护意识，经常迷失方向。

（4）误吸 由于老年人吞咽功能减退神经活动反射减退，导致吞咽障碍，在进食中意外发生。

（5）误食 还有些老人因为视力减退还会误食非食品类物质。

2. 护理措施

（1）做好安全因素的评估 对高危患者制定防范措施，严格执行。护士长督促检查措施执行情况，床头放置高危标志牌，并纳入交接班内容，认真做好交接班。

（2）改善生活环境 房间要光线明亮，地方宽敞，保持空气流通，物品放置妥当，根据情况给予床挡。卫生间要有扶手，地面要放置防滑垫，鞋选择软底鞋为好。

影响老年安全护理的因素还有很多，加强安全护理，提高老年人的生活质量，加强完善安全护理的管理是从事老年护理事业的护理人员的一项基本职责。为了老年人的健康需求，我们必须加强自身修养，要有护理老年患者的艺术和技巧，要做到勤巡视、严观察、防患未然，以达到帮助老年患者恢复和维持适当的健康功能，提高生活质量的目的。

（三）皮肤护理

1. 老年人由于皮肤感知能力减退，末梢神经不敏感容易引起烫伤、冻伤、擦伤、刮伤。最重要的是活动受限和长期卧床老年人由于皮肤组织萎缩弹性差，血液循环不好或护理不当而导致压力性损伤的发生。

2. 要严密观察，防患于未然，以防止压力性损伤的发生，卧床患者要勤翻身，勤护理，骨隆突处要加垫保护，做好晨晚间护理。还要注意在使用暖水袋时要毛巾包裹好，勤观察。对高危患者要重点保护，并留家属陪护。

（四）饮食指导

1. 老年患者饮食应以清淡易消化、优质蛋白、低热量、少食多餐的原则，多饮水，要多吃蔬菜水果，保持排便通畅，卧床患者进食体位要适合，抬高床头，半卧位，防止误吸。

2. 保证液体的摄入　肺结核患者正规用药后，仍然有午后发热，特别是老年患者发热容易引起体液丢失过多，如在夏季，应设法降低患者室内的温度，因为在高温环境下给患者降温，往往是事倍功半。所以，有条件者可使用空调，通过室温调节人体体温，室温一般控制在 25℃左右，采取这样的措施，退热效果好，简便易行，患者也轻松。当无发热的时候，适量摄入蛋白质、碳水化合物等能量食物，多吃绿色蔬菜、瓜果，可做成各种营养粥：如用瘦肉（鱼）、蔬菜煮粥，百合、白果、银耳、红枣、桂圆煮粥及各种豆子煮粥。在发热状况下，高蛋白质、高能量饮食只会使肺结核患者发热更严重或发热长期不退，所以应清淡饮食。

（五）生活护理

1. 嘱患者要密切注意气候与该病的关系，随着气候变化及时增、减衣裤以防感冒、咳嗽。

2. 患者病情稳定，体质好者，可适当运动，夏季锻炼要在阴凉处散步、练太极拳、做健身操等，但不做剧烈运动或活动，以免刺激、损伤肺组织。体质过差者适合静养，听音乐、听广播、看电视等。

3. 生活要有规律，睡眠充足，合理安排生活。

4. 戒烟戒酒，注意清洁卫生。

（六）心理护理

国外心理学家指出，感情的全部表达 = 7% 言词 + 38% 声音 + 55% 体态语言。我们在护理老人过程中要不断学习，提高自身素质，尤其是良好的心理素质，通过自身的态度、语言、语速、行为、举止等有意或无意地去影响老年人的感受和认知，如进行沟通时面带笑容，手握老人手；进行操作时耐心解释，动作轻柔；走路时步履轻捷、面带微笑等发挥非语言作用去改变老年人不良的心理状态和行为，从而度过一个愉快的住院过程。因此，应做到如下几点。

1. 尊重每个人都有被认识、被尊重的需要　患者往往会从自己人格上的被尊重，来确认其地位上的被重视。因此，对患者称呼切忌床号替代或轻率直呼其名。

2. 公平、公正　任何人都有要求被公平公正对待的权益，不论贫富贵贱，皆一视同仁。特别是来自农村的老年患者，他们常存在自卑、抑郁心理，我们给予更多的关心，不让他们感觉受到歧视。即使某些老干部要求待遇"特殊"，但针对其合理要求，我们一律满足，而不合理要求则婉言相劝，直至其放弃。

3. 宽容、大度　老年患者基础病多，生活质量差，尤其离退休干部，由于工作上的人际关系没有了，容易产生孤独抑郁、自卑、易冲动等情绪变化，并且经常会产生一些偏激言语及行为。我们应以一颗宽容的心去理解他们，倾听他们，常把"请""对不起""请原谅"等词语放在嘴上，往往问题都会迎刃而解。

4. 细心、耐心 老年人在漫长人生道路上经历了生理上的"变老"和病理上的"衰老"过程。生理上的变化是缓慢的，但社会与心理变化是急剧的，加上如今独生子女多，他们的子女既要工作，又要照顾家庭子女，还要抽出时间照顾患病的老人。时间相对就比较少，因此护理此类患者时，我们本着"天使的职责"进行细心、耐心地照料，对他们提出的问题进行细致的解释，有矛盾时，从他们的角度去思考，进行沟通交流，这样矛盾就不存在了。

（七）健康教育

老年人的生理特点之一就是健忘、记忆力差，成立健康宣教组增加他们的健康知识和医疗信息，每天下午对患者进行评估，针对各人的特点，再进行宣教。同时健康宣教穿插在各个护理治疗活动中，明显提高了健康宣教效果，也使患者对战胜疾病的信心大增。

五、护理评价

经过治疗和护理，患者是否达到以下标准。
1. 患者痰液及时咳出，呼吸道通畅。
2. 患者营养摄入充足，体重增加。
3. 患者心情放松，积极乐观配合治疗，遵守治疗方案。
4. 患者住院期间未发生跌倒、坠床。

第四节　肺结核合并糖尿病患者的护理

一、概述

近年来，随着世界各国社会经济的发展和居民生活水平的提高，糖尿病的发病率和患病率逐年提高，已成为威胁人类健康的重大问题之一，糖尿病也是结核病发病的重要危险因素，结核病患者中糖尿病的患病率也较高，肺结核需经过长期药物治疗，高血糖会加重肺部结核感染，损害组织和脏器功能，使病情恶化，加强结核病合并糖尿病患者的治疗管理，不仅要保证直接督导下短程化疗（directly observed therapy short course，DOTS）的落实、确保抗结核治疗的有效实施，也要采取干预措施以保证糖尿病得到有效治疗，两种疾病联合治疗将有助于提高治疗效果。

二、护理评估

（一）健康史评估

1. 糖尿病患者有下列情况应考虑合并结核病。
（1）糖尿病患者体重明显下降，不能用饮食和治疗不当或其他原因解释。
（2）不能用其他原因解释的长期发热、盗汗、食欲缺乏、倦怠或原因不明的头痛、嗜睡等。

（3）咳嗽、咳痰症状两周以上，经抗感染治疗无效者。

（4）近期 PPD 试验转阳者。

（5）肺部病变短期内变化不大或对正规抗生素治疗无效者。

2. 结核病患者有下列情况应考虑合并糖尿病。

（1）用 INH、PZA、EMB 或 PAS 治疗期间出现尿糖或血糖波动者。

（2）结核病辅以肾上腺皮质激素治疗出现血糖波动者。

（3）经抗结核化疗，病灶经久不愈，甚至进展恶化或痰菌持续阳性者。

（二）身体状况评估

1. 糖尿病患者感染结核病的症状　以肺结核多见，表现为低热、咳嗽、咳痰、咯血、胸痛、呼吸困难等。

2. 结核病患者合并糖尿病的症状

（1）口渴多尿　患者的饮水量大量增多，排尿的次数和量也随之增多。

（2）疲乏无力　身体常常无原因地感到疲惫不堪，双腿乏力，双膝酸软。

（3）皮肤发痒　全身或局部皮肤发痒，肛门周围瘙痒，尤其女性顽固外阴部瘙痒。

（4）异常感觉　手足麻木、肢体发凉、疼痛、烧灼感、蚂蚁行走感、走路如踩棉花的感觉等。

（5）眼睛疲劳，视力下降　视物易疲劳、视力减退或出现视网膜出血、白内障视力调节障碍等，且发展很快。

（6）男性发生阳痿，女性发生阴道异常干燥。

（7）反复感染　如疖、痈、经久不愈的小腿和足部溃疡泌尿系感染。

（8）肺结核发展迅速，难以控制，且容易复发。

（三）辅助检查评估

1. 尿糖测定。

2. 血糖测定。

3. 葡萄糖耐量试验。

4. X 线、CT 等影像学检查。

5. 痰涂片或痰培养查结核杆菌。

6. 纤维支气管镜检查。

7. 超声检查。

（四）心理－社会状况

糖尿病为终身性疾病，漫长的病程、严格控制饮食及多器官、多组织结构功能障碍易使患者产生焦虑、抑郁等心理反应，对治疗缺乏信心，不能有效应对，治疗的依从性较差。

三、常见护理诊断/问题

1. 低效性呼吸形态　与痰多或咯血有关。

2. 营养失调：低于机体需要量或高于机体需要量 与胰岛素分泌或作用缺陷引起糖、蛋白质、脂肪代谢紊乱有关。

3. 焦虑 与糖尿病、结核并发症、长期治疗导致经济负担增加有关。

4. 遵守治疗方案无效 与长期化疗及药物的不良反应有关。

5. 潜在并发症 糖尿病足、低血糖、酮症酸中毒。

四、计划与实施

合并糖尿病的结核病患者，治疗转归明显差于未合并糖尿病的结核病患者，并且糖尿病病情越严重或者血糖控制越差，治疗的效果也越差，因此控制血糖是两病同时治疗的关键。

（一）一般护理

1. 糖尿病 合并急性活动性肺结核的患者应卧床休息，呼吸道隔离，病室内阳光充足，空气流通，并保持适宜的温湿度。

2. 皮肤护理 由于糖尿病的病理、生理改变，皮肤微循环障碍，使皮肤屏障防御能力下降，加上结核病慢性消耗，容易发生感染，做好皮肤护理至关重要。应保持皮肤清洁，床单、被褥整洁、干燥、平整、无渣屑，勤更换床单、被套，被胎、床褥应经常行日光暴晒；患者应穿着宽松、透气性能良好的衣物，内衣裤及袜子应着纯棉制品，鞋子的选择应以透气性能好、防潮及保暖为宜，尽量减少对皮肤的刺激；患者应特别注意口腔卫生，经常洗温水浴，每日用温水泡脚，以减少感染，促进全身皮肤及足部血液循环，改善机体营养状况；勤沐浴、更衣，保持皮肤清洁，禁止搔抓皮肤，防止皮肤破损引起感染。长期卧床患者应协助翻身，防止发生压力性损伤。

3. 饮食护理 饮食治疗是糖尿病患者最基本的治疗措施，饮食治疗对控制糖尿病和促进结核病康复有重要意义。糖尿病为慢性代谢性疾病，治疗上需严格控制饮食；结核病为慢性消耗性疾病，往往表现为消瘦、贫血，甚至低蛋白血症等营养不良症状，故单纯糖尿病与糖尿病合并肺结核两者之间存在着饮食要求上的差异，既要解决严格控制饮食与保证足量营养供给之间的矛盾，使之既能有效控制血糖，又要适当增加营养，以利于结核病康复合理地控制饮食，可以减轻胰岛 B 细胞的负荷，有利于血糖水平的控制。所以，针对糖尿病合并肺结核患者，要合理配制膳食，选择易消化吸收，富含足够的热量、蛋白质及维生素的营养物质，如优质蛋白以乳类、豆制品、鱼类和瘦肉为主，在控制饮食方面不必过于严格，总热量的摄取应较单纯糖尿病患者增加 10% 左右，才能既控制好血糖水平又有利于肺结核康复，糖尿病合并肺结核的患者应在医师的指导下采取正确的血糖控制措施，并密切监测血糖变化，为改善饮食和治疗提供依据。

（1）糖尿病合并肺结核的饮食原则 ①当两病并存时应适当放宽饮食限制：食物成分所占比例为糖类 50% ~60%，蛋白质占 20% ~30%，脂肪占 15% ~20%。给予高蛋白、高维生素饮食，首选优质蛋白、含糖量低、高纤维素、高维生素的蔬果、粗粮及乳类食品；禁止使用或限制食用对肺结核合并糖尿病病情及治疗有负面影响的食物，如甜食、糖果、糖水、含糖糕点等；脂肪的摄入不宜过高，荤素搭配适当，不要过于油腻，以免影响消化。长期进食高糖、高脂饮食可诱发胰岛素抵抗。建议挑选下列饮食进行搭配，如粳米、大豆、豆腐、豆浆、排骨、鸡肉、鸭肉、鱼肉、猪肉、猪肝、兔肉、牛奶、酸奶、黄豆面、玉米、荞麦、燕麦、芹菜、紫薯、韭菜、山药、黄瓜、南瓜、胡萝卜、白萝卜、香菇、蘑菇、黑木耳、银耳、银杏、百合、莲子、枸杞，各色蔬菜及苹果、梨、桃、草莓、番茄等低糖水果，花生油、植物油；少选或不选用的食物有肥肉、无鳞鱼（如带鱼）、油炸食物、辛辣刺激食品、动物油等。②两病并存时，饮食上应注意求同存异，合理调控胰岛素抵抗，过度消瘦又会因营养不良而加重代谢紊乱，导致并发症的发生和加重病情。因此，糖尿病营养治疗的原则之一是维持理想体重，避免消瘦和肥胖。当两病合并存在时，总热量的控制应在糖尿病营养治疗原则的基础上，适当地供给优质蛋白质，可改善患者的营养状况。因蛋白质在体内转化为葡萄糖的速度慢，有利于预防低血糖的发生，故睡前加餐可食用牛奶、鸡蛋等蛋白质丰富的食品。③补充膳食纤维：膳食纤维可有效控制餐后血糖上升幅度，并可控制脂类代谢紊乱。④补充微量元素和维生素：微量元素和维生素对胰岛素的合成、分泌、储存、活性及能量底物代谢和对肺结核的治疗、康复起着重要作用。同时对于缓解糖尿病和肺结核病情，增强患者抵抗力和免疫力都是非常重要的。⑤饮食安排应注意热量：轻体力劳动者，按 $30\sim35\text{kcal}/(\text{kg}\cdot\text{d})$（$1\text{cal}=4.186\text{J}$）供给。蛋白质摄入量占总热量的 15%～20%，按 $1\sim2\text{g}/(\text{kg}\cdot\text{d})$ 蛋白质计算，并且优质蛋白质占 50% 以上。一般糖尿病患者每天摄入肉、蛋、鱼150g左右，在合并肺结核时可增到 200～250g 动物蛋白。最好每天 500ml 牛奶，也可摄入一些钙元素补充剂。另外补充铁，进食一些动物肝脏或铁剂。注意多吃新鲜绿叶蔬菜，血糖控制好者可以补充水果。保证维生素 A、B 族维生素、维生素 C、维生素 D 的供给。避免刺激性食物，禁止饮酒。可采取多餐制，每日进食 5～6 餐，以兼顾两种疾病的饮食治疗。由于肺结核合并糖尿病的患者多采用胰岛素治疗，加餐的目的是维持血糖相对稳定，睡前加餐是防止夜间发生低血糖的行之有效的办法。加餐的食物也是在一日饮食计划之内的，并非额外多吃。

（2）糖尿病合并肺结核患者血糖控制标准　①理想控制：治疗后，糖尿病症状消失，空腹血糖 < 7.2mmol/L，餐后 2 小时血糖 < 9.9mmol/L。②较好控制：治疗后，糖尿病症状基本消失，空腹血糖 < 8.3mmol/L，餐后 2 小时血糖 < 11.1mmol/l。③控制不良：治疗后糖尿病症状仍然存在，空腹血糖 > 8.3mmol/L，餐后 2 小时血糖 > 13.8mmol/L。

（二）对症护理

1. 低血糖反应的观察和护理

（1）密切观察注射胰岛素后患者有无软弱无力、心悸、头晕、出汗、昏迷、抽搐等低血糖反应。若出现以上反应，遵医嘱应立即给予口服或静脉注射50%高渗葡萄糖溶液，继续给予10%葡萄糖溶液静脉滴注，必要时给予吸氧。

（2）严密监测血糖变化，血糖值异常时应立即通知医师，以便给予及时处理。

（3）根据血糖情况，遵医嘱及时、准确注射胰岛素，合理安排胰岛素的注射时间和进餐时间。如果患者食欲缺乏明显，应及时报告医师，适当调整胰岛素剂量。

2. 入院后连续留取痰标本 3 次，查结核菌。咳嗽剧烈者可用镇咳药；发热或咯血时给予对症处理。

3. 糖尿病合并结核杆菌阳性的患者，进行呼吸道隔离，开放性结核应住单间，如条件有限，可将同一病种住在一起。

（三）用药护理

1. 按医嘱注射胰岛素，严格遵守时间，剂量准确，注射后 15～30 分钟进食，如出现低血糖反应，及时报告医师予相应处理，注射部位应经常更换，防止皮下脂肪萎缩和纤维增生。

2. 应用抗结核药物要了解患者服药情况，询问患者用药后的不良反应，发现异常及时与医师联系。

3. 抗结核病药物治疗的原则是早期、联合、适量、规律、全程，具体来说就是早发现、早用药、多药联合使用、量适中、规律用药、疗程足。抗结核病治疗方案是由结核病专科医师制定，患者在抗结核病治疗期间不可随意停药、加药、减药或改药，即使症状减轻或消失，也并不代表结核病灶已痊愈，须经复诊后确定病灶已经完全稳定，达到规定的抗结核病治疗疗程，方能停药。由于抗结核药有一定不良反应，以及结核病和糖尿病的相互影响，故在抗结核病治疗期间应注意定期到结核病及糖尿病专科门诊随访，定期检查血常规、肝肾功能、X 线胸片、痰菌、尿常规，自我检测血糖及尿糖变化。

4. 注意观察降糖药物反应　肺结核患者多对降糖药物较敏感，特别是在强化治疗时更要注意低血糖的出现，应及时监测血糖，根据血糖情况及时调整胰岛素用量。另外，在胰岛素治疗及口服降糖药后要及时就餐，以防低血糖的发生。低血糖是可以预防的，患者应随身携带糖果、饼干等食物，如出现心慌、出汗、乏力等症状时即刻进食，以防低血糖发生。

（四）心理护理

因肺结核是传染性疾病，虽能够治愈，但是糖尿病是终身疾病，需要终身用药，且糖尿病可使肺结核的好转率降低。可能因为糖尿病患者长期高血糖造成的酸性环境有利于结核杆菌的生长，而结核病又促使糖尿病的症状加重，从而造成患者的思想负担过重，有些患者知道自己的疾病后，面对社会、家庭、生活感到无所适从，入院后需要给予隔离，容易产生焦虑、孤独、抑郁、悲观心理，这种不良的心理状态会使血糖增高，加重病情。家属应在医务人员的帮助下，尽量为患者创造一个良好的休养环境，做到空气清新、阳光充足，多与患者沟通、交流，经常鼓励、安慰、支持患者，可为患者提供一些糖尿病结核病相关知识的书籍，使其对疾病的发生、发展、治疗、日常护理及预后有一定的了解，使患者认识到全程治疗的重要性，明白糖尿病并发结核病并不可怕，正确掌握治疗原则和方法，及时与医生沟通，在医师的指导下合理治疗，接受治疗，就能取得很好的治疗效果。

（五）健康教育

1. 加强糖尿病及结核病患者的教育　使患者能够严格控制饮食，规律生活，适当运动锻炼，合理用药，以稳定的情绪和愉悦的心情正确对待疾病。

2. 饮食控制是糖尿病治疗的基本措施 应限制动物脂肪的摄入，食盐每日不超过 6g，高血压者少于 3g。多摄入纤维素量较高的食物，可延缓食物的吸收，降低餐后血糖的高峰。

3. 口服降糖药物，注意有无变态反应及不良反应 告知患者结核病合并糖尿病服抗结核药的时间比较长，在血糖控制不好的情况下，治疗效果不明显。

4. 加强患者的心理护理 主动向患者介绍环境，消除患者的陌生感和紧张感，保持环境安静，减少不良刺激。糖尿病患者中老年患者较多，护理患者时应保持冷静和耐心，说话速度要慢，尽量解答患者提出的问题，耐心向患者解释病情，使之能积极配合治疗，并得到充分休息。

5. 休息与运动 鼓励患者参加适当的文娱活动、体育锻炼，可促进糖的利用，减轻胰岛负担，可根据患者的病情选择合适的运动方式，如散步、做操、打太极拳等。运动可在饭后 1 小时进行，每天 30~60 分钟，每天 1 次或每周 4~5 次，但应避免可引起过度疲劳、神经紧张的体育活动，以免引起兴奋交感神经及胰岛 A 细胞等，引起糖原分解和糖异生，导致血糖升高。肺结核合并糖尿病患者，在肺结核急性阶段合理休息可减少体力消耗，同时也有利于延长药物在病变部位存留时间，有利于病灶组织的修复，促进疾病的愈合。在肺结核急性进展阶段，结核中毒症状明显或合并咯血等并发症时，应指导患者绝对卧床休息至缓解期，病情稳定后再适当活动，以散步为主。

6. 出院指导 嘱患者坚持饮食治疗，指导患者掌握自测血糖的正确方法，以此作为临床调节降糖药物方案的依据，告知患者遵医嘱服用抗结核药物的重要性，定期检查血糖、尿糖、血常规、肝功能等，出现问题应及时与医护人员取得联系，及时处理异常。

五、护理评价

经过治疗和护理后，患者达到以下标准。

1. 患者多饮、多食、多尿症状得到控制，血糖控制理想或较好，无低血糖情况发生，体重恢复或接近正常。

2. 足部无破损、感染等发生，局部血液循环良好。

3. 糖尿病急性并发症发生时得到及时纠正和控制。

4. 定时遵医嘱按量服药并观察有无药物不良反应，如有不适应及时就诊。

5. 定时到医院进行 X 线、血常规、肝肾功能及痰菌检查。

6. 有良好的心理状态，能够正确面对疾病。

第五节　肺结核合并艾滋病患者的护理

一、概述

艾滋病（获得性免疫缺陷综合征，AIDS）是人类免疫缺陷病毒（HIV）感染引起，人体感染 HIV 后，机体免疫系统受破坏，免疫功能急剧降低，容易合并各种机会性感染，尤以结核杆菌感染为主。肺结核是艾滋病最常见的机会性感染，也是引起患者死亡的重要原因。近年来结核病疫情呈上升趋势，艾滋病疫情也日益严重，艾滋病合并肺结核正逐年增多。肺结核加重了 HIV 感染者的病程发展、缩短了他们的寿命，而艾滋病的流行又加速了肺结核的传播。结核病和艾滋病同时传播已成为世界范围最严重的公共卫生问题。此类患者免疫力差，病情复杂，易致体内结核病播散，抗结核效果不佳，病情迁延加重，且易产生耐药性，往往成为结核病甚至耐多药结核病的传染源，给结核病防治工作带来严重影响。

二、护理评估

（一）健康史

1. 评估患者有无与结核病患者及艾滋病患者的密切接触史、疫苗接种史。

2. 有无输血史、静脉吸毒史、家族史以及社交情况。

3. 遵循及早、全面、动态、慎重、咨询、保密的原则，从多方面探查 HIV 感染的可能线索，包括发病程度以及近期治疗情况。

（二）身体症状

1. 症状不典型　艾滋病患者常易发生各种机会性感染，结核分枝杆菌是常见的病原体，其他细菌、病毒、真菌（如念珠菌）、寄生虫（如卡氏肺孢子虫）的感染也较常见，症状体征复杂多样，相互重叠，结核病的症状、体征失去了固有的特征。HIV 与结核病双重感染时，常有长期发热、体重减轻 >10%、慢性咳嗽、慢性腹泻、全身瘙痒性皮疹（皮炎）、全身淋巴结肿大、神经精神等复杂多样的症状和体征。

2. 肺外结核及播散性结核多见　HIV 感染者细胞免疫功能削弱、缺陷，结核菌大量繁殖，经血液循环向全身播散，引起多系统多器官结核病变。肺外结核以淋巴结罹患最多，其次为肝、脾、肾、心包、腹腔、胸腔、胸壁、颅内、骨关节、睾丸等。

（三）辅助检查

1. 实验室检查

（1）HIV 抗体检查　阳性。

（2）免疫学检测　$CD4^+$ 细胞计数减少、$CD4^+/CD8^+$ 比值下降等。

（3）结核菌素（PPD）试验　阳性率低。

（4）痰结核菌检查　阳性率低。HIV 感染及艾滋病并发肺结核的分枝杆菌检查阳性率低，可通过纤维支气管镜（纤支镜）刷检、灌洗液涂片和培养检查，或纤支镜下肺活检可提高检出率。

（5）其他检查　血常规、红细胞沉降率、抗 - HCV IgM 及 HCV - RNA、抗巨细胞病毒（CMV）- IgM、HBsAg 及抗 HBC、痰培养及穿刺液检查等。

2. X 线检查　HIV（+）/AIDS 并发肺结核胸部 X 线表现多不典型。

（1）HIV 感染早期并发的肺结核其 X 线表现与单纯肺结核相似。

（2）艾滋病并发的肺结核，常有以下特点：①双肺弥漫性粟粒样病变多见；②病变广泛，可侵及多个部位，有上肺野病变，但以下肺野更多见；③空洞较少见；④可伴有肺门纵隔淋巴结肿大；⑤也可呈弥漫性间质浸润；⑥常伴有胸、腹、心包腔积液。

3. CT 检查 CT 主要表现为肺段阴影、小叶融合阴影及腺泡样结节等多种病灶阴影共存，呈双肺随机分布，病灶中心浓密，周围浅淡而模糊。

（四）心理－社会状况

由于肺结核与艾滋病均有传染性，治疗期长，费用高，且艾滋病患者不仅要面对疾病的折磨、死亡的威胁，还要承受来自社会和家庭的压力和歧视，因此常常出现情绪异常，甚至自杀倾向。

三、常见护理诊断/问题

1. 焦虑/抑郁/恐惧 与艾滋病预后不良、疾病折磨、担心受到歧视有关。

2. 有传播感染的危险 与血液及体液具有传染性有关。

3. 有皮肤完整性受损的危险 与腹泻以及慢性生殖器官的念珠菌或疱疹损害引起的会阴部和肛门的表皮剥脱有关。

4. 营养失调：低于机体需要量 与慢性腹泻、胃肠道吸收不良、厌食，或口腔、食管的损害有关。

5. 有感染的危险 与免疫功能受损有关。

6. 疲乏 与疾病、压力、慢性感染，以及营养缺乏有关。

7. 社交隔离 与害怕被排斥或实际被排斥有关。

8. 气体交换功能受损 与肺内感染有关。

9. 知识缺乏 缺乏药物治疗、家庭护理、感染控制的知识。

10. 潜在并发症 机会性感染、败血症等。

四、计划与实施

（一）心理护理

患者感到受歧视，被社会抛弃，甚至被家庭抛弃，孤独厌世，不配合治疗。护理人员应提供心理支持，创造良好的治疗氛围，针对患者不同的心理、文化背景、社会状况以及不同的个性，提供不同层次的人性化的心理支持。

1. 鼓励患者说出自己的感觉和想法，给予解释和安慰，禁用不良的语言、歧视的态度及给患者悲观的评价，加重患者的心理负担。

2. 帮助患者提高认知和应对能力，尽量掌握患者的详细病史和目前的病情、心理、家庭和社会背景，并保护患者的隐私。

3. 取得患者的信任和合作是治疗成功的关键，关心体贴患者，主动交流，热情为他们解决实际问题，最大限度地满足他们的心愿，取得患者的信任。

4. 巧妙运用同伴教育的方式，引导患者间的相互正向交流，使其寻找到可靠的精神寄托和精神支柱，让患者有信心配合治疗。

5. 培养患者稳定的情绪，鼓励患者调整情绪来应对无法改变的事实，提高自己的生活质量。

（二）症状护理

患者出现体重下降、乏力、发热、咳嗽、胸闷、气促、腹泻等症状，并持续多日以上，严重影响了患者的生活质量和治疗信心。

1. 补充营养　指导患者进食高蛋白、高热量、高维生素、低脂肪饮食，注意少食多餐。每天进食适量的水果和蔬菜，提供多种维生素和矿物质，以增强机体的抵抗力，维持机体的正常功能。嘱患者进食适量的肉类、鱼、蛋、奶及豆制品等满足人体组织生长所需的物质。

2. 责任护士督促和指导患者在不感到疲惫的基础上，通过增加肌肉力度的锻炼（如做操、仰卧起坐、走路等）来减少其乏力的感觉，同时注意运动后的肌肉放松。

3. 咳嗽、咳痰的护理　持续低流量吸氧以减轻患者呼吸困难及焦虑感，并指导患者进行呼吸锻炼，采取雾化吸入，促进有效的排痰。

4. 腹泻的护理　卧床休息以减少肠蠕动，减轻腹泻症状，减少能量消耗。

（1）观察患者肛门周围是否有表皮脱落或发炎。排便后，用温肥皂水清洗肛周皮肤，用软纱布轻轻拍干，防止皮肤破裂，并涂以凡士林保护。

（2）鼓励患者饮用水果汁以补充丢失的水分和电解质。

（3）腹泻频繁者可遵医嘱给予止泻剂。

（三）用药护理

艾滋病感染了结核分枝杆菌，两病互相影响，互为因果。艾滋病患者合并结核的治疗原则和方法与 HIV 阴性患者相同，可以治愈，但复发率与病死率更高，抗结核治疗及抗 HIV 治疗可提高患者生活质量，并延长生命。

1. 及早进行规则抗结核治疗，化疗应遵循早期、联合、适量、规则、全程的原则。

2. 告知患者应坚持规律用药，完成规定疗程，90% 以上的初治肺结核患者是可以治愈的，坚定患者治疗的信心。

3. 护士应注意做好用药指导，抗结核药和抗病毒药均有不良反应，患者常常因药物的不良反应而中断治疗，用药过程中注意有无胃肠道反应、肝肾毒性、神经系统毒性等，出现反应及时报告医生，并配合处理。

（四）加强消毒隔离

患者抵抗力低下，易发生机会性感染。应严密隔离，特别注意血液、体液隔离。将患者安置在独立的病房进行保护性隔离。

（五）医源性感染的控制及个人防护

1. 医源性感染的控制是预防艾滋病传播的关键之一，主要包括防止体液和血液传播，防止患者用过的锐器如注射器误伤皮肤而造成感染。若皮肤被锐器损伤，处理方法有三种。

（1）应尽快将创口附近的血挤出来，然后用清水冲洗伤口。

（2）局部用 75% 乙醇或 0.5% 碘伏擦拭消毒，并包扎伤口。

（3）药物预防 24 小时内注射丙种球蛋白。皮肤接触到患者的血液或体液，应立即用肥皂水和清水冲洗。若患者的血液、体液意外进入眼、口，应立即用清水或生理盐水冲洗。

2. 被血液、体液污染的被服经高压灭菌后与一般同类物品统一清洗。

3. 患者的痰液、呕吐物、排泄物用含氯消毒液浸泡 4 小时后进行处理。

4. 盛放标本的容器必须坚固，以防渗漏与破损，容器外不得污染并有特殊标记，标本用过经消毒处理后再弃掉，化验单要始终清洁，不与标本及容器直接接触，更不许把化验单缠在容器外送检。

5. 实施治疗护理时，需穿隔离衣，戴一次性手套，接触被 HIV 阳性污染的血液和体液这种高风险性操作需戴双层手套。

6. 尸体处理时戴口罩、手套、穿隔离衣，所有伤口、针孔应用含氯消毒剂消毒处理，再以防水敷料包好，用浸透含氯消毒剂的棉球将身体七孔填塞，用一次性尸单包裹尸体，在外面做好隔离标志。房间物品必须进行终末消毒。

（六）健康教育

1. 做好用药指导 详细讲解药物治疗的不良反应和应对方法，使患者密切配合治疗及护理。

2. 教给患者自我观察 了解感染的症状和体征，了解危急症状，学会必要时采取应急措施和恰当的护理。

3. 生活指导 注意个人卫生，尽量避免到公共场所，不要接触有传染性疾病的患者，颈部淋巴结肿大、有皮疹者，不要穿高领、紧身衣服及用手搔抓，以免擦破皮肤导致感染。教会家庭成员掌握自身防护的知识和方法，直接参与护理者应注意皮肤有破损时不能接触患者，孕妇、儿童应尽量避免接触。

4. 预防疾病传播指导 要控制艾滋病传播，必须做好预防疾病传播的指导。根据患者受感染的途径，有针对性地帮助和指导他们戒除不良行为，如静脉吸毒患者尽量劝其戒毒，节制性生活，进行性生活时使用双层避孕套，包括双方均为 HIV 感染者，可防止其他致病菌交叉感染，注意避孕，禁止哺乳、献血、捐献组织和器官，生活中发现皮肤、黏膜损伤要妥善包扎，防止血液污染物品；控制结核病传播，对艾滋病合并肺结核患者，注意呼吸道隔离，防止结核病传播。

5. 心理指导 患者一经确诊多有否认、敌对、焦虑、悲观、绝望等心理反应。护理人员应平等待人，不歧视艾滋病患者，做好家属的思想工作，实行保护性治疗。总之，要针对不同患者、不同发病时期出现的不同心理问题，根据不同文化背景、不同的社会境况及不同个性素质，因人而异地提供个性化心理护理，使患者的心理问题得到解决，配合治疗护理。

五、护理评价

经过治疗和护理，患者是否达到以下标准。

1. 保持良好的心理状态，树立战胜疾病的信心。

2. 能够自我观察，了解感染的症状和体征，了解危急症状，学会必要时采取应急措施和恰当的护理。

3. 能够积极配合治疗并主动预防疾病传播。

4. 症状明显改善。

第六节 肺结核合并硅沉着病患者的护理

一、概述

硅沉着病（旧称矽肺），是因长期吸入生产性粉尘而引起的以肺组织弥漫性纤维化为主的全身性疾病。硅沉着病患者是肺结核的高发人群，两病并存，多数是在硅沉着病的基础上并发结核病，由于受这两种疾病病理过程和结核分枝杆菌生物学特性的影响，二氧化硅和结核分枝杆菌互为佐剂，互相促进结核病和硅沉着病病变的发展，加速病情恶化。

二、护理评估

（一）健康史评估

1. 评估患者的职业，是否长期接触粉尘。

2. 评估患者的生活习惯，是否长期吸烟、酗酒。

3. 评估患者既往健康状况，是否易患感冒和呼吸道感染。

4. 评估患者有无与结核病患者的密切接触史。

（二）身体状况评估

1. 症状

（1）咳嗽、咳痰 咳嗽是硅沉着病患者最常见的症状，早期尘肺患者可无咳嗽、咳痰，仅有胸闷或胸痛。长时间咳灰黑色脓痰，提示肺结核合并硅沉着病患者病情进展，由于肺结核合并硅沉着病患者存在不同程度的粉尘性支气管炎，纤毛上皮细胞被破坏，故亦可表现为干咳或有痰不易咳出。

（2）呼吸困难 当合并感染、肺源性心脏病（肺心病）、气胸等时，呼吸困难可突然加剧，甚至危及患者生命。

（3）发热 肺结核合并硅沉着病患者无其他细菌感染时，热型与肺结核热型一致，表现为午后低热，体温不超过38℃。如同时合并普通细菌感染，可表现为高热，热型不定。

（4）胸痛 肺结核合并硅沉着病患者胸痛症状突出，由胸膜增厚粘连所致，大多数为钝痛，持续时间长，深呼吸和咳嗽时加重。

（5）咯血 是肺结核合并硅沉着病患者病情恶化的症状之一。

（6）结核中毒症状 可有盗汗、乏力、食欲不振等结核中毒症状。

2. 体征 轻症患者临床上可无阳性体征，重症患者肺部可闻及湿啰音，出现并发症，如气胸、纵隔气肿、肺大疱等，可出现相应的体征。

（三）辅助检查

1. 实验室检查 痰涂片、痰培养阳性是确诊肺结核合并硅沉着病的可靠依据。

2. 影像学检查

（1）X 线检查特点　①硅沉着病与肺结核好发部位相似，一般多发于两肺上叶尖后段。基本影像表现也与肺结核一样，主要以结节状、斑片状、纤维条索状、大小不等空洞为基本形态。②肺结核合并硅沉着病时，结节影略大于单纯尘肺结节和结核点状结节，直径大约 5mm，因尘肺结节与结核干酪物融合，周边境界模糊，其内可有小空腔。③肺结核合并硅沉着病呈大块融合病灶时，表现为密度较高但不均匀的实变影，由于病灶增大和发生不同程度干酪化，可迅速出现空洞，周边可有卫星灶。④多见大空洞，也可为大小空洞相互交错穿通所致，故空洞壁厚薄不均，内壁不规则。

（2）CT 检查　可弥补 X 线胸片的一些不足，尤其对一些诊断比较困难的病例，可以作为一种补充的手段。

3. 纤维支气管镜检查　广泛应用于菌阴肺结核合并硅沉着病的诊断。

4. 超声检查

（四）心理－社会状况

硅沉着病属于慢性病，病程长，有时治疗效果不明显，再加上合并肺结核，患者长期受疾病的折磨，容易出现焦虑、烦躁、恐惧心理。

三、常见护理诊断/问题

1. 气体交换受损　与肺组织纤维化有关。

2. 清理呼吸道无效　与肺部炎症、痰液黏稠、无力咳嗽有关。

3. 活动无耐力　与肺结核，硅沉着病导致供氧系统受损有关。

4. 焦虑　与结核病程长及治疗预后不确定有关。

5. 有传播感染的危险　与暴露于空气传播的结核菌有关。

6. 知识缺乏　缺乏疾病发生、发展、治疗等相关知识。

7. 潜在并发症　感染、肺心病、气胸等。

四、计划与实施

硅沉着病合并肺结核的患者，往往病情重，病程长，复治患者多，并发症多，早期诊断，规范治疗，精心护理，完成全程治疗对患者预后至关重要。

（一）一般护理

1. 合理休息与锻炼　在结核中毒症状明显如低热、乏力、食欲减退、盗汗疲劳的情况下，鼓励患者练呼吸操、打太极拳、散步等，调节身心，以增强体质，提高机体免疫力。

2. 科学饮食　肺结核是慢性消耗性疾病，饮食和药物同样重要，营养的供给与消耗应保持平衡，才能维持良好的健康状况。鼓励少量多餐，进食高热量、高蛋白、多种维生素易消化饮食，如牛奶、豆浆、鸡蛋、鱼肉、新鲜蔬菜、水果等。

（二）预防重复感染

1. 加强病区管理，减少陪护及探视人员，避免互串病房，以免引起交叉感染。

2. 注意环境清洁，定时开门窗通风，紫外线消毒病室 1~2 次/日，物体表面、地面用有效消毒剂擦拭。

3. 吸氧装置定期更换，使用一次性吸氧管，每周更换湿化瓶。

4. 不随地吐痰，患者的痰液、分泌物、餐具严格消毒。

（三）病情观察及护理

硅沉着病合并肺结核患者胸闷、气喘明显，有时难以平卧；胸痛咳嗽的患者夜间不能入睡；咯血患者会产生焦虑、恐惧心理，有时会有窒息的危险，需及时巡视病房，观察病情变化，若发现问题，及时处理，避免意外发生。

1. 注意观察体温、脉搏、呼吸变化 硅沉着病合并肺结核患者常有午后低热，体温在 37~38℃，如出现高热、咳嗽加剧，应注意是否有结核病灶播散。

2. 注意观察咳嗽、咳痰情况 痰液量、色、性状变化提示病情转归，如咳大量脓痰表示有金黄色葡萄球菌感染；咳黄绿痰表示铜绿假单胞菌感染；而痰中带血或咯血，提示感染严重或结核空洞的存在，侵蚀了毛细血管及大血管，需报告医生及时处理。

3. 氧疗护理 给予低流量吸氧 1~2L/min，向患者或家属讲清吸氧的目的及注意事项。夜间吸氧时，因夜间迷走神经兴奋性增高，呼吸运动减弱，二氧化碳排出量减少，易加重高碳酸血症。呼吸困难时，可给予短时间高流量吸氧。

4. 注意观察药物的不良反应 硅沉着病合并肺结核患者需长期服用药物，要注意药物的不良反应，给患者介绍服药过程中可能发生的不良反应，使他们有思想准备，如用异烟肼后可引起肝脏的损害及外周神经炎，可以通过观察及定期复查，及时发现，采取相应措施，避免给患者带来不必要的痛苦。

（四）心理护理

硅沉着病属于慢性病，病程长，有时治疗效果不明显，再加上合并肺结核，患者长期受疾病的折磨，容易出现焦虑、烦躁、恐惧心理。护理上要帮助他们认识病情，介绍治疗方法及治疗效果，增强患者的信心，减轻患者的焦虑及恐惧心理。经常与患者交谈，生活上多关心，多使用鼓励性、安慰性、解释性、指导性语言。

五、护理评价

经过治疗和护理后，患者是否达到以下标准。

1. 能进行有效咳嗽，有效排出气道内分泌物，保持呼吸道通畅。

2. 有良好的心理状态，正确面对疾病。

3. 患者主动配合治疗和护理，遵医嘱服药。

4. 增进饮食，保证必要的营养摄入。

第七节　肺结核合并肺癌患者的护理

一、概述

原发性支气管肺癌（简称肺癌，lung cancer），是指原发于支气管黏膜和肺泡的恶性肿瘤。肺癌是当今世界上最常见的恶性肿瘤之一，也是对人类健康与生命危害最大的恶性肿瘤。近年来，肺结核及肺癌患病率均呈上升趋势，两病并存也日渐增多，临床研究表明结核病患者患肺癌的危险性是一般人群的 1.5～2.5 倍。两者在临床表现及 X 线片上均有许多相似之处，给诊断带来一定困难，常造成漏诊、误诊。随着两病并存发病率的增加，两病之间发病有无因果关系也引起了人们的警惕。

肺结核与肺癌并存之间的关系，学术界有三种不同的观点。

1. 肺结核与肺癌的发生有关论　持该种观点者多，很多国内外学者报告，结核性瘢痕易患肺腺癌。

2. 肺结核与肺癌无关论　此观点认为二者并存增多，是由于抗结核新药的不断出现，致结核患者的病程及寿命延长，加之中老年人抵抗力下降，肺癌和肺结核的发病率均增高，两者并存是一种机遇或巧合。

3. 肺结核与肺癌具有对抗性　认为结核灶破坏或阻塞血管交通与淋巴引流，限制癌的发生与扩散，肺结核合并肺癌多在静止期或治愈时才发生癌变。

二、护理评估

（一）健康史评估

1. 评估患者的职业及有无长期致癌物质接触史。
2. 评估患者的工作环境、居住地空气污染情况。
3. 评估患者有无吸烟史、被动吸烟史。
4. 评估患者的饮食情况。
5. 评估患者的家族史。

（二）身体状况评估

1. 症状　肺结核合并肺癌主要临床症状如下。

（1）咳嗽、咳痰、低热、盗汗、乏力、气喘、消瘦、痰中带血或咯血、声嘶、胸痛等　咳嗽常为刺激性干咳；咯血时血液往往与痰混合在一起，呈间歇或断续出现，不易控制。

（2）胸痛　常与呼吸、胸腔积液量、抗结核治疗有关，而合并肺癌后，侵犯胸膜的胸痛，表现为与呼吸无关的局限性、剧烈持续性胸痛。

（3）呼吸困难明显。

（4）癌痛　包括治疗引起的疼痛、肿瘤导致的疼痛及与肿瘤无关的疼痛，严重影响患者的生活质量。

2. 体征　取决于病变性质、部位、范围、程度。早期多无明显体征，若病变范围较大，患侧肺部呼吸运动减弱，叩诊呈浊音，听诊时呼吸音降低。晚期患者肿瘤压迫附近脏器时可产生相应的体征，如患侧肺不张、胸腔积液、上腔静脉压迫综合征、颈交感神经麻痹综合征或骨转移等体征。浅表淋巴结以颈部、锁骨上和腋窝淋巴结肿大最为常见。体重下降，呈现恶病质。

（三）辅助检查评估

1. 影像学检查　若肺结核患者在病变过程中 X 线检查出现以下情况，应引起足够重视：①在高效抗结核治疗下，病灶增大或增多；②在抗结核药物治疗过程中出现纵隔阴影增宽，肺叶或全肺不张；③单侧肺门区或肺叶内出现直径＞3cm孤立块状或球形阴影，典型者边缘呈短毛刺或脐状凹陷或分叶征；④除肺结核病变外，并有不规则偏中心的厚壁空洞，内壁不规则或有岛屿样突起，痰菌反复检查均呈阴性；⑤在抗结核药物治疗下，出现胸腔积液征，反复抽液处理，症状未见好转，胸腔积液增长迅速，经X线检查在大量胸腔积液中或能见到浓密块状阴影，纵隔无明显向对侧移位；⑥病变在抗结核药物治疗下未见吸收，或大部分病变已有吸收而某一阴影反而增大，或出现新病灶。

2. 实验室检查

（1）痰液检查　应进行痰抗酸菌及癌细胞检查。

（2）胸腔积液检查　①在胸腔积液中查找癌细胞和抗酸杆菌。②胸腔积液腺苷脱氨酶（ADA）和癌胚抗原（CEA）的测定：ADA主要存在于T细胞中，当ADA水平＞50U/L，胸腔积液ADA与血清ADA比值＞1，有利于结核性胸腔积液的诊断；如ADA水平＜50U/L，胸腔积液ADA与血清ADA比值＜1，则提示恶性肿瘤或其他非结核性疾病。CEA值在腺癌性癌性胸腔积液中明显增高，有作者提出胸腔积液中CEA含量＞10～15ng/ml可作为诊断癌性胸腔积液的标准。若胸腔积液中CEA水平增高的同时，血清CEA也相应增高，诊断意义更大。③其他生物学检查：如溶菌酶（LZM）、乳酸脱氢酶（LDH）、血管紧张素转换酶（ACE）。④染色体检查：在癌性胸腔积液中可发现非二倍体细胞，并可有明显的染色体异常，有助于癌性胸腔积液的诊断。⑤PPD实验：可疑肺结核或可疑肺癌病例做PPD皮肤试验，对两病的鉴别诊断有一定意义。

3. 纤维支气管镜检查　对有肺不张、阻塞性肺炎、支气管结核、弥漫性阴影的肺癌、肺结核或粟粒型肺结核等病例，经纤维支气管镜刷检常可确诊。病因诊断可高达95.4%。

4. 经胸壁肺穿刺活检　对肺野孤立性阴影、外围型肺癌患者，经痰菌或细胞学检验仍未确诊时，可进行胸壁肺穿刺活检辅助诊断。病变部位难确定，可在X线、B超或CT引导下进行活检。

5. 胸腔镜检查　胸腔积液诊断困难时，可做胸腔镜检查进行胸膜活检以明确组织学诊断，诊断率可达93%～96%。胸腔镜检查的特点：①取活检标本的部位准确；②取检物大，创伤小；③合并气胸机会小；④未能明确病因的胸腔诊断的病例，经胸腔镜检查大部分可以确诊。

6. 正电子发射计算机体层扫描（PET）检查　在肺癌诊疗中具有重要作用。可用于肺癌的诊断、鉴别诊断、分期和远处转移的发现，用于治疗后判断复发或癌残留，用于判断预后。

（四）心理－社会状况

患者刚得知自己患病后会有震惊、不知所措、极度忧虑、恐惧、焦躁等情绪，又因病情严重、迁延不愈、疗效不佳而产生悲观、抑郁、多疑、难以与人沟通等心理，甚至会有自杀倾向。此外，还应了解患者家庭经济状况和社会支持情况，患者所能得到的社区保健和服务情况等。

三、常见护理诊断/问题

1. 气体交换受损 与气道梗阻、感染有关。

2. 清理呼吸道无效 与肿瘤阻塞及支气管分泌物增多，咳嗽无效或不能、不敢咳嗽有关。

3. 疼痛 与肿瘤压迫周围结构及组织浸润有关。

4. 焦虑 与缺乏肺癌、结核病治疗及预后相关知识有关。

5. 营养失调：低于机体需要量 与疾病导致机体消耗增加有关。

6. 知识缺乏 表达了自己对健康状态的不正确的知识并要求获取信息，缺乏疾病的发生、发展、治疗等的信息。

四、计划与实施

（一）促进有效气体交换

1. 环境与休息 保持室内空气清新，温湿度适宜。病室环境安静、清洁、舒适，保持患者足够的休息。

2. 体位 指导或协助患者采取合适体位，可取半卧位，增加肺通气量，或侧卧位，以预防或减少分泌物吸入肺内。

3. 氧疗护理 患者憋气或呼吸困难，动脉血气分析氧分压偏低，给予氧气吸入，氧流量一般为 2 ~ 3L/min，以提高血氧饱和度，减轻缺氧症状，增加患者舒适度。注意观察患者呼吸频率、节律、深度的变化，有无皮肤色泽和意识状态改变，监测动脉血气分析值，如果病情恶化，准备气管插管和呼吸机辅助通气。

（二）保持呼吸道通畅

1. 痰液观察 观察痰液颜色、性状、气味和量。

2. 咳嗽、咳痰的护理 刺激性干咳的患者，要鼓励患者饮水，当咳嗽影响休息时可以遵医嘱给予镇咳平喘药；患者痰液黏稠不易咳出者，应鼓励患者多饮水，协调患者有效咳嗽、咳痰，如拍背排痰等；及时清除口腔和呼吸道内痰液、呕吐物；遵医嘱应用祛痰药，如口服药、超声雾化吸入等，稀释痰液，促进痰液的排出；必要时给予电动吸痰器吸痰，预防窒息。

3. 消毒隔离 注意预防医院内感染，严格执行消毒隔离制度。患者痰液用含消毒液的容器盛装或卫生纸收集放入黄色塑料袋统一处理。

（三）化疗用药护理

非活动性肺结核患者，以治疗肺癌为主，并及时观察化疗药物不良反应：监测心率、心律、血象等，注意骨髓抑制程度，预防感染；加强口腔、皮肤护理；注意保护血管。

活动性肺结核或排菌患者则应进行抗结核治疗，可按初始、复治化疗方案给予治疗，以改善患者机体抵抗力，有利于治疗肺癌各项措施的落实，减轻患者痛苦，提高疗效及生活质量，延长生存期。

（四）疼痛的护理

1. 疼痛会使患者的睡眠、进食、活动等日常生活受到影响，护士及时评估疼痛的程度。

2. 与患者共同寻找减轻疼痛的方法，给予舒适的体位，如患侧卧位。避免剧烈咳嗽。有意识地控制呼吸。提供一个安静的环境，保证患者得到充足的休息。

3. 评估和记录患者疼痛的水平，需要时遵医嘱给予镇痛剂，使用后观察可能出现的呼吸窘迫症状，记录患者对于疼痛治疗的效果，根据需要适当调整。疼痛时使用镇痛剂，遵循三阶梯镇痛治疗原则，轻度疼痛首选第一阶梯：非阿片镇痛药物（阿司匹林、芬必得等）；如果达不到镇痛效果，或疼痛继续加剧为中度疼痛，则选用第二阶梯：弱阿片类镇痛药物（可待因、曲马多等）；对于重度疼痛的患者选用第三阶梯：强阿片类镇痛药物（美施康定、奥施康定等）。

（五）心理护理

有效的心理护理可消除或减轻癌症患者的心理障碍，提高患者的生存质量。

1. 消除患者的恐惧心理 应了解患者的需求，富有同情心，善于发现其内心活动，给予热情关怀和疏导，建立良好的护患关系，为患者创造一个安全舒适、清洁的环境，使患者感到温暖。消除焦虑、恐惧心理，积极配合治疗。

2. 消除患者的绝望心理 针对患者特点与需求采取内容、形式更丰富的健康宣教方式，解决患者的认识问题，使之认识到心理作用的重要性，教导他们转变观念，坚定战胜病魔的信心，珍惜生活中的每一天，从新认识自我，适应新的生活模式，积极地去应对，通过帮助患者建立健康信念模式，以健康教育、干预、促进为主要手段。鼓励患者振奋起来，消除悲观、绝望心理，使患者主动配合治疗，早日康复。

3. 消除患者的依赖心理 让患者正确认识治疗的目的性，不要盲目服药，不要擅自加大药物剂量，尊重医生的治疗方案，多考虑一些综合治疗的方法，同时鼓励患者说出自己的想法，积极主动进行医患沟通，同时注意自己生活应该努力自理，做力所能及之事，进行必要的锻炼，努力营造一个和谐、乐观的气氛。

4. 消除患者的抑郁心理 到了疾病的晚期阶段，护士应具有高度的责任感、理解和亲情感，为患者提供人道主义服务，语言亲切，态度温和，也可以采取非语言性的交流：真诚的眼神、亲切的握手等，也可提供独处发泄的机会，使他们的情绪得到合理的宣泄，对忧郁过重的患者密切观察，精心护理。防止其出现绝望、无望甚至自杀的问题。指导家属做好患者的心理安抚，不要在患者面前过度悲伤。

5. 其他护理疗法

（1）暗示治疗 正面暗示可使患者处于幻想的希望中，培养患者的乐观情绪及积极的生活态度，使其乐于配合治疗，提高自身生活质量。

（2）音乐疗法 音乐能影响大脑半球，并使垂体分泌具有镇痛作用的内啡肽，使儿茶酚胺水平降低，从而导致血压和心率下降。

（3）认知行为治疗 现代医学多主张对癌症患者进行综合治疗，让患者掌握一些病理和护理知识，可提高其自我护理能力，有助于控制某些不良反应。

（4）家属心理指导 现代护理学的服务对象已经从单纯的人转变为患者家属模式，因此，护理人员应该给家属及患者提供个性化的专业护理服务，有利于癌症患者的身心，社会功能的恢复。

（六）饮食指导

大量临床资料证实肿瘤患者癌细胞增长较快，代谢增高，再加上放、化疗因素影响，恶性肿瘤患者营养不良发生率在40%～75%，是患者恶病质的重要原因之一。肺结核亦为慢性消耗性疾病，两者并存，消耗加剧，更应该通过饮食指导，来改善患者营养状况，增强免疫力。鼓励患者进食高营养、高蛋白、高维生素饮食；化疗期间可选择患者喜欢的食物或少食多餐，增加每天的总摄入量，需要化疗时，应在患者进食前用药，以减轻患者恶心、呕吐等胃肠道反应，必要时按医嘱给予甲氧氯普胺，预防胃肠道反应；对不良反应严重、长期营养摄入障碍的患者可考虑用胃肠外营养支持来改善患者的营养状况。

（七）健康教育

1. 介绍疾病相关知识　向患者介绍肺结核和肺癌的治疗、护理和康复相关知识。

2. 介绍用药相关知识　向患者介绍用药相关知识，如抗结核药物和抗肿瘤药物的作用、不良反应及注意事项。

3. 保持心理健康　嘱患者保持心理健康，保持乐观的情绪，提高患者的生存质量。

4. 饮食指导　鼓励患者进食高营养、高蛋白、高维生素饮食等，以加强营养。

5. 生活指导　保持良好的心态，提倡健康的生活方式。保持室内空气新鲜，定时开窗通风，避免接触煤烟、油烟污染，避免易产生致癌因素的环境及食物。合理地安排休息及活动，适当进行体育运动，以增强机体抵抗力，注意预防呼吸道感染。

6. 运动与休息指导　结核病合并肺癌患者由于疾病本身、化疗、心理因素、营养失调等原因，更容易感到疲劳。而运动有减轻疲劳和抑郁的作用，在保证充足休息及病情许可的情况下，做一些自己喜欢的活动或运动，如散步、打太极拳等。

7. 其他　戒烟、戒酒，避免被动吸烟。

五、护理评价

经过治疗和护理后，患者是否达到以下标准。

1. 能进行有效咳嗽，有效排出气道内分泌物，保持呼吸道通畅。
2. 患者主诉舒适感增加，疼痛减轻或缓解。
3. 有良好的心理状态，正确面对疾病。
4. 患者能积极配合，增进饮食，保证必要的营养摄入。
5. 主动配合治疗和护理，按照化疗原则遵医嘱服药。

第八节　肺结核合并病毒性肝炎患者的护理

一、概述

病毒性肝炎（简称肝炎）是由多种肝炎病毒引起的以肝脏病变为主的全身性

疾病。临床上以食欲减退、恶心、上腹部不适、肝区痛、乏力为主要表现。部分患者可有黄疸、发热和肝大，伴有肝功能损害。目前确定的肝炎病毒有甲型、乙型、丙型、丁型和戊型。我国是乙肝大国，乙肝病毒携带者为总人口的10%，同时作为结核病高负担国家，目前临床上常见结核病合并乙肝病毒感染的患者。有肝脏疾患时，药物清除率下降，生物半衰期延长，游离药物浓度增加，从而增加了药效和毒性。而肺结核的治疗需较长时间使用抗结核药物，大多数抗结核药物对肝脏有明显损害作用，加速肝炎患者的肝脏损害，使之发展为重症肝炎，甚至可导致急性药物性肝衰竭，危及患者生命。不少慢性肝炎患者因此反复停药或中途换药，造成不规则治疗，这也是引起细菌耐药性，甚至耐多药结核病的重要因素之一。因此对于伴有慢性肝炎，尤其是肝功能异常的结核病患者，如何对此类患者进行观察和护理极为重要，涉及肺结核及肝炎的治疗效果及预后，应尽量做到既不损害肝脏，又不影响抗结核疗效，以最小的损失换取最大的利益。

二、护理评估

（一）健康史

1. 询问患者有无与肺结核患者和病毒性肝炎患者的密切接触史、疫苗接种史以及既往结核病、肝炎病史。

2. 是否长期服用对肝脏有损害的药物，如利福平等抗结核药、甲基多巴等；近期有无进食过污染的水和食物（如水生贝类）。

3. 近期有无血液和血制品应用史、血液透析、有创性检查治疗等，有无静脉药物依赖、意外针刺伤、不安全性接触等。

4. 是否长期饮酒、长期反复接触化学毒物，如四氯化碳、砷等。

5. 了解患者生活环境、居住条件和家庭经济状况。

（二）身体状况

除肺结核相对应的临床表现外，还具有以下临床特征。

1. 症状 甲型和戊型肝炎主要表现为急性肝炎，乙型、丙型和丁型肝炎以慢性肝炎更常见。

（1）急性肝炎 分为急性黄疸型肝炎和急性无黄疸型肝炎。

1）急性黄疸型肝炎：典型的表现分为三期。①黄疸前期：甲、戊型肝炎起病较急，乙、丙、丁型肝炎起病较缓慢，表现为畏寒、发热、疲乏、全身不适等病毒血症和食欲减退、厌油、恶心、呕吐、腹胀、腹痛、腹泻等消化系统症状，本期未出现尿黄。②黄疸期：黄疸前期的症状逐渐好转，但尿色加深如浓茶样，巩膜和皮肤黄染，约2周达到高峰。部分患者伴有粪便颜色变浅、皮肤瘙痒、心动过缓等肝内阻塞性黄疸的表现。③恢复期：症状逐渐消失，黄疸逐渐减退，肝脾回缩，肝功能逐渐恢复正常。

2）急性无黄疸型肝炎：主要表现为消化道症状，常不易被发现而成为重要的传染源。

（2）慢性肝炎 即病程超过半年者，见于乙、丙、丁型肝炎。部分患者发病日期不确定或无急性肝炎病史，但临床有慢性肝炎表现，即反复出现疲乏、厌食、恶心、肝区不适等症状，晚期可出现肝硬化和肝外器官损害的表现。

（3）重型肝炎　是肝炎中最严重的一种类型。各型肝炎均可引起，常可因劳累、感染、饮酒、服用肝损药物、妊娠等诱发。预后差，病死率高。

1）急性重型肝炎：又称暴发性肝炎。起病急，初期表现似急性黄疸型肝炎，10 天内疾病迅速进展，出现肝功能衰竭，主要表现为黄疸迅速加深、肝脏进行性缩小、肝臭、出血倾向、腹水、中毒性鼓肠、肝性脑病和肝肾综合征。病程一般不超过 3 周，常因肝性脑病、继发感染、出血、肝肾综合征等并发症而死亡。

2）亚急性重型肝炎：又称亚急性肝坏死。发病 10 天后出现上述表现，易转化为肝硬化。病程多为 3 周至数月。出现肝肾综合征者，提示预后不良。

3）慢性重型肝炎：在慢性肝炎或肝硬化的基础上发生的重型肝炎，同时具有慢性肝病和重型肝炎的表现。预后差，病死率高。

（4）淤胆型肝炎　是以肝内胆汁淤积为主要表现的一种特殊类型的肝炎，又称为毛细胆管型肝炎。临床表现类似急性黄疸型肝炎，有黄疸深、消化道症状轻，同时伴全身皮肤瘙痒、粪便颜色变浅等"梗阻性"特征。

（5）肝炎后肝硬化　在肝炎基础上发展为肝硬化，表现为肝功能异常及门静脉高压症。门静脉高压症的三大临床表现是脾大、侧支循环的建立和开放、腹水。上消化道出血是肝硬化最常见的并发症，一次出血量可达 1000~2000ml，多出现突然呕血或黑便，常致出血性休克或诱发肝性脑病。

2. 体征

（1）急性肝炎　黄疸，肝大、质地软、轻度压痛和叩击痛，部分患者有轻度脾大。

（2）慢性肝炎　肝病面容，肝大、质地中等，伴有蜘蛛痣、肝掌、毛细血管扩张和进行性脾大。

（3）重型肝炎　肝脏缩小、肝臭、腹水。

（三）辅助检查

1. 血常规检查　有无红细胞减少或全血细胞减少。

2. 肝功能检查

（1）血清酶检测　谷氨酸氨基转移酶（ALT）是判定肝细胞损害的重要标志。急性黄疸型肝炎常明显升高，慢性肝炎可持续或反复升高；重型肝炎时因大量肝细胞坏死，ALT 随黄疸加深反而迅速下降，称为胆 - 酶分离。部分肝炎患者天门冬氨酸氨基转移酶（AST）、碱性磷酸酶（ALP）、谷氨酰转肽酶（γ - GT）水平也升高。

（2）血清蛋白检测　慢性肝病可出现白蛋白水平下降、球蛋白水平升高和白/球比值下降。

（3）血清和尿胆红素检测　黄疸型肝炎时，血清直接和间接胆红素水平均升高，尿胆原和胆红素明显增加；淤胆型肝炎时，血清直接胆红素水平升高，尿胆红素水平增加，尿胆原减少或阴性。

（4）凝血酶原活动度（PTA）检查　PTA 与肝损害程度成反比，重型肝炎 PTA 常 <40%，PTA 愈低，预后愈差。

3. 肝炎病毒病原学（标记物）检测

（1）甲型肝炎　血清抗 – HAV IgM 阳性提示近期有 HAV 感染，是确诊甲型肝炎最主要的标记物；血清抗 – HAV IgG 是保护性抗体，见于甲型肝炎疫苗接种后或既往感染 HAV 的患者。

（2）乙型肝炎　HBsAg 阳性提示为 HBV 感染者；抗 – HBs 为保护性抗体，其阳性表示对 HBV 有免疫力；HBeAg 阳性提示 HBV 复制活跃，表明乙型肝炎处于活动期，传染性强；抗 – HBe 阳性提示 HBV 大部分被消除，复制减少，传染性减低；抗 – HBc IgG 阳性提示过去感染或近期低水平感染，抗 – HBc IgM 阳性提示目前有活动性复制。

（3）丙型肝炎　HCV – RNA 阳性提示有 HCV 病毒感染。抗 – HCV 为非保护性抗体，其阳性是 HCV 感染的标志，抗 – HCV IgM 阳性提示丙型肝炎急性期，高效价的抗 – HCV IgG 常提示 HCV 的现症感染，而低效价的抗 – HCV IgG 提示丙型肝炎恢复期。

（4）丁型肝炎　血清或肝组织中的 HDV Ag 和 HDV RNA 阳性有确诊意义，抗 – HDV IgG 是现症感染的标志，效价增高提示丁型肝炎慢性化。

（5）戊型肝炎　抗 – HEV IgM 和抗 – HEV IgG 阳性可作为近期 HEV 感染的标志。

4. 腹水检查　腹水的性质是漏出液抑或渗出液，有无找到病原菌或恶性肿瘤细胞。

（四）心理 – 社会状况

由于肺结核与病毒性肝炎均属于传染病，治疗期长，需要隔离治疗，亲朋好友来探视受到限制，与他人交流沟通不易，患者感到受到冷落，产生孤独感，常表现为感情脆弱、消沉、抑郁。如果疾病反复、久治不愈，或病情进展、面临死亡，在增加治疗费用的同时，患者认为自己成为家庭的累赘，给家庭、经济及工作带来不良影响，进而产生悲观、恐惧、绝望甚至厌世情绪。

三、常见护理诊断/问题

1. 气体交换受损　与肺部病变有关。

2. 活动无耐力　与肝功能受损、疾病导致能量消耗增加有关。

3. 营养失调：低于机体需要量　与食欲下降、消化和吸收功能障碍、机体消耗增加有关。

4. 焦虑　与隔离治疗、病情反复、担心预后等有关。

5. 知识缺乏　缺乏肺结核和病毒性肝炎预防、治疗、护理及消毒隔离的相关知识。

6. 有皮肤完整性受损的危险　与营养不良及长期卧床有关。

7. 潜在并发症　肝硬化、肝性脑病、出血、电解质紊乱、肝肾综合征、感染等。

四、计划与实施

尽管国内外的文献报道不一，但有肝病的患者仍可应用抗结核药物是无可争议的事实。肺结核合并病毒性肝炎的患者治疗仍需遵循结核病化疗原则，但更强调早期和适量。选用何种抗结核药物应根据肝炎和结核病的病情而定。发生肝功能损害的时间大部分在用药后 1~2 个月内，有少数发生于治疗后 5~12 个月。肝功能损害程度与发生时间无关。在合理选用抗结核药物的同时进行积极护肝、抗病毒和营养支持治疗。

通过治疗和护理，患者将能够缓解心慌气短的症状；增加对活动的耐受能力；改善营养状况；正确对待疾病，保持乐观情绪；掌握疾病的相关知识。

（一）一般护理

1. 休息与卧床 由于肺结核合并病毒性肝炎患者肝脏代谢能力差，患者常有疲乏、失眠等表现，因此，要保持病房舒适安静，严格探视制度，保证患者得到充分休息，有利于受损肝的修复。急性肝炎、慢性肝炎活动期、重型肝炎患者应卧床休息。护士经常巡视病房，严密观察病情，有病情变化及时报告医师。待症状好转、黄疸减轻、肝功能改善后，逐渐增加活动量，以不感到疲劳为度。

2. 皮肤护理 注意皮肤的清洁及舒适，每日用温水擦身。注意保暖，瘙痒严重时可涂止痒药，严防抓伤而引起皮肤感染。保持床铺及内衣的干燥平整，穿着柔软的棉质内衣，并注意勤更换。

3. 生活护理 鼓励患者咳嗽，多饮水，以防尿路感染。对昏迷患者应做好口腔护理，定时用生理盐水或漱口液清洁口腔，防止口腔溃疡及口臭。对便秘患者应及时用甘油灌肠，或遵医嘱使用缓泻药，帮助排便，保持排便通畅。

4. 隔离 对于痰菌阳性肺结核患者需住院治疗，进行呼吸道隔离。甲、戊型肝炎自发病之日起实行消化道隔离 3 周，急性乙型肝炎实行血液（体液）隔离至 HBsAg 转阴，慢性乙型和丙型肝炎按病原携带者管理。

（二）病情观察

1. 抗结核治疗期间的观察 在治疗期间应注意患者生命体征和意识状态的变化；注意结核病症状如咳嗽、发热、咯血等有无改善；注意有无出现呼吸衰竭、气胸、窒息等严重并发症，一旦发生应立即报告医生并协助处理。由于抗结核药物主要通过肝代谢，一般结核病患者经抗结核治疗后肝功能损害的比率较高，因此要严密监测患者肝功能，根据肝功能情况及时调整药物剂量和种类。此外，要观察患者对药物的敏感性，如果对治疗不敏感应及时换药，以达到治疗效果。

2. 观察黄疸的变化 患者黄疸的深浅变化，是病情好转或恶化的标志。通过患者的巩膜、皮肤和尿液颜色的深浅变化，可以观察到黄疸的增长与消退情况，从而预测病情的发展趋势。

3. 观察肝肾综合征的发生 肝肾综合征是继发于肝功能不全的肾功能不全，临床上主要表现为患者少尿（24 小时尿量 <500ml）、无尿（24 小时尿量 <50ml）和氮质血症等，所以记录患者的 24 小时尿量极为重要。

4. 观察腹水情况 腹水是重症肝炎的表现之一。一般少量腹水不易被发现；腹水量增多时，表现为腹部膨隆；大量腹水时，可见脐外凸，腹壁静脉曲张，可伴有全身水肿，尿量减少。护理腹水患者，每日要定时测量体重、腹围，准确记录出入量，以便调整利尿药剂量。

5. 肝硬化合并上消化道出血的观察　上消化道出血是肝硬化失代偿期患者死亡的主要原因。护理人员应严密观察患者病情并做出判断，一旦患者出现咽部发痒、异物感、胃部饱胀不适、胃烧灼样痛、恶心等症状就要考虑患者有上消化道出血的可能，此时应密切观察患者的血压、脉搏、尿量等，及时向医生反映患者一般情况，做好抢救准备，严格执行抢救程序。对大出血的患者要密切观察患者的病情及发展，动态观察其生命体征，密切监测呼吸、血压、心率、血氧饱和度，观察患者的面色、神志、尿量等，准确记录 24 小时出入液量。详细记录呕血及黑便的颜色、性状、量及次数。成人粪便潜血试验阳性提示出血量在 5 ~ 10ml/d；出血量达50 ~ 100ml/d 出黑便；胃内出血达到 250 ~ 300ml 以上可引起呕血；一次出血量小于400ml 时，不会引起全身症状；若出血量大于 500ml，可出现头晕、心慌、乏力等全身症状；若短时间内出血量大于 1000ml，可出现急性周围循环衰竭表现，甚至引起失血性休克。此外，还应警惕患者有无再出血的先兆，如反复呕血，颜色由咖啡色转为鲜红色；黑便次数及量增加伴肠鸣音亢进；经补液、输血后周围循环衰竭表现无改善等，发现异常及时通知医生处理。

（三）对症护理

1. 发热的护理　发热的高低与病情呈正相关。如午后低热是结核病的毒性症状之一，当肺部病灶急剧进展播散时，可出现高热。肝损伤后，患者仍持续低热，提示有持续肝细胞坏死。此外发热也往往提示有感染的存在。嘱患者多卧床休息，每 30 分钟至 2 小时测量一次体温并做好记录，及时给予物理降温，必要时给予药物降温，降温过程中要注意防止出汗过多引起虚脱，出汗较多者及时更换衣服和床单，避免受凉，鼓励患者多饮水并适当补液。

2. 腹痛、腹泻的护理　观察腹痛的程度、规律及伴随症状；腹泻者注意观察排便的次数、性状及颜色，准确记录排便量，监测便常规、电解质，寻找腹泻的原因，做好饮食宣教。腹泻严重者适当禁食，准确记录 24 小时出入量。此外，要做好肛周的护理，对肛周皮肤潮红的患者，每次排便后用温水清洗干净再涂爽身粉，穿柔软舒适的衣裤。

3. 肝性脑病的护理　肝性脑病主要表现为性格和行为改变，如烦躁不安、嗜睡、扑翼样震颤、肝臭等表现。一旦发现肝昏迷前驱症状，应及时报告医生处理。对昏迷患者，要取仰卧位，头偏向一侧，痰多者予以吸痰，保持呼吸道通畅，以防吸入性肺炎和窒息。加强安全措施，躁动患者可予以约束和床档保护患者，必要时用镇静药，加强巡视。

4. 上消化道出血的护理　大出血时绝对卧床休息，取舒适体位或去枕平卧位，下肢略抬高，保持脑部供血。呕血时头偏向一侧，避免误吸或窒息，床边备吸引器，及时清除气道内的血液及呕吐物，保持呼吸道通常，必要时给予吸氧。迅速建立静脉通道，及时补充血容量。必要时根据中心静脉压的测定结果调整输液量和速度。遵医嘱给予止血药物，观察药物疗效及不良反应。垂体后叶素应减慢输液速度，对高血压、冠心病、妊娠者禁用。

（四）用药护理

1. 根据患者的个体差异采取不同的用药指导，向患者详细介绍所用药物的名称、剂量、给药时间和方法，教会其观察药物疗效和不良反应。

2. 临床常用抗结核药物大多对肝功能有一定的损害，其中以利福平引起的肝损害最常见，尤其是过敏性肝损害最为严重，需引起高度重视；其次为吡嗪酰胺、对氨基水杨酸钠、乙（丙）硫异烟胺、氨硫脲和异烟肼。因此，结核病合并病毒性肝炎患者在用药过程中要定期监测肝功能和血常规。

3. 并注意有无消化道症状、发热、皮疹、神经精神症状等不良反应，一般遵医嘱给予对症处理，严重者应停药。

4. 避免滥用药物及长期大量用药，选择药物时，尽量选用对肝脏损害小的药物。

5. 对有肝肾疾病、营养不良、老年人、儿童、药物过敏或过敏性体质患者，在药物的选择及剂量上应慎重考虑。

6. 对有药物性肝损害病史的患者，应避免再度给予相同的药物。

（五）饮食护理

1. 一般以适应结核病患者饮食为主　指导患者增加营养，进食富含动物蛋白的鸡、鱼、瘦肉、蛋、奶、豆制品和新鲜蔬菜、水果，优质的动物蛋白食品占进食蛋白量的50%。但肝炎急性期宜进食清淡、易消化、富含维生素的流质饮食，保证足够热量，碳水化合物250~400g/d，适量蛋白质（动物蛋白为主）1.0~1.5g/(kg·d)，适当限制脂肪的摄入。慢性肝炎宜进食高蛋白、高热量、高维生素易消化的食物，蛋白质（优质蛋白为主）1.5~2.0g/(kg·d)，但避免长期摄入高糖、高热量饮食和饮酒。重型肝炎患者宜进食高维生素、高热量、低脂、低盐饮食，有肝性脑病倾向者应限制或禁止蛋白质摄入。合理的饮食既能保证结核患者康复的需要，又可避免因营养物质的过量摄入，增加肝脏负担。对于肝硬化合并上消化道出血患者，出血期间应禁食，待出血停止24~72小时，可给予温凉流质饮食，逐渐过渡到半流食、软食，软食要富有营养和易于消化，采取少量多餐的进食方式，避免食用生、冷、粗糙、坚硬、刺激性的食物；限制摄入钠和蛋白质食物，以免加重腹水及诱发肝性脑病。

2. 少食多餐，经常更换食物品种　注意食物色、香、味，可通过添加调味品的方法来增加患者食欲。进食量少或不能进食的患者遵医嘱给予静脉补充适量清蛋白、氨基酸、葡萄糖和维生素。

（六）心理护理

1. 肺结核合并病毒性肝炎的患者，在治疗过程中抗结核药物极易加重肝损害。患者往往会恐惧、紧张，尤其易自卑、绝望、丧失治疗的信心，严重者甚至会厌世轻生。所以对待患者要热情耐心，生活上多关心照顾、精神上多予以安慰、言行上尊重患者。

2. 耐心向患者解释病情，讲解结核病和病毒性肝炎的一般知识，如病因、症状、治疗、预后及消毒隔离措施等，使患者对自己的疾病有较全面正确的认识，理解隔离措施的重要性，消除思想顾虑，保持心境平稳，树立信心，积极配合各项治疗、护理，取得更好的治疗效果，缩短住院日，节省费用。

3. 护理人员在与患者的交往中必须态度热情、言行谨慎，对患者过激的语言和行为要给予充分的理解，尊重患者的心理感受，维护患者的自尊心，给予患者精神上的安慰和鼓励，使患者重新认识自身存在的价值，鼓励患者投入家庭和社会，做力所能及的事情，满足其受尊重及自我实现的需要。

4. 重视患者用药心理，提高患者用药依从性。由于经济困难或种种原因而中断复查和治疗者，尽可能用疗效好、不良反应少、廉价的药物进行治疗，并让患者了解只有坚持服药，完成预定疗程，按时复查，才能彻底治愈。若中途停止治疗易使病情恶化，使治疗较前更加困难，甚至给自己及家属在身体上、精神上、经济上带来更大的痛苦。

5. 针对不同的心理特点进行护理。焦虑恐惧型患者，医护人员要开导他们，使其增强战胜疾病的信心，要耐心倾听患者的各种主诉，及时处理患者的各种不适，尽量满足患者的要求。针对悲观忧郁型患者，需要家庭的情感支持，嘱家属多关心患者，要帮助患者树立战胜疾病的信心，学会自我调节控制情绪，积极配合治疗。针对孤单寂寞型患者，应该主动接近他们，温和热情的开导，关心他们的饮食起居，帮助他们解决生活上的实际困难，让他们得到心理上的安慰和寄托。

（七）健康指导

1. 向患者、家属、探视者讲解结核病和病毒性肝炎的家庭护理和自我保健知识。对肺结核痰菌阳性患者，如到室外走动应戴口罩，痰液吐到专用有盖杯或纸巾上，收集于专用污物袋中焚烧；与他人说话时应保持 1m 距离，咳嗽时不可面对他人，应用纸巾捂口，以防止带菌唾沫传播结核杆菌。保持居室通风，勤翻晒床上用品，适度运动，做力所能及的工作。鉴于病毒性肝炎的传播途径，患者的食具、用具、洗漱用品、美容美发用品、剃须刀等应专用，患者的排泄物、分泌物用 3% 漂白粉消毒后弃去，防止污染环境。家中密切接触者应进行预防接种。

2. 保证休息　由于安静卧位时可使肝血流量增加 30%，利于肝细胞的恢复。因此，休息是治疗结核病和病毒性肝炎的一项重要措施，应当根据肝损害的程度指导患者休息。重度受损者，必须严格卧床休息，以减轻肝脏负担；肝功能轻中度损害者，可适当活动，以患者不感到疲乏为度。

3. 戒烟禁酒　吸烟伤肺，饮酒伤肝。吸烟、酗酒导致营养不良、空气污染、抵抗力下降是结核病家庭传染的重要因素，并且是抗结核药物损害肝脏的高危因素。用耐心教育患者不吸烟、不饮酒，讲解其危害性，使他们能自愿戒烟禁酒，积极配合治疗。

4. 康复过程中注意按时服药，定期复查。如出现乏力、食欲减退、呕吐、巩膜黄染应及时就诊，在医师的指导下完成全程抗结核治疗。如无特殊，每月到医院复查肝功能、肾功能、血常规、X 线胸片等，完成全疗程后遵医嘱停药。

五、护理评价

经过治疗和护理，患者是否达到以下标准。

1. 心慌气短的症状有所缓解。

2. 生活规律，劳逸结合，恢复期可进行散步、做体操等轻体力运动。

3. 通过饮食调整，营养状况有所改善。

4. 能够正确对待疾病，保持乐观情绪。

5. 掌握疾病的治疗和消毒隔离知识。

第九节　肺结核合并精神病患者的护理

一、概述

精神病病程较长，导致患者抵抗力降低，容易合并传染病，以肺结核居多。精神病患者是结核病防治的一种特殊人群。有资料显示，结核病合并精神病发病率为 0.93% ~ 18%，明显高于正常人群。由于两者均是严重危害人类身心健康又各具特殊性质的疾病，若同时患有此两种疾病，会互相影响，促进病情发展，不但给患者及其家属带来巨大的精神压力，同时也增加了治疗和护理的工作难度。对于结核病合并精神病患者的护理，既要重视躯体护理，也要重视精神护理，要针对患者的病情和心理特点，因人制宜开展护理干预，为患者提供优质的服务，促使患者早日康复，回归社会。

二、护理评估

（一）健康史

1. 询问患者有无与肺结核患者的密切接触史、疫苗接种史以及既往结核病、精神疾病病史。

2. 患者父母双亲三代是否有精神疾患病史。

3. 有无精神异常的诱发因素，如所受教育、生活方式、个性特点、职业背景和工作经历、近期重大生活事件、人际关系变化、情绪情感变化、身体发生的变化、处理压力的方式，以及是否长期服用可能诱发精神异常的药物，如异烟肼等抗结核药物。

4. 了解患者生活环境、居住条件和家庭经济状况。

（二）身体状况

1. 肺结核合并精神病患者具有结核病的临床表现，如发热、疲乏、盗汗、消瘦等慢性结核中毒症状及所累及脏器的相关表现。

2. 精神、行为的改变，如焦虑、抑郁、幻觉、妄想、情感活动不协调或情感淡漠、兴奋、冲动、伤人或行为被动、退缩、情感活动高涨或易激惹、夸大自我能力、话多、精力旺盛、睡眠量减少等，

3. 可伴有全身倦怠无力、头痛、胸闷、心悸、呼吸困难、口干、食欲减退、尿频、尿急、出汗、震颤和运动不安等躯体症状。但由于其早期的精神行为异常症状不典型，易被家属忽略。

（三）辅助检查

1. 精神状态检查　通过与患者及家属谈话，进行病史采集和全面的精神状况检查，了解患者的外表与行为、言谈与思维、情绪状态、感知、认知功能及自知力情况。但在某些特殊情况下，如对不合作的患者，需要通过细心观察其外貌、言

语、面部表情、动作行为等进行评估；对伴有意识障碍者，应从定向力、即刻记忆、注意力等几个方面评估。有时还需做出紧急风险评估，即对患者伤人行为和自伤的危险进行评估。

2. 躯体与神经系统检查 许多躯体疾病会伴发精神症状，精神障碍患者也会发生躯体疾病。因此，无论是在门诊还是急诊，都应对患者进行全面的躯体及神经系统检查。

3. 实验室检查 在躯体疾病所致的精神障碍、精神活性物质所致的精神障碍及中毒所致的精神障碍中，实验室检查可以提供确诊的依据。很多过去被认为是"功能性"的精神疾病都发现存在有可以被客观手段检测到的病理改变。而这些实验室检查结果将有可能在不远的将来成为精神疾病诊断标准的一部分。如新颁布的阿尔兹海默病研究用诊断标准中，已经将脑脊液中 Aβ – 42、T – tau、P – tau 水平列为诊断标准之一。

4. 脑影像学检查 CT、MRI 等可以了解大脑的结构改变，功能性磁共振成像（fMRI）、单光子发射计算机断层成像（SPECT）、正电子发射断层成像（PET）可以使我们对脑组织的功能水平进行定性甚至定量分析。这都有助于我们进一步了解神经障碍的神经生理基础。

5. 神经心理学评估 需要由经过专门训练的神经心理学专家完成。评估内容包括对怀疑存在智能障碍的患者进行的智能检查，对学习困难儿童进行的阅读、书写方面的评估，以及对人格的评估。

（四）心理 – 社会状况

由于肺结核患者往往需要采取隔离措施，且治疗周期长，在用餐、活动范围、探视人员及用具使用方面均受到限制，失去了与家人的密切接触。而精神病患者普遍存在着对外部环境刺激的易受伤害性，当同时罹患结核病时会加重患者心理障碍，出现一系列的心理问题和心理反应。其中，焦虑、恐惧、抑郁是最常见的情绪反应，这些负性情绪可严重妨碍患者康复。

三、常见护理诊断/问题

1. 气体交换受损 与肺部病变有关。

2. 营养失调：低于机体需要量 与患者进食减少、机体吸收不良及疾病消耗增加有关。

3. 有自伤的危险 与患者的恶劣情绪有关。

4. 有暴力行为的危险 与受幻觉、妄想支配所致或恶劣情绪有关。

5. 生活自理能力缺陷 与患者存在精神障碍有关。

6. 急性意识障碍 与患者酒瘾、药瘾、个体严重中毒和极度兴奋有关。

7. 自我认同紊乱 与患者自我发展迟缓、家庭系统功能不良、缺乏正向反馈有关。

8. 睡眠形态紊乱 与疾病所致中枢神经系统长期损害有关。

9. 焦虑 与担心疾病预后、调试机构发生严重功能障碍、需要未满足等有关。

10. 知识缺乏 缺乏肺结核与精神病的治疗及消毒隔离等知识。

四、计划与实施

肺结核合并精神病不同于结核病合并其他躯体疾病。其主要原因为精神病患者本身缺乏主诉，不能主动、客观地反映病情；其次精神病患者患病后个人生活自理差，不注意个人卫生，饮食起居不规律等因素造成机体抵抗力下降，容易感染疾病；精神病患者长期住院和服用抗精神病药物，在相对封闭的病房环境中生活，活动减少，是院内感染的易感人群，且病程越长，其患肺结核的比率越高。精神病患者合并肺结核后，由于受到精神症状的影响，不主动服药、不配合治疗，甚至拒绝治疗，容易成为新的传染源，所以要有医护人员或监护人监督患者服药，才能保证疾病的治疗。肺结核合并精神病患者的护理具有特殊性，以呼吸道护理为主，同时兼顾一般生活、精神、心理等综合护理，方可有效地控制结核病症状，加速疾病的痊愈。

通过治疗和护理，患者将能够缓解心慌气短等症状；改善营养状况；未发生自伤或伤人的情况；基本生活需要得到满足；睡眠质量有所提高；正确对待疾病，保持稳定的情绪；掌握疾病的相关知识。

（一）安全护理

精神病患者由于精神行为异常，尤其在症状活跃期的患者，危险性行为发生率很高。因此，加强病区安全管理，创造一个安全、舒适整洁的休养环境，是保证精神病患者治疗首要的工作。病区的药品、危险物品要妥善保管，定期检查安全设施、门窗损坏及时维修。各班按要求严格交接班，严查危险物品。对于症状期患者，要安排单独的房间，给予一级护理，清除危险物品，患者的一切活动要置于护士观察视线内。由于肺结核合并精神疾病的患者大多为中青年，且有些肺结核患者外观上与正常人无明显差别，因此很多都是无陪护患者，所以护理人员要经常巡视病房，密切观察患者的病情变化，多与患者有效沟通，使患者对所患疾病的知识及转归有所了解。对患者的危险行为要有充分的预见性，并采取有效的安全预防措施，防止患者给自己和他人带来伤害以及对环境造成破坏。同时和家属取得联系，尽快予以处理，杜绝不良后果及纠纷发生。

（二）用药护理

抗精神病治疗原则：足剂量、足疗程、全病程治疗。一般从低剂量开始，逐渐滴定到有效治疗剂量。至少要服用两种药物，大多是两种或两种以上的药物。有些抗精神病药物对肝、肾功能和心血管有不同程度的影响，所以在合并药物治疗时，首先要选择副作用相对小的药物。由于抗精神病药物也需严格遵医嘱长期用药，因此，对于肺结核合并精神病的患者必须由护士协助监督患者服药，可给患者服药卡，卡上温馨提示患者所服的药名、用法、不良反应及注意事项，并注意向患者及家属进行口头宣教，以取得配合，提高治疗效果。护士可把每餐药物放在患者感兴趣的彩色药杯中，服后检查口中有无未吞服的药物，真正做到发药到手、看服到口、服后再走。

近年来，有关抗精神病药物与抗结核药物之间相互作用方面的研究表明：抗结核药物利福平可显著降低氯氮平血药浓度和疗效，两类药物合用时，氯氮平的抗精神病作用减弱，导致精神分裂症阳性症状加重，或原有稳定的精神病性症状波动。使抗结核疗程和疗效受到影响。异烟肼和利福平合用后肝功能受损机会明显增多，有些抗精神病药对肝脏有不同程度影响，会导致肝功能升高，两类药物合用时，会加重肝脏损害。异烟肼是单胺氧化酶抑制剂，在合并抗抑郁剂治疗抑郁焦虑障碍时可能会引起 5 - 羟色胺综合征。应禁与三环类抗抑郁药（TCAs）和选择性 5 - 羟色胺再摄取抑制剂（SSRIs）抗抑郁剂合用。因此，抗结核药物合并抗精神病药物时，要充分了解两类药物之间可能出现的相互作用，使抗精神病药与抗结核药物形成最佳组合，以确保临床疗效及用药安全。药物治疗期间要定期检查肝功能、血常规、心电图等。

（三）病情观察

肺结核合并精神病患者常常存在自知力障碍，有躯体症状时没有主诉，有时又把精神症状所致的内感性不适误诉为躯体症状。因此，要严密观察并仔细辨认患者的躯体症状和精神症状，特别要注意危险征兆，如咯血、气促和自杀、自伤及伤人毁物行为，一旦出现要立即处置。同时，要注意观察治疗效果和不良反应。抗结核药大多存在较重的不良反应，尤其是对重要器官的毒性，与抗精神病药物联用时更为显著，个别的抗结核药还可能引起或加重精神症状。因此，要密切观察并采取有效措施预防和缓解药物不良反应。

（四）基础护理

结核病是一种消耗性疾病，疾病过程中大多数患者会出现疲乏无力，导致生活能力下降，而精神疾病大多会造成患者生活自理能力缺陷，因此，加强基础护理对肺结核合并精神病患者显得极为重要。要特别关注患者的饮食、作息和个人卫生。

1. 在饮食方面 按照少量多餐进食原则，给予患者易消化、高热量、高维生素、高蛋白饮食，使自身抵抗力得到增加。同时由于发热、发汗，水分丢失，还应鼓励患者多饮水。若有可能让家属为患者调配及送餐。康复阶段患者饮食量会逐渐增加，故要加强对食物的调配以保证患者有充足的营养供给，从而使体质得到增进，康复加快。除了改善伙食、加强营养外，要注意精神病患者拒食的护理，分析拒食原因，采取相应的对策保证患者进食。另外，还要防止患者抢食和进食安全，个别患者可能因为暴食或药物不良反应引起噎食，要予以高度重视。

2. 在作息方面 病情允许情况下要督促患者活动，如散步、做体操等。精神病患者生活懒散，要为患者安排好作息制度，创造舒适安静的环境，并督促患者按时作息，保证患者有充足的休息和睡眠时间，对于失眠患者，要分析失眠原因采取针对性措施进行护理，并安排适量的活动，以改善患者的机体状态，增加机体的抵抗力。

3. 在个人卫生方面 大部分精神患者自知力缺乏或不完整，常常会不讲卫生、随地吐痰，医护人员对此不能露出嫌恶的态度，应当耐心、细致地对他们进行教育，并加以督促和协助，勤洗漱、勤换衣，保持床铺干净整洁。盗汗常浸湿衣被，要及时拭干汗渍，更换衣被，防止受凉。

（五）消毒隔离

结核病是一种传染性疾病，而精神科住院病房采取的是封闭式管理，同时症状期精神病患者往往丧失理智，无自我和集体保健意识，加上患者的群体性生活极易造成结核病的传播，因此，消毒隔离显得尤为重要。要为患者配备专用的生活用品和用物，并定期消毒。食具、药杯等使用后煮沸 15 分钟，然后洗净备用。被褥（正反面）、衣服等可采取强烈阳光下暴晒至少 6 小时、消毒液浸泡和煮沸的方法进行消毒。指导患者咳嗽、打喷嚏时，用卫生纸掩住口鼻，将痰吐在有盖容器中，去固定地点焚烧。保持室内通风，并定期进行空气消毒。对兴奋不合作、生活不能自理的患者，要加强护理，耐心劝说，指导和训练患者遵守隔离制度。

（六）心理护理

患者由于缺乏有关医学知识，认为某些抗结核药物可诱发和加重精神疾病，同时担心停止服用抗结核药会对结核病治疗不利，往往会产生恐惧和害怕心理。护士应和主管医生配合，遵照"共情、真诚、尊重、个体性"原则，充分运用沟通技巧，与患者和家属进行直接的、诚恳的心灵交流，建立起相互信赖的治疗性关系，可列举成功病例，消减心理因素，增强信心。此外，结核病和精神疾病均会影响患者及家属的社会活动。传统的观念常导致正常人和这个群体隔离起来，我们要加强健康宣教，在患者精神症状缓解期，通过加强自知力教育，引导患者领悟治疗带来的好处，提高治疗依从性，促进患者早日康复，回归社会，同时告诉家属正确服药完全可以治愈疾病，护士在工作中应以饱满的工作热情给予重点关注和照顾，用真诚的态度影响患者和家属，消除疑虑，维护患者和家属的自尊感，避免受到心理伤害。同时在对外大型活动时，也将此类疾病向大众宣传，让社会了解相关知识，消除患者及家属的隔离感。

（七）健康指导

1. 向患者、家属、探视者讲解结核病防治的一般知识，对肺结核痰菌阳性患者，重点宣传肺结核隔离的必要性。如到室外走动应戴口罩，痰液吐到专用有盖杯或纸巾上，收集于专用污物袋中焚烧；与他人说话时应保持 1m 距离，咳嗽时不可面对他人，应用纸巾捂口，以防止带菌唾沫传播结核菌。保持居室通风，勤翻晒床上用品，适度运动，增强体质，做力所能及的工作。

2. 要求患者戒烟禁酒。吸烟伤肺，饮酒伤肝。吸烟、酗酒导致营养不良、空气污染、抵抗力下降是结核病家庭传染的重要因素。耐心教育患者肺结核合并精神病必须禁烟酒，讲解其危害性，使他们能自愿戒烟禁酒，积极配合治疗。

3. 向患者及家属解释病情，坚持正确服药。介绍服药方法、药物的剂量和副作用；详细说明坚持规律用药、全程用药的重要性，以取得患者及家属的主动配合。

4. 指导患者合理安排生活、保证充足的睡眠和休息时间。注意营养搭配和饮食调理，增加机体抗病能力，避免复发。

5. 对患者及家属提供心理咨询和社会支持，预防并及时处理焦虑、抑郁等负面不良情绪，使患者保持平稳的情绪和心态。出院后家属要看护好患者防止意外发生。

6. 康复过程中注意检查服药，定期复查。如出现精神症状应及时就诊，在医师的指导下完成全程抗结核治疗。如无特殊，每月到医院复查肝功能、肾功能、血常规、胸部 X 线检查等，完成全疗程后根据医嘱停药。

五、护理评价

通过治疗与护理，患者是否达到以下标准。

1. 心慌、气短等症状有所缓解。
2. 营养状况得到改善。
3. 未发生暴力事件。
4. 基本生活需要得以满足。
5. 睡眠质量有所提高。
6. 能保持稳定的情绪、良好的心态。
7. 掌握疾病的基本知识。

第十节　重症肺结核患者的护理

一、概述

结核病是一种慢性传染病，可侵及全身各系统、各脏器，其中肺结核为最常见的类型，约占结核病的 85%。由于营养不良、抵抗力低下、反复发作等原因，病情进展为重症肺结核。重症肺结核是指各型血行播散型肺结核、3 个肺野以上的浸润型肺结核及慢性纤维空洞型肺结核。患者排菌量大，病变活动，病损广泛，机体免疫力低下，随着干酪坏死空洞的形成，肺纤维化、肺气肿和损毁肺等不可逆性病变的增多，即可合并肺感染、咯血、自发性气胸等，极易发生呼吸衰竭。随着医学科学的发展，加强监护病房（ICU）的建立，利用先进仪器和设备，对危重患者提供了有效的抢救、治疗和护理，提高了重症肺结核患者的抢救成功率。

重症肺结核病患者，病情变化迅速，护士应熟练掌握相关的监测技术，使用方法、指标及临床意义，并动态观察病情变化，从而根据结果对患者进行及时、完整、准确地评估，主动积极地采取纠正措施，使患者得到有效救治。介绍重症肺结核病 ICU 监测技术及相关概念。

（一）呼吸频率和模式监测

1. 临床观察法　用肉眼观察患者呼吸频率、模式、动度等。

重症肺结核患者，常伴随肺部呼吸面积减损，而出现程度不同的呼吸困难，望诊可见胸廓不对称，患侧呼吸运动减弱，胸廓塌陷，触诊气管向患侧移位。结核合并下列症状时可引起不同程度呼吸困难，如肺不张、胸腔积液、气胸、广泛的胸膜增厚、损毁肺等。重症结核患者常见的异常呼吸模式：

（1）潮式呼吸（Cheyne - Stokes）　呼吸由浅慢逐渐变为深快，然后在由深快逐渐变为浅慢，之后经过约 20 秒呼吸暂停，再开始重复如上过程，即呼吸呈周期性"浅慢 - 深快 - 浅慢 - 暂停"。呼吸过程中呼吸暂停时间可变，呼吸周期 30 秒至 2 分钟。见于结核性脑膜炎导致的中枢神经损害、结核病合并糖尿病发生昏迷、结核病并发充血性心力衰竭时。

（2）间断呼吸（Biot's 呼吸） 不规则的间歇呼吸，一段时间加强呼吸，以后呼吸突然停止后又突然开始呈周期性"深呼吸 – 呼吸停止"。见于结核性脑膜炎、结核病并发尿毒症时。

（3）深度呼吸（Kussmal's 呼吸） 快速规律的深呼吸，呼吸频率超过 20 次/分。见于结核病合并糖尿病酮症酸中毒及出现呼吸性酸中毒时。

（4）长吸式呼吸（Apneustic 呼吸） 长时间喘息、吸气后紧跟短的、无效呼气。多见于结核患者发生大咯血时。

（5）奥丁氏综合征（Ondine's curse 综合征） 属于中枢性睡眠呼吸暂停的一种，原因为呼吸的自主控制对正常呼吸刺激反应衰竭，不能产生自主呼吸，清醒时靠患者主观用力呼吸来维持生命，入睡则呼吸停止。见于脊椎结核患者出现延髓压迫症状时。

2. 多功能心电监护仪监测法 根据呼吸时胸廓大小的改变引起两电极间电阻抗的变化来监测呼吸频率和呼吸模式。

3. 测温法 通过置于鼻孔或口处的热敏组件，连续测量呼吸气流的温度来监测呼吸频率和模式。

（二）体温监测

发热是肺结核病常见症状之一，表示病灶处于活动或恶化进展阶段。加强体温监测不仅能及时了解病情变化，并可根据情况采取相应的治疗护理措施。

临床护理中常用玻璃管汞体温计和电子测温仪两种监测方法。

1. 玻璃管汞体温计测温 此方法操作方便、易于消毒，但无连续性、易碎、重症肺结核患者极度消瘦测皮肤温度不准确等缺点。

2. 电子测温仪 主要有热敏电阻测温器或热电偶测温器，带测温头的导线状温度传感器可以按需要置入不同位置的部位和深度，亦可根据特殊要求将测温头放置于某些导管内，常用于 ICU 不规则发热的患者。

（三）胸部 X 线检查

每日床旁 X 线检查，有利于观察病情变化，还可清楚地观察气管插管、气管切开套管、胃管、胸腔引流管、动脉或静脉插管等的准确位置，为诊断、治疗和护理提供可靠的依据。

（四）脉搏血氧饱和度（SpO_2）监测

重症肺结核患者发生呼吸衰竭和急性呼吸窘迫综合征（ARDS）时，监测 SpO_2 不仅能精确调节最低吸入氧浓度，减少氧中毒，并且能确定患者行机械通气的时机，选择合适的通气方式，为呼吸机撤离和拔除气管导管提供参考。

1. 监测方法和原理 脉搏监测氧饱和度是一种无创性连续监测 SaO_2 的方法，将传感器置于患者的手指、足趾、耳垂或前额处，传感器根据氧合血红蛋白和解氧血红蛋白在红光和红外光场下有不同的吸收光谱的特性，获取血样饱和度数值。

2. 指标判读 一般情况下，SpO_2 的数值与动脉血氧分压值相关，正常值 > 95%。SpO_2 监测可用于评估患者对呼吸机治疗、吸痰和撤呼吸机等的反应。

3. SpO_2 监测 具有无创、连续、方便、快捷等优点，但监测时应注意避免影响因素，尽可能获得准确的临床信息。

（五）动脉血气分析监测

动脉血气监测有着非常重要的临床意义，根据血气分析结果能帮助判断患者有无呼吸功能障碍和酸碱平衡紊乱，为及时采取有效治疗护理措施提供重要依据。

1. 动脉血氧分压（PaO$_2$） 指物理溶解于动脉血液中的氧产生的张力，正常值为 80～100mmHg，随年龄增长而降低。动脉血氧分压低于 80mmHg 称为低氧血症，低于 60mmHg 为呼吸衰竭的诊断依据，低于 40mmHg 提示细胞代谢缺氧，严重威胁生命。

2. 动脉血二氧化碳分压（PaCO$_2$） 指物理溶解于动脉血液中的二氧化碳产生的张力，正常值为 35～45mmHg。动脉血二氧化碳分压由肺调节，通气不足时，动脉二氧化碳分压升高，出现呼吸性酸中毒；通气过度时，动脉血二氧化碳分压降低，出现呼吸性碱中毒。

3. 酸碱值（pH） pH 为血液中氢离子浓度的负对数，正常值为 7.35～7.45。

4. 动脉血氧含量（CaO$_2$） 指 100ml 动脉血氧中所含氧的毫升数，正常值为 19～21ml/dl。

5. 动脉血氧饱和度（SaO$_2$） 指单位血红蛋白含氧百分数或与氧结合的血红蛋白百分数，正常值为 93%～99%。

6. 碳酸氢根（HCO$_3^-$） HCO$_3^-$ 反映血液中的重碳酸氢盐浓度，代表碱性，由肾调节，正常值为 22～28mmol/L。

7. 剩余碱（BE） BE 反映缓冲碱的变化情况，正常值为 ±3mmol/L。BE 为正值提示代谢性碱中毒，BE 为负值提示代谢性酸中毒。

二、护理评估

（一）健康史

既往有无慢性肺疾病或与肺疾病相关的住院史。询问以往有无呼吸困难发作，每次发作与体力劳动、体位、季节、气候的关系；有无心脏病、糖尿病及肾脏疾病等；近期是否接触过放射治疗及胸腹腔手术；有无吸入刺激性气味和粉尘，有无过敏史。

（二）身体状况

1. 评估患者发病缓急，患者的临床表现，如呼吸困难程度，是否发绀，有无精神神经症状，是否有心动过速、心律失常，是否有消化道出血等。

2. 评估有无异常呼吸音，观察呼吸的频率、节律和深度，有无呼吸形态的改变，有无胸廓畸形及异常运动、鼻翼扇动、"三凹征"等，有无皮肤苍白或发绀。

3. 伴随身心状况及症状 轻度呼吸困难患者常有疲乏、情绪紧张、失眠等现象；重症者由于缺氧、二氧化碳潴留，出现烦躁不安、意识模糊、嗜睡，甚至昏迷。同时了解有无发热、胸痛、咳嗽、咳痰、咳粉红色泡沫痰、心悸、发绀、面色苍白、四肢厥冷等伴随症状。

（三）辅助检查评估

1. 实验室检查 检查血常规、动脉血血气分析、血清电解质以了解有无贫血、电解质和酸碱平衡紊乱；还可根据病情选做其他检查，如血糖及酮体、血尿素氮和肌酐等。

2. 影像学检查 X 线检查，因心肺疾患引起的呼吸困难多有明显的 X 线征象，不同疾病可有其相应的变化。

3. 支气管镜检查 可直接观察支气管的病变，并可采取细胞或组织进行生化、免疫、细菌等检查。

4. 肺功能检查 了解慢性呼吸困难患者肺功能损害的性质与程度。

5. 心脏检查 怀疑由心脏疾病引起的呼吸困难患者应作心电图、超声心动图、心向量图等检查。

（四）心理－社会状况

评估患者的心理－社会状况，呼吸衰竭患者常因呼吸困难产生焦虑或恐惧。由于治疗的需要，患者可能需要接受气管插管或气管切开，进行机械通气治疗，因此加重焦虑情绪。各种监测及治疗仪器也可能加重患者的心理负担。因此应了解患者及其家属对治疗的信心和对疾病的认知程度。

三、常见护理诊断及依据

1. 清理呼吸道无效 诊断依据如下。

（1）主要特征 咳嗽无效或没有咳嗽，不能排除呼吸道分泌物。

（2）次要特征 呼吸音异常，呼吸速率、节律、深度异常。

2. 焦虑 诊断依据如下。

（1）患者在无呼吸机支持时不能有效地进行呼吸。

（2）患者不能维持正常的气体交换。

（3）患者对预后充满恐惧感。

3. 语言沟通障碍 诊断依据如下。

（1）与紊乱思维有关。

（2）与脑缺血有关。

（3）与说话的能力出现障碍有关，继发于气管内插管，气管切开术，脑组织缺氧和 CO_2 潴留致语言表达障碍、意识障碍有关。

（4）与听力受损有关。

4. 有感染的危险 诊断依据如下。

（1）病理生理因素 与宿主防卫功能受损有关，继发于慢性疾病、癌症、肾衰竭、糖尿病、免疫抑制、免疫缺陷、白细胞改变或不足、呼吸系统紊乱、肝脏疾病。

（2）治疗因素 与微生物局部侵入有关，继发于手术、气管切开、肠内喂养。

（3）情境因素 ①与宿主防卫功能受损有关，继发于长期不活动、长时间住院、营养不良、感染史。②与病原体接触（从医院获得）有关。

5. 有皮肤完整性受损的危险 诊断依据如下。

（1）病理生理因素 与降低组织的血液供应和营养有关，继发于糖尿病、贫血、心肺功能失调、体温过高、营养失调、肥胖、脱水、水肿、瘦弱、营养不良。

（2）治疗因素　①与降低组织的血液供应和营养有关，继发于禁食状态。②与机械刺激或压力的影响有关，继发于约束带、鼻胃插管、气管插管。

（3）情境因素　①与化学性创伤有关，继发于排泄、分泌或有毒、有害物质。②与继发的活动障碍有关。③与体格消瘦有关。

6. 自理能力缺陷综合征　诊断依据：病理生理因素，与继发的缺乏合作有关。

7. 睡眠形态紊乱　诊断依据如下。

（1）入睡或保持睡眠状态困难。

（2）次要特征　烦躁；情绪异常。

8. 便秘　诊断依据如下。

（1）病理生理因素　与因缺氧造成的肠蠕动功能降低有关，与梗阻有关。

（2）治疗因素　与麻醉和外科手术对肠蠕动的影响有关。

（3）情境因素　与肠蠕动减少有关，继发于不能活动、缺乏锻炼；与缺乏能在排便时独处有关。

9. 腹泻　诊断依据如下。

（1）病理生理因素　①与吸收不好或炎症有关。②与感染过程有关。

（2）情境因素　与个人对一些细菌、病毒或寄生虫没有免疫力有关。

10. 不舒适　诊断依据如下。

（1）与不活动、姿势不当有关。

（2）与留置各种管道有关。

11. 气体交换受损　诊断依据如下。

（1）主要特征　用力时感到呼吸困难。

（2）次要特征　意识模糊、紧张不安；嗜睡及疲劳；肺血管阻力增加。氧含量降低、氧饱和度降低，经血气检查测定二氧化碳增加；发绀。

12. 营养失调　诊断依据如下。

（1）主要特征　摄入饮食低于推荐的每日供应量，体重下降。

（2）次要特征　休重低于标准体重和身高的 $10\% \sim 20\%$。

13. 口腔黏膜改变　诊断依据如下。

（1）与感染有关　糖尿病，感染。

（2）与机械刺激有关，继发于气管内插管或鼻胃管。

（3）与营养不良有关。

（4）与唾液分泌减少有关。

14. 有误吸的危险　诊断依据如下。

（1）意识水平下降有关，继发于麻醉、昏迷。

（2）与咳嗽和呕吐反射抑制有关。

（3）与咽喉反射抑制有关，继发于气管切开或气管内插管、镇静。

（4）一次喂入量过多。

四、计划与实施

（一）病情观察

观察患者的意识状态、呼吸、血压、脉搏、尿量、胸部体征、体温、皮肤、血气、痰等的变化。

1. 意识状态 观察患者是处于清醒、浅昏迷或深昏迷状态。

2. 呼吸 机械通气过程中要密切监测患者自主呼吸的频率、节律与呼吸机是否同步。

3. 胸部体征 机械通气时，注意观察两侧胸廓动度、呼吸音是否对称，否则提示气管插管进入一侧气管或有肺不张、气胸等情况。

4. 脉搏 机械通气时气道内压力增高、回心血量减少，可引起血压下降、心率反射性增快。

5. 体温 体温升高是感染的一种表现，也意味着氧耗量及二氧化碳产量的增多；体温下降伴皮肤苍白湿冷，则是休克的表现，应找出原因，采取相应措施。

6. 尿量 由于心排血量减少和血压下降，可引起肾血流灌注减低，血中抗利尿激素、肾素和醛固酮水平升高，使尿液的生成与排出减少。

7. 皮肤 皮肤潮红、多汗和表浅静脉充盈，提示有二氧化碳潴留；肤色苍白、四肢末梢湿冷，提示有低血压、休克或酸中毒的表现。在机械通气过程中，如出现表浅静脉充盈怒张，提示周围静脉压增高，循环阻力增加，应及时通知医生，对呼吸机参数进行调整。

8. 痰液的观察 根据痰液量、颜色及性状的改变，正确判断病情变化并采取相应的治疗措施。

（二）维持安全及有效的通气治疗

1. 机械通气时最重要的是维持连续性及紧密性，以确保患者获得足够的供氧和通气。

2. 为确保体弱患者在发生意外时，及早得到抢救，呼吸机报警系统要保持启动。

3. 护士要在床旁监测，以防发生意外；观察患者是否因病情恶化或机械障碍引起呼吸窘迫和呼吸衰竭。

4. 床旁要有简易呼吸器，吸痰装置及其他急救用品，以便急救使用。

5. 躁动的患者，必要时要给予束缚，以防患者在无意中拔除气管插管发生生命危险。

（三）维持足够的供氧

1. 按医嘱设定呼吸机参数，随时检查保证呼吸机未被意外改动。

2. 留置胃管，及时引流胃内过多的空气和液体，以减轻胃胀，增进肺部扩张。

3. 使用加湿器，以防因气道分泌物过多而产生气道阻塞，配合胸部物理治疗促进患者气道内分泌物排出。

4. 机械通气期间，遵医嘱使用镇静剂和镇痛剂，以减少不适及焦虑。必要时，应放入防咬牙垫或防咬器于患者口中。

5. 根据病情定时为患者变换体位，它不仅可以防止压疮的发生，更加可以促进肺内气体的分布，减低肺内痰液的潴留。

(四) 提供人工气道有关的护理

1. 环境管理

（1）在医院未设置 ICU 的情况下，将患者置于单人房间，便于管理和抢救治疗。

（2）室内给予通风，每日用含氯消毒液擦拭房间地面 4 次。

（3）保持室内温度 22.5~25.5℃，湿度 30%~60%。

（4）严格执行消毒隔离制度，定期做空气培养。

（5）正确运送和管理患者的检验标本。

2. 人员

（1）限制探视与工作人员，进入室内者应戴好帽子、口罩，进出病房时严格执行洗手制度。

（2）谢绝上呼吸道感染者入内。

3. 套管的固定

（1）插管后应拍胸片，调节插管位置使之位于左、右支气管分叉其隆突上 2~3cm。

（2）记录插管外露长度 经口插管者应从门齿测量，经鼻插管者应从外鼻孔测量。

（3）固定好插管位置后，每班测量 1~2 次并记录。

（4）用通透性良好的水胶型皮肤贴膜将导管固定于口腔周围。

（5）气管切开伤口不宜过大，否则易脱出。

（6）对神志不清、躁动不安的患者应给予适当的肢体约束，必要时应用镇静剂，尽量减少患者头部的活动或强调头颈部一致转动。

（7）寸带的松紧以容纳一个手指为宜。

4. 气囊的管理 气囊充气后，压迫在气管壁上，达到密闭固定的目的，保证潮气量的供给，预防口腔和胃内容物的误吸。但充气量过大，压迫气管黏膜过久，会影响该处的血液循环，导致气管黏膜损伤、甚至坏死。气管的毛细血管压力在 20~30mmHg，达 22mmHg 时可见对气管血流具有损伤作用，在 37mmHg 时可完全阻断血流。最理想的气囊压力应小于毛细血管渗透压 25cmH$_2$O。可以采用最小闭合容量技术及最小漏气技术两种方法，掌握气囊充气量。

5. 人工气道的湿化 建立人工气道后，使患者失去鼻腔等上呼吸道对吸入气体的加湿加热作用，气体直接进入气道，并且机械通气时被送入流速，容量较大的气体，使呼吸道失水，痰液变黏稠，损伤黏膜纤毛运动系统的功能，使痰液不易排出，甚至阻塞人工气道。吸入气温一般 32~34℃；若在 32℃ 以下，气温不足，达不到湿化的目的；若温度在 40℃ 以上，会造成气道损伤。

6. 吸痰 建立人工气道后的患者，因会厌失去作用，咳嗽反射减低，使咳痰能力丧失，因此吸痰至关重要。

（1）吸痰前必须预充氧 使用连接氧源的简易呼吸器进行手动充气 2~3 分钟。机械通气患者，给予纯氧吸入 3~5 分钟。

（2）吸痰管插入过程中不能带负压，以避免过度抽吸致肺萎陷。在吸痰管逐渐退出的过程中打开负压,抽吸时旋转吸痰管,并间断使用负压,不仅能增强吸引效果,还能减少黏膜的损伤。

(3) 吸痰动作要轻快,每次吸痰时间不宜超过 15 秒,每次吸引间期应吸入纯氧。

(4) 吸痰过程中密切监测心电、血压和脉搏氧饱和度。一旦发生异常,立即停止抽吸,并吸入纯氧。

(5) 在整个吸痰过程中应严格遵守无菌操作。

(6) 气道分泌物的抽吸应掌握指征,患者有分泌物潴留的表现时再进行吸引。过多吸痰会刺激气管黏膜,反而使分泌物增加。

(7) 吸痰管的外径以能顺利插入的最大外径为妥,一般应略小于人工气道内径的1/2。

(8) 吸引时负压不得 >50.7mmHg,以免损伤气道黏膜。尤其对支气管哮喘患者,应避免吸引时的刺激,以免诱发支气管痉挛。

7. 人工气道常见并发症

(1) 气道黏膜溃疡、感染、出血及气道狭窄。

(2) 气管食管瘘。

(3) 人工气道堵塞。

(4) 气管导管脱出。

(5) 感染。

(五) 维持足够的心脏输出及组织灌注

1. 间歇正压通气能够令胸腔内的压力增大,导致心脏受压,心脏的回流、输出以致组织灌流因而减少。

2. 观察患者的血压、脉搏、心电活动、尿量及外围组织灌流,及早发现病情变化。

(六) 维持正常的胃肠道及提供足够的营养

1. 尽早留置鼻胃管。

2. 应用胃黏膜保护剂。

3. 护士应该确保患者能够摄取足够的营养,协助患者肢体锻炼,轻度活动促进胃肠蠕动。

4. 如不能采用鼻胃管鼻饲者,尽早全肠外营养。

(七) 预防感染

1. 严格执行手卫生制度,减少院内感染。

2. 严格执行无菌操作技术。

3. 减少不必要拆卸呼吸机管道,以防管路内的细菌播散到病房中。

4. 监测感染。

(八) 维持基本的生理照护

1. 眼部护理 定时为患者滴眼药水,帮助患者闭眼,以防止眼睛受损。

2. 口腔护理 可减少口腔溃疡及口腔定植菌的误吸。

3. 皮肤护理 保持患者的皮肤清洁干燥，经常变化体位，按摩皮肤受压部位，以防发生压疮。

4. 排泄护理 观察患者排泄功能是否正常，找出原因，对症处理。尿失禁患者，及早留置尿管，晨晚间护理时给予会阴冲洗，便失禁患者及时给予肛周护理。

5. 肢体护理 长期卧床患者，应定时给患者进行肢体活动，帮患者穿上抗栓塞长袜以免发生下肢静脉栓塞。

（九）心理支持

1. 提供舒适的环境，比如室内安装柔和的灯光，保持安静，控制病室的湿度和温度。

2. 钟表放在患者视线所及范围内，帮助患者建立准确的时间定向力。

3. 与患者保持沟通，不能说话患者给纸和笔或利用眼神及肢体语言交流。

4. 患者焦虑时，护士应给予适当的心理安慰和支持。

五、护理评价

通过治疗与护理，患者是否达到以下标准。

1. 未发生误吸，患者痰液稀释为Ⅰ度，易于吸出。

2. 表现出有效咳嗽及肺部气体交换增加，呼吸道通畅。

3. 患者生命体征、血氧饱和度及各项检查结果等有所改善。

4. 营养状况得到改善。

5. 未发生压疮。

6. 能保持稳定的情绪、良好的心态。

7. 患者气管插管期间能与医护人员进行有效的沟通。

8. 患者应用呼吸机辅助期间肢体功能得到了锻炼。

（李东霞　聂菲菲　王秀军　刘　荣　矫晓克）

参考文献

1. 王丽娟. 实用结核病护理学. 北京：科学出版社，2009.

2. 郭爱敏，周兰姝. 成人护理学. 2 版. 北京：人民卫生出版社，2012.

3. 李亮，李琦，许绍发，等. 结核病治疗学. 北京：人民卫生出版，2013.

4. 马玙，朱莉贞，潘毓萱. 结核病. 北京：人民卫生出版社，2006.

5. 尤黎明，吴瑛. 内科护理学. 4 版. 北京：人民卫生出版社，2008.

6. 陈卫华. 耐多药肺结核的整体护理体会. 当代护士，2008，3（1）：15.

7. 刘成玉，靳艳，朱大乔. 健康评估. 北京：人民卫生出版社，2006.

8. 许绍发，李琦，张静波，等. 耐药结核病临床医生使用指南，北京：人民卫生出版社，2008.

9. 吴清芳，谭卫国，杨应周等. 耐多药肺结核患者的成因分析及护理对策. 现代护理，2005，24（11）：2109－2110.

10. 翟淑丽. 耐多药肺结核诊治分析. 医药论坛杂志，2006，27（8）：74.

11. 张敏. 人性化护理在老年人生活护理中的效果分析. 基层医学论坛, 2013, 17 (15): 1918 – 1919.

12. 米宁. 在院老年患者安全护理与干预. 医疗装备, 2010, 23 (9): 43 – 44.

13. 白洁. 老年结核病的诊断与治疗. 求医问药, 2012, 10 (8): 54 – 55.

14. 谭秋萍, 景小勤. 老年患者心理护理. 航空航天医学杂志, 2012, 10 (23): 1268 – 1269.

15. 吴英杰. 老年患者心理护理体会. 中国实用医药, 2007, 2 (1): 113 – 114.

16. 于凤云. 护士语言在老年心理护理中的运用. 家庭护士, 2007, 5 (9): 29 – 30.

17. 方玉安, 金袭. 2 型糖尿病合并肺结核口服抗痨及降糖药应用体会. 临床肺科杂志, 2006, 11 (3): 385.

18. 樊绘, 周琳, 张丽好, 等. 化疗联用母牛分枝杆菌菌苗在菌阳肺结核临床疗效观察及评价. 临床肺科杂志, 2007, 12 (3): 281 – 282.

19. 李兵, 徐昌辉, 施克传. 肺结核合并糖尿病的诊治分析. 实用心脑肺血管病杂志, 2011, 19 (10): 1723 – 1724.

20. 弭凤玲, 杜建, 姜晓颖, 等. 我国合并糖尿病初治涂阳肺结核患者治疗效果的系统评价和 meta 分析. 医学研究杂志, 2011, 40 (9): 51 – 55.

21. 王晶, 闫峰, 赵红丽等. 两组老年人肺结核东头调查分析. 当代医学, 2010, 16 (24): 46.

22. 王文渊, 王归真. 2 型糖尿病患者167 例低血糖原因分析. 中国社区医师 (医学专业半月刊), 2008, 10 (6): 66.

23. 翁秀凤, 李网娣. 肺结核合并糖尿病的护理干预. 实用临床医药杂志, 2011, 15 (6): 52 – 54.

24. 马念芳. 肺结核合并糖尿病 372 例心理状况评估及护理对策. 齐鲁护理杂志, 2010, 16 (16): 1 – 2.

25. 卫英, 胡丽. 糖尿病并发肺结核 54 例的护理. 护理与康复, 2011, 10 (10): 868 – 869.

26. 解丽洁. 艾滋病合并肺结核患者 81 例心理护理体会. 实用医技杂志, 2011, 18 (1): 99 – 100.

27. 闻曲. 刘义兰. 喻姣花. 新编肿瘤护理学. 北京: 人民卫生出版社, 2011.

28. 唐神结, 许绍发, 李亮. 耐药结核病学. 北京: 人民卫生出版社, 2014.

29. 綦迎成, 孟桂云. 结核病感染控制与护理. 北京: 人民军医出版社, 2013.

30. 陈晓英, 翁素吟, 卓亮辉. 肺结核合并乙型肝炎的护理. 基层医学论坛, 2010, 14 (1): 35 – 36.

31. 方琼, 张贤兰, 林兆原. 慢性肝病患者的抗结核治疗及安全性. 中国防痨杂志, 2008, 30 (1): 50 – 52.

32. 唐神结. 耐药结核病防治手册. 北京: 人民卫生出版社, 2009.

33. 王桂英. 护理干预促进肺结核合并糖尿病患者康复的效果研究. 中国实用护理杂志, 2010, 26 (19): 8 – 10.

34. 王小平．肺结核病合并精神疾病 30 例的观察与护理．中国误诊学杂志，2011，11（21）：5193.

35. 王桂英．肺结核咯血患者的护理．国际护理学杂志，2010，29（9）：1333.

36. 张爱仙．18 例精神病合并肺结核患者的护理干预．中外妇儿健康，2011，19（6）：480－481.

37. 熊承勋．精神分裂症合并肺结核临床研究．中国社区医师，2006，22（17）：22－23.

38. 刘燕红．精神分裂症合并肺结核的现状分析．井冈山医专学报，2007，14（3）：38.

39. 马丽华．精神分裂症合并肺结核 28 例诊治分析．中国厂矿医学，2007，20（1）：89－90.

40. 陈红云，李小勤．3 例精神分裂症合并肺结核患者的护理．当代护士：专科版，2010，3（9）：187－188.

41. 李丽华．心理与精神护理．2 版．北京：人民卫生出版社，2008.

42. 张桂兰．5 例偏执型精神分裂症合并肺结核护理．临床肺科杂志，2007，12（3）：309.

43. 段武钢，曾德志，罗建武，等．家访服务在预防精神分裂症复发中的积极作用．现代预防医学杂志，2010，37（24）：4645－4646.

44. 徐淑静，曾德志，甘明霞，等．认知心理护理对产褥期抑郁症患者康复的影响．现代中西医结合杂志，2010，19（35）：4621－4622.

45. 周伶俐，曾德志，涂亚莉．精神病合并肺结核 26 例护理体会．现代中西医结合杂志，2011，20（34）：4441－4442.

46. 关凤华．精神病合并肺结核的观察与护理．中国民康医学，2010，22（18）：2389.

47. 潘美华．精神病合并肺结核患者的护理．护理与康复，2011，10（8）：696－697.

48. 王玉红，唐琴．精神病合并肺结核患者的护理体会．黑龙江医学，2005，29（6）：471.

49. 高微微，李琦，高孟秋，等．特殊人群结核病治疗．北京：科学出版社，2011.

50. 刘淑媛，陈永强．危重症护理专业规范化培训教程．北京：人民军医出版社，2006.

51. 徐丽华，钱培芬，重症护理学，北京：人民卫生出版社，2008.

52. 陈红琴．实用 ICU 护理手册．北京：人民军医出版社，2006.

53. 张波，高和．实用机械通气治疗手册．2 版．北京：人民军医出版社，2006.

54. 周建新，席修明．机械通气与呼吸治疗．北京：人民卫生出版社，2007.

55. 解立新等．机械通气技术治疗呼吸衰竭的临床应用进展．武警医学，2007，18（8）：623－625.

56. 尹洪云，张青，唐神结．临床结核病学．北京：人民卫生出版社，2011.

57. 曾慧频．肺结核合并慢性乙型肝炎患者的观察及护理．当代护士，2007，9（9）：12－13.

第五章 常见肺外结核患者的护理

结核菌通过呼吸系统感染而使人患肺结核病，还可以由肺部病变通过血液或淋巴系统播散到人体的各个脏器。发生在肺部以外各部位结核病统称为肺外结核。常见肺外结核有：淋巴结结核、骨结核、结核性脑膜炎、浆膜结核（胸膜炎、心包炎、腹膜炎）、泌尿生殖系结核等。此外还有肠结核、皮肤结核、肝脾结核、眼结核、胰腺结核、乳腺结核、肾上腺结核等。

第一节　淋巴结结核患者的护理

一、定义

淋巴结结核已 3000 多年的历史，是淋巴结受到结核分枝杆菌感染后出现的一系列疾病的总称。它既可以是全身结核病的一个局部表现，也可以是局部感染的结果，其病原菌是人型或牛型结核分枝杆菌。

淋巴结分布于全身，包括体表和深部淋巴结结核，是肺外结核的好发部位，目前统计淋巴结结核居肺外结核的首位，儿童和青少年发病多见，其中浅表淋巴结结核以颈部淋巴结结核最为常见，女性多于男性，发病部位以右侧为多见。体表淋巴结结核多以颈部淋巴结最多（占 68%～90%），腋窝淋巴结结核次之（占 10%～15%）。深部淋巴结结核包括胸腔和腹腔，盆腔淋巴结结核，随着近年来结核病疫情的回升，腹腔淋巴结结核发病率有所上升，常以并发症为首发表现，其误诊率较高，应予以重视。

二、发病机制及病理

（一）颈部淋巴结结核发病机制和病理

1. 发病机制

（1）淋巴结感染　多来自头颈部器官，为结核原发组合的一部分，口咽喉等部位结核病的原发灶内结核分枝杆菌沿淋巴管达颈部淋巴结而同时发生，多引起颈上淋巴结结核，一般在颈部淋巴结被累及时，原始病变可能已愈合而不留任何痕迹。结核菌来自纵隔可以向上蔓延累及颈部淋巴结，锁骨上、颈深部的下群淋巴结，往往同时有胸腔内结核病变、纵隔、支气管淋巴结结核。

（2）血源感染　通过血行播散至颈部的淋巴结结核病变，是全身结核的一个局部表现，常为双侧淋巴结病变，这是一种慢性、局限于淋巴结的粟粒结核病。淋巴结的特征是其范围不大，不易与周围组织粘连，干酪样坏死及形成瘘管的趋势也不多。

（3）淋巴结结核的再燃　既往被感染的淋巴结结核病变，当遭到新的非结核性感染或免疫功能低下时引起的再燃，以上常易发生于病毒感染后。

2. 病理　结核性淋巴结炎的病理改变可分为4阶段：①淋巴组织增生，形成结节或肉芽肿；②淋巴结内干酪样坏死液化；③淋巴结包膜破坏，互相融合合并淋巴结周围炎；④干酪物质穿破至周围软组织形成冷脓肿或窦道。一般淋巴结核病理分为四型：干酪型结核、增殖性结核、混合型结核、无反应性结核。

（二）腹内淋巴结结核发病机制与病理

1. 发病机制　尽管该病常为全身结核的一部分，但单独发病亦非少见，年老体弱、糖尿病、艾滋病等机体免疫力下降患者易感染。感染途径有血行播散和非血行播散即肠道感染，结核菌通过小肠直接侵及引起，以上两种途径后者常见，主要是通过淋巴道播散和邻近器官直接侵犯。腹内淋巴结结核多见于青年。

2. 病理　腹内淋巴结核的病理，由于其受累的范围及分布情况，与邻近器官的相互影响等致其病理改变与多种并发症关联。临床所见常为多种病理改变同时存在，其基本组织病理学改变为：①结核性肉芽肿性淋巴结炎；②结核性淋巴结干酪坏死；③结核性淋巴结脓肿；④结核性淋巴结钙化。

三、护理评估

（一）健康史

既往的生活习惯、不良嗜好、疾病史、个人史、家族史、有无结核病接触、或是否既往患有结核病等。

（二）身体状况

1. 症状

（1）颈部淋巴结结核　全身症状轻者一般可无任何症状，较重者可出现慢性结核中毒症状，如低热、盗汗、乏力、纳差等。局部有肿胀感、疼痛和压痛等。

（2）腹内淋巴结结核　临床主要特点有：发热、腹痛及轻压痛，少数有腹部肿块、腹水等，消化道并发症有肠梗阻、肠瘘、消化道出血等。

2. 体征　颈淋巴结核以右颈双颈上部多见，局部有肿胀感、疼痛和压痛等。是否有明显淋巴结周围炎，常融合成团，与周围组织和皮肤粘连，移动受限，自觉痛和压痛，可触及高度肿大淋巴。

浸润型淋巴结常先有中心部位软化，以后逐渐或突然增大有波动，形成皮下寒性脓肿。若有继发感染，局部出现红、肿、热、痛等急性炎症表现。波动变表浅，极易破溃，流出稀薄的干酪样脓液，形成经久不愈的窦道。

（三）辅助检查

1. 结核菌素皮肤试验　结核菌素皮肤试验呈强阳性对诊断有重要意义。

2. X 线检查　发现淋巴结钙化，肺部或其他部位的结核病变，如腹部平片显示弥漫斑点状和斑块钙化灶，或局限性斑点状钙化灶，及肠梗阻表现，空回肠多个阶梯样液平。

3. CT 检查　颈部淋巴结结核影像特点为"三多"，即病变数目多，常融合成团，侵犯区域多以多种病理改变同时出现。腹内淋巴结结核 CT 检查：明确淋巴结受累范围及分布情况、明确淋巴结周边情况和融合情况、可发现钙化淋巴结等。

4. B 超检查 可检查颈部淋巴结结核、腹内淋巴结，B 超表现多个淋巴结融合粘连，显示不同时期的结核病理共存特征。

5. 彩超或 CT 检查 肿物做彩超或 CT 检查更是必须的，能够进一步了解肿物的整体大小，数量、液化程度以及与周围组织结构（血管、神经、气管、腺体等）的关系，对于明确肿物的类型、制定手术方案、评估手术风险均有重要意义。

6. 实验室检查

（1）淋巴结穿刺脓液中找到抗酸杆菌（涂片阳性率 30% 左右，培养阳性率 25% ~75%）。

（2）淋巴结摘除或针吸组织活检，阳性率可高达 90% 以上。

（3）血常规，肝、肾功能检查。

（四）社会－心理状况

患者对疾病的心理反应、认识程度。家属对患者的关心程度及家庭经济承受能力。

四、常见护理诊断/问题

1. 体温过高 与感染淋巴结结核有关。

2. 有皮肤完整性受损的危险 与颈部淋巴结结核有关。

3. 营养失调：低于机体需要量 与机体消耗增加、摄入减少有关。

4. 知识缺乏 与缺乏淋巴结结核的相关知识有关。

5. 焦虑/抑郁 与担心疾病的预后有关。

五、计划与实施

（一）一般护理

1. 饮食护理

（1）淋巴结结核同样是慢性消耗性疾病，因此要制定全面的饮食营养计划。为患者提供高蛋白、高热量、富含维生素的饮食。蛋白质不仅能提供热量，还可增加机体的抗病能力及机体修复能力，多食鱼、瘦肉、蛋、牛奶、豆制品等植物蛋白，成人每日蛋白质为 1.5 ~2.0g/kg（体重），每日摄入一定量的新鲜蔬菜和水果。

（2）增进食欲 增加饮食的品种，采用患者喜欢的烹调方法。患者进食时应心情愉快、细嚼慢咽，促进食物的消化吸收。

（3）监测体重 每周测体重 1 次并记录，判断患者营养是否改善。

2. 休息与运动

（1）淋巴结结核患者症状明显，伴有咯血、高热等严重结核病毒性症状，应卧床休息。

（2）恢复期的患者可适当增加户外活动，如散步、打太极拳、做保健操等，加强体质锻炼，充分调动人体内在的自身康复能力，增进机体免疫力功能，提高机体的抗病能力。

（3）轻症患者在坚持化疗的同时，可进行正常工作，但应避免劳累和重体力劳动，保证充足的睡眠，做到劳逸结合。

（二）用药护理

1. 全身化疗

（1）向患者及家属逐步介绍有关抗结核药物的知识，如借助科普读物及文字知识帮助理解。

（2）淋巴结结核相对于其他结核病化疗时间要长，强调早期、联合、适量、规律、全程的治疗原则。使患者树立治愈疾病的信心，积极配合治疗。督促患者按时服药、建立按时服药的习惯。

（3）观察药物的不良反应，鼓励坚持全程化疗，不要自行停药，防止治疗失败而产生耐药结核病，增加治疗困难和经济负担。

2. 局部治疗　局部治疗是全身化疗过程中的一种有效的辅助治疗手段，可局部用药与局部外科治疗。

（三）心理护理

1. 淋巴结结核同样属于慢性消耗性疾病，病程长，病情有时反复，需要长期服药，患者知道自己的疾病后，心理接受需要一个转变的过程。

2. 可表现为悲观失望，怕周围的人嫌弃自己而受到冷淡，甚至产生厌世的想法。焦虑、抑郁、孤独情绪，对病情恢复不利。

3. 护理人员要认真倾听患者的倾诉，并耐心解释，使他们正确对待疾病。给予患者心理上支持，来减轻患者精神和心理上的压力。

4. 愉快的接受治疗，坚定信心，早日康复。

（四）健康指导

1. 向患者及家属进行知识宣教，讲解结核病的预防控制。指导患者坚持规律、全程化疗，注意药物的不良反应，一旦出现及时随诊，听从医生的处理。

2. 室内保持良好的通风，患者外出时最好戴口罩。衣服、被褥、书籍在烈日下暴晒6小时以上进行消毒处理。

3. 指导患者戒烟、戒酒，加强营养合理膳食，忌服辛燥食物。

4. 合理安排休息，避免劳累，避免情绪波动及呼吸道感染，适当的户外锻炼，增加抗病能力，以不感觉累为宜。

5. 保持情绪安定，心情舒畅，积极治疗。

6. 病情变化随时就诊，定期复查。

六、护理评价

经过治疗和护理，患者是否达到以下标准。

1. 患者及家属能够采取有效的措施处理焦虑。

2. 患者体温降至正常。

3. 患者皮肤保持完好，有预防措施。

4. 患者将能够保持营养均衡，满足机体需要量。

5. 患者及家属对淋巴结结核知识了解。

第二节 骨关节结核患者的护理

脊柱结核护理

一、概述

脊柱结核（tuberculorsis of the spine）是结核分枝杆菌侵犯脊柱的一种继发性病变。

近年来，随着人口急剧增长及流动性增加，受生活习惯的影响以及耐药结核尤其是耐多药结核的出现与扩散，全球结核发病率呈逐年上升趋势。目前全球有结核病患者 3000 万左右，每年新增 800 万～1000 万。骨结核是较常见的肺外结核，其中脊柱结核发病率居首位，占全身骨与关节结核的 50% 左右，年龄以 20～30 岁最多，以胸腰椎发病较高，颈椎、骶尾椎较少，且大多数发生在椎体。

二、病因及发病机制

脊柱结核是一种继发病变，约 90% 继发于肺结核，此外，邻近脏器的病灶也可以直接扩散到脊柱。脊柱结核也可通过静脉或淋巴传播导致发病。当机体抵抗力较强时，病菌被控制或消灭；机体抵抗力降低时，可繁殖形成病灶，并出现临床症状。

三、病理和分型

（一）病理

在临床上为了便于观察到局部大体变化，根据相关文献报道病理分为下述两型。

1. 干酪渗出型 此型多见于儿童患者，骨关节破坏严重，渗出病变为主，形成寒性脓肿，这是病灶扩展的重要组成部分。如病情进一步恶化，可沿自然腔道或肌肉间隙向远离病灶处扩展形成流注脓肿，最后直至皮下形成体表脓肿，体表脓肿破溃形成窦道，长时间可导致继发感染。胸椎椎旁脓肿穿入肺组织或胸腔；腰大肌脓肿穿入毗邻的空腔脏器，如结肠或膀胱等也可发生。

2. 肉芽增殖型 多见于成人患者，病变发展慢、骨骼破坏较轻、寒性脓肿小。
上述两种病理分型的区分不是绝对的，可能同时或先后出现于同一患者。

（二）分型

根据病变的部位不同，将脊椎结核分为四型（图 5-1）。

1. 骨骺型（边缘型） 最常见，往往相邻椎体骺部同时受累，X 线摄片显示椎间盘狭窄。

2. 骨膜下型 常见于胸椎椎体前缘，脓肿在前纵韧带和骨膜下，纵向广泛剥离，多椎体前缘被破坏，这类型应与胸主动脉瘤侵蚀椎体相鉴别。

3. 中心型 病变起于椎体中心骨松质，椎体破坏后塌陷呈楔形。

4. 附件型 指病变原发于棘突、横突、椎板或上下关节等致密骨处。本型中25％并发不同程度脊髓功能损害，应与椎体附件肿瘤特别是脊椎转移瘤相鉴别。

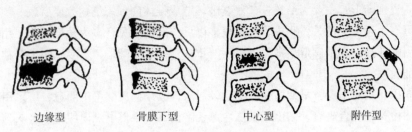

| 边缘型 | 骨膜下型 | 中心型 | 附件型 |

图 5 - 1　脊柱结核分型

四、护理评估

（一）健康史

1. 了解患者有无肺结核或其他结核病史，了解结核病的发病时间、药物治疗情况及痰结核杆菌培养结果。

2. 了解患者有无食物药物过敏史。

3. 了解患者肝、肾、心、肺功能，评估患者对手术的耐受力。

（二）身体状况

1. 全身症状 起病隐匿，发病日期不明确。患者倦怠无力，食欲减退、午后低热、盗汗和消瘦等全身中毒症状。偶见少数病情恶化急性发作，体温 39℃ 左右，多误诊重感冒或其他急性感染。相反，有病例无上述低热等全身症状，仅感患部钝痛或放射痛，也易误诊为其他疾病。

2. 局部症状与体征

（1）**症状** 局部疼痛，多为轻微钝痛。劳累、咳嗽、打喷嚏或持重物时可加重。

（2）**体征**

①疼痛：患处局限性钝痛，早期轻，随病情进展逐渐加重；劳累、活动后加重；在乘车震动、咳嗽、打喷嚏时加重，卧床休息后减轻；夜间疼痛加重。如果突然出现症状加重，多为椎体压缩或病变累及神经根，疼痛可沿脊神经放射，上颈椎放射到后枕部，下颈椎放射到肩或臂，胸椎沿肋间神经放射至上、下腹部，常误诊为胆囊炎、胰腺炎、阑尾炎等。下段胸椎 11～12 可沿臀下神经放射到下腰或臀部，为此 X 线摄片检查时多数仅摄腰椎片，从而下段胸椎病变经常被漏诊。腰椎病变沿腰神经丛多放射到大腿的前方，偶牵涉腿后侧，易误诊为腰椎间盘突出症。

②活动受限：病变周围软组织受到炎症刺激，发生疼痛、保护性挛缩，影响脊柱活动。颈椎与腰椎活动度大，容易查出，胸椎活动度较小，不易查出。脊柱主要有屈伸、侧弯和旋转三个方向活动。如患者无特殊固定体位，让患者主动屈曲、伸展、侧弯，观察活动是否受限。

③异常姿势：患者常有特定姿势异常，部位不同，姿势各异。颈椎结核患者常

有斜颈、头前倾、颈短缩和双手托着下颌体位。胸腰椎、腰椎及腰骶椎结核患者站立或行走时呈挺胸凸腹的姿势，坐时喜用手扶椅，以减轻体重对受累椎体的压力。正常人可弯腰拾物，因病不能弯腰而是屈髋屈膝，一手扶膝另一手去拾地上的东西，称之拾物试验阳性。

④脊椎畸形：主要为结核杆菌侵袭破坏造成椎体间形态结构改变所致。颈椎和腰椎可有生理前突消失，胸椎、胸腰段多以后凸畸形多见，多为角型后凸，用手触摸，一触即知。脊椎侧弯不常见，也不严重。脊椎后凸畸形，弯腰受限为脊柱结核的特征表现。

⑤压痛及叩击痛：早期病变较深且较局限，故局部压痛可不明显，可采用纵向叩击法检查：患者坐直，医生一手扶住患者胸前，一手握拳纵向叩击患者头顶，此时患者常有病损椎隐痛。当局部畸形出现后，用手按压后凸棘突，即能引起明显疼痛。

⑥寒性脓肿和窦道形成：常为患者就诊的最早体征，就诊时 70%～80%脊柱结核并发寒性脓肿（图 5-2），常将脓肿误认为肿瘤。位于深处的脊椎椎旁脓肿需通过 X 线摄片、CT 或 MRI 显示。寰枢椎病变可有咽后壁脓肿引起吞咽困难或呼吸障碍；中、下颈椎脓肿出现在颈前或颈后三角；胸椎结核椎体侧方呈现张力性梭形或柱状脓肿，可沿肋间神经血管束流注至胸背部，偶可穿入肺脏、胸腔、罕见的可穿破食道和胸主动脉；胸腰椎、腰椎的脓肿可沿一

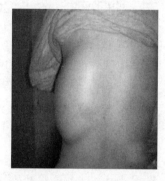

图 5-2 腰椎结核并发腰大肌脓肿

侧或两侧髂腰肌筋膜或其实质间向下流注于腹膜后，偶穿入结肠等固定的脏器，向下直至髂窝、腹股沟、臀部或腿部；骶椎脓液常汇集在骶骨前方或沿梨状肌经坐骨大孔到股骨大转子附近。脓肿可沿肌肉筋膜间隙或神经血管束流注至体表。经治疗可自行吸收，或自行破溃形成窦道。窦道继发感染时，病情将加重，应尽量避免。

⑦脊髓受压：结核性炎症蔓延到椎管或椎体畸形压迫脊髓，可出现脊髓受损症状，脊柱结核特别是颈胸椎结核圆锥以上患者应注意有无脊髓压迫症，四肢神经功能障碍，以便早期发现脊髓压迫并发症。若炎症控制不理想，直接累及蛛网膜下隙，引起结核性脑膜炎，预后极为不良。脊柱结核合并脊髓损伤是预后最差的一种类型。

（三）辅助检查

1. X 线检查 了解病变大致部位，可见椎体破坏塌陷、椎间隙狭窄，显示椎旁及腰大肌脓肿阴影；X 线摄片在疾病早期多为阴性，起病后 6 个月左右，椎体骨质 50%受累时，常规 X 线摄片才能显示出。X 线摄片早期征象表现在椎旁阴影扩大，随后出现椎体前下缘受累、椎间变窄、椎体骨质稀疏、椎旁阴影扩大和死骨等。椎体骨质破坏区直径<15mm 者，侧位摄片多不能显示，而体层摄片破坏区直径在 5mm 左右就能查出。在椎体松质骨或脓肿中时可见大小死骨。

（1）脊柱生理弧度的改变 颈椎和腰椎变直，胸椎后突增加。严重时，颈椎

和腰椎也可向前屈曲。

（2）椎体改变　早期改变轻微、局限，特别是边缘型，常常仅见椎体某一边角局限性毛玻璃样改变，或密度不均，容易遗漏。当病变广泛，死骨形成时，X线表现典型，呈大片密度不均影，常常是破坏和硬化并存，死骨因无血运，密度高，和周围边界清楚。椎体破坏压缩时，椎体变窄，边缘不齐。结核椎体空洞，多表现小而局限，边缘硬化，常有死骨。

（3）椎间隙改变　间隙变窄或消失，边缘不齐、模糊。如为中心型椎体结核，早期椎间隙也可无变化。

（4）椎体周围软组织　多以病变椎体为中心，颈椎可见椎前软组织阴影增大，气管被推向前方或偏于一侧。胸椎可见不同类型的椎旁脓肿阴影。腰椎可见腰大肌阴影增大增深，说明脓液多。如软组织阴影不很大，但有明显钙化，说明病情已经稳定。

2. CT 检查　可清晰显示椎体病灶部位，有无空洞和死骨；早期发现细微的骨骼改变以及脓肿的范围，还可以显示椎间盘、椎管的情况。对常规 X 线摄片不易获得满意影像的部位更有价值。结合临床资料综合分析，如椎旁扩大阴影中，有钙化灶或小骨碎片时，有助于脊柱结核的诊断。但 CT 有时还是无法鉴别脊柱结核和脊椎肿瘤。

3. MRI 检查　可早期诊断（临床症状出现 3 个月后，X 线片、CT 片均不明显时），了解局部病变性质，有否椎旁脓肿，判断脊髓受压情况及变性与否。

4. B 超检查　检查椎旁脓肿和腰大肌脓肿情况。

5. 实验室检查

（1）血常规　改变不明显，可有淋巴细胞增多。如合并感染，白细胞总数和中性粒细胞占比增高，病程长者，红细胞数和血红蛋白水平均可降低。

（2）红细胞沉降率（血沉）　血沉在活动期升高，多在 30～50mm/h，如明显升高，提示病情活动或有大量积脓。静止及治愈期逐渐下降至正常，如再次升高说明有复发的可能，无特异性。

（3）结核杆菌培养　一般取脓液、死骨、结核肉芽组织进行培养，阳性率为30% 左右，具有定性诊断价值。但培养时间长，阳性率不高。

6. 结核菌素试验（PPD 试验）　阳性反应是一种结核特异性变态反应，它对结核菌感染有肯定的诊断价值。PPD 主要用于少年和儿童结核病诊断，对成人结核病诊断只有参考价值，阳性反应仅表示有结核感染，并不一定患病；若试验呈强阳性者，常提示人体内有活动性结核。PPD 对婴幼儿的诊断价值比成年人大，因为年龄越小，自然感染率越低，而年龄越大，结核菌自然感染机会越多，PPD 阳性者也越多，因而诊断意义也就越小。

（四）心理 - 社会状况

由于脊柱结核为消耗性疾病，病程较长，症状重，住院期间患者心情复杂；一方面希望尽快手术治疗，另一方面对治疗信心不足，担心治疗效果。因此我们需要针对不同患者的不同心理反应进行心理疏导，使患者安心接受治疗。

五、常见护理诊断/问题

1. 恐惧/焦虑 与病程长、对疾病预后担忧有关。

2. 疼痛 与脊柱结核和手术有关。

3. 低效型呼吸形态 与颈椎结核及咽后壁寒性脓肿有关。

4. 有皮肤完整性受损的危险 与局部长期受压、体液刺激、机体营养状况不良等有关。

5. 躯体移动障碍 与结核、手术或截瘫有关。

6. 营养失调：低于机体需要量 与食欲差和结核病消耗有关。

7. 潜在并发症 抗结核药不良反应。

8. 知识缺乏 与缺乏疾病治疗及康复知识有关。

六、计划与实施

治疗原则：脊柱结核是结核杆菌全身感染的局部表现，其治疗必须遵循局部与系统兼顾的综合治疗原则。包括：保持充足的睡眠、加强营养、局部制动、药物化疗及外科治疗等。抗结核药物治疗是脊柱结核的根本治疗方法，应贯穿整个治疗过程，合理、规律、系统、长期抗结核化疗仍是脊柱结核手术成功的前提和手术后疗效的重要保障。

（一）抗结核药物治疗

遵循"早期、联合、适量、规律、全程"治疗肺结核的原则，注意观察药物的不良反应。

（二）脊柱制动

1. 枕－颌带牵引 用于颈椎结核，可试用于胸椎1～3结核，简单易行，易于脱卸，根据需要可以调节牵引的重量2～3kg，调节牵引的重量切勿超重。

2. 颈围或颈托 由前后两片构成筒式颈围，适用于轻型颈椎结核的制动。

3. 脊柱支架 用塑料或铝合金支架组成与身体躯干曲线相适应的支架，固定脊柱结核患者的节段，达到制动辅助治疗的作用。脊柱支架固定的范围如图5-3、图5-4所示。

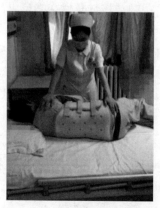

图5-3 为患者佩戴支具后片

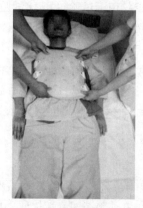

图5-4 为患者佩戴支具前片

（1）颈椎 1~7 结核　支具由前后各 2 根铝条制成的支具。

（2）胸椎 4~腰椎 2 结核　支具上起胸椎 7 下至骶椎。

（3）胸椎 1~3 结核　可用颈胸段支具，亦可采用枕颌带牵引。

（三）寒性脓肿和窦道处理

体表有较大的寒性脓肿可穿刺抽液，减轻疼痛，缓解全身中毒症状，必要时可重复进行。穿刺要注意通过一段正常皮肤和软组织进针，以免穿刺后针孔流脓形成窦道。如脓腔大并有大量干酪坏死物不易抽取，或表面潮红有继发感染自行破溃不可避免时，在无菌技术下可置硅胶管行闭式引流。窦道继发感染的患者，根据细菌药敏试验，给予抗生素治疗，局部置硅胶管引流。而不采取局部抗生素冲洗，以免表层细菌带入深部，引起深部感染。

（四）截瘫的护理

1. 压疮护理

（1）要做到勤翻身、勤擦洗、勤整理、勤更换、勤检查、勤交代，可实行床边翻身卡，标明患者卧位及翻身时间、皮肤完整性，记录每次翻身的时间和方法，实行压疮报告制度。

（2）防止局部组织长期受压，每隔 1~2 小时给患者翻身一次，给患者变换体位时，护士除掌握翻身技巧外，还要根据力学原理，减轻局部的压力。患者侧卧时，使人体与床成 30°角，以减轻局部所承受的压力；并用枕头支撑避免髋部受压。病情危重暂不宜翻身者，应每 1~2 小时用约 10cm 厚的软枕垫于其肩胛、腰骶、足跟部，增加局部的通透性，减轻受压部位的压力，使软组织交替承压。

（3）注意保护患者的骨隆突及支撑区，使用软枕、棉垫等将压疮容易发生的位置和支撑区隔开，身体空隙加软枕支托，以加大支撑面，避免某个部位的压强过大。亦可使用海绵式压疮垫、自制水床、脉冲式充气床垫、明胶床垫、交替压力床垫等。避免使用环状器材，如圈状垫，因为它可使压力分布在圈状物衬垫的皮肤组织上，导致单位面积上组织压力增大，使发生压疮的部位及周围组织血液循环不足、营养缺乏而延误压疮部位的修复，并易发生新的压疮。

（4）避免出现剪切力，当床头过高时就会发生剪切力和骶尾部受压。因此，临床指导患者半坐卧位时床头抬高不应超过 30°，并注意不超过 30 分钟。

（5）避免对局部发红皮肤进行按摩，软组织变红是正常保护性反应，因氧气供应不足引起，连续仰卧 1 小时受压部位变红，更换后一般可以在 30~40 分钟内褪色，不会使软组织受损，所以无须按摩。如果持续发红则表明已受损，此时按摩可能刺激过度的血流并对受损组织产生破坏，导致严重损伤。

2. 合并尿失禁患者　给予留置尿管，加强尿管护理。

3. 大便失禁患者　及时清洁肛门，注意保护肛门周围的皮肤，必要时涂油、喷药物保护膜。

4. 其他　指导患者进行肢体功能锻炼，以防肌肉萎缩、骨质疏松、关节僵直或畸形。锻炼方法：屈、外伸、展、内收肢体，旋转肩、腕、踝关节；轻轻按摩肌肉及皮肤，一般情况下每日锻炼 2~3 次。截瘫恢复期或合并不全截瘫的患者，可嘱其进行主动性功能锻炼，如屈、伸、抬高患肢等。截瘫加重或合并完全截瘫的患者，肢体的功能锻炼由医护人员协助完成。

（五）手术治疗与护理

1. 手术治疗　在全身支持疗法和抗结核药物的控制下，及时正确地进行手术治疗可以缩短病程，预防或矫正畸形，减少致残和复发。

（1）手术指征　明显的死骨及大量脓肿形成；窦道经久不愈者；伴脊髓受压神经根刺激症状者。

（2）手术原则　正确的手术方式及入路选择是完成手术的基础；病灶彻底清除，脊髓压迫减压，椎体植骨融合，重建脊柱稳定性是脊柱结核手术的关键；术后配合足疗程、规范抗结核药物治疗是预后良好的保证。

2. 一般护理

（1）按照整体护理的要求收集相关资料，进行护理评估，为制定护理措施提供依据。

（2）协助患者完善各项检查，充分告之检查的目的和注意事项。检查项目有胸部 X 线、病变阶段正侧位 X 线、CT、MRI、B 超、痰集菌、血尿常规、血沉、血生化、凝血功能、心肺功能等。

（3）做好疾病知识讲解，评估患者对疾病知识的需求、文化程度、接受能力，采用形式多样的方法为患者提供相关知识，向患者讲明规律、全程应用抗结核药物重要性；讲解抗结核药物的作用和副作用；空腹服抗结核药物的目的；讲解手术治疗的意义及手术前后的注意事项。

（4）病情严重者要绝对卧床休息，局部制动，以缓解疼痛，防止病变加重。患者卧床期间做好生活和皮肤护理，满足生活需求，预防压疮发生。

（5）嘱患者进食高蛋白、高热量、高维生素的食物，增加营养，提高机体的抵抗力。

（6）向患者讲明颈部戴颈托、行枕颌带牵引、带腰围及其他支具的重要性和注意事项，取得患者的配合。定时检查牵引的有关装置是否妥当、有效。

（7）严密观察病情变化预防并发症发生，如颈椎结核合并咽后壁脓肿的患者，由于脓肿增大容易压迫食管或气管，故应注意观察有无进食受阻、呼吸困难。另外还应注意观察患者的双下肢运动功能，如发现患者下肢软弱无力，走路步态不稳，即是合并早期瘫痪的征兆，应嘱患者绝对卧床休息，立即通知医生。

（8）做好患者的出院指导，尤其要叮嘱患者按时服药，观察药物不良反应；注意休息；适时锻炼；定期复查。

3. 手术前护理

（1）术前一周护理　①核对手术通知单，包括姓名、性别、年龄、住院号、卧位、诊断、手术名称、血型、输血日期、配血量、手术日期、麻醉方法，查对患者的各项检查、化验是否齐全、正常，发现问题及时与主管医生联系。②依据患者的不同心理特点，进行心理护理，解除患者的心理顾虑，以最佳的心理状态迎接手术。③结合患者不同病情，有计划、有针对性地向患者介绍术前应做的准备，对手术后可能留置的一些导管，如氧气管、引流管、导尿管、监测仪等的重要性及目的，详细介绍，让患者有心理准备。④指导患者练习床上排尿、便，避免由于体位改变而引起的便秘和排尿困难。⑤指导患者行综合性肺功能训练：缩唇呼吸训练、腹部运动式呼吸、膈肌运动式呼吸、吹气球与吸气练习、正确有效地咳嗽等。⑥为患者采集血标本，送血库配血。⑦指导或协助患者做好个人清洁护理，如洗澡、理发、刮胡须、剪指甲等。⑧加强营养，注意休息，预防感冒。⑨支具的准备：根据手术方式及医嘱准备辅助支具，评估患者情况并选择适宜的材质和支具型号。⑩术前访视：手术室护士到患者床旁行术前访视。

（2）术前一日护理 ①遵医嘱准备手术部位皮肤；②遵医嘱行结肠灌洗或晚间给予甘油灌肠剂灌肠，儿童给予开塞露灌肠，灌肠后协助患者排便；③嘱患者术前12小时禁食，术前6小时禁水；④遵医嘱晚间适当给予镇静药物；⑤准备好患者的病历和影像资料。

（3）术日晨护理 ①测体温、脉搏、呼吸、双上肢血压，并记录；②消毒手术区皮肤，胸腰椎病变用无菌胸带包扎，小儿用治疗巾包扎。有窦道者换药后再行消毒包扎；③嘱患者取下义齿、发卡，更换清洁病服，保存好贵重物品；④遵医嘱按时给予术前用药，根据患者的情况、手术方式、手术台次计算输液量及输液速度；⑤由手术室护士携带病历和影像资料接患者到手术室。

4. 手术后护理

（1）全麻术后护理常规 了解麻醉和手术方式、术中情况、切口和引流情况；给予患者持续低流量吸氧；床挡保护，防患者坠床；严密监测患者的生命体征。

（2）呼吸道管理 患者床旁应准备气切包、负压吸引器、开口器、舌钳、吸痰盘；应严密观察患者呼吸频率、节律、深度、血氧饱和度；当患者自诉气紧或稍有烦躁，应立即通知医生；鼓励患者深呼吸、及时咳出痰液；痰液黏稠不易咳出者，应予以雾化吸入。

（3）伤口观察及护理 观察伤口有无渗血、渗液，若有渗血、渗液，应及时更换敷料；观察患者颈部肿胀情况、气管是否居中、切口周围张力有无增高，有无发声改变、胸闷、气短、呼吸困难、发绀等症状，如有异常，应立即通知医生并及时处理；保持切口敷料清洁干燥，进食时应避免敷料被污染。

（4）引流管的观察护理 保持伤口引流管固定稳妥、维持引流管通畅；观察引流液的性状、颜色、量。一般引流液为暗红色，如果引流液为鲜红色且引流液量大，应考虑有无活动性出血的可能；如果引流量多且为淡红色或清水样，应考虑有无脑脊液漏的可能，应及时回报医生。

（5）脊髓神经功能的观察及护理 观察患者有无声嘶、饮水呛咳等现象；观察患者四肢感觉、运动功能情况，并与术前进行比较；观察患者大小便功能情况；如发现异常应及时通知医生进行处理。

（6）疼痛护理 评估患者疼痛情况，遵医嘱给予镇痛药物，对有镇痛泵（PCA）患者，应维持管道通畅，评级镇痛效果。

（7）基础护理 做好患者口腔护理、尿管护理、定时协助轴线翻身等工作。轴线翻身方法（图5-5、图5-6）：两名护士站在病床两侧，使用翻身布将患者平移至与翻身相反的方向，利用翻身布将患者轴向翻转至侧卧位，嘱患者身体前倾，将一软枕置于上腿膝下，上腿膝关节呈自然弯曲状。

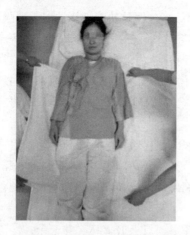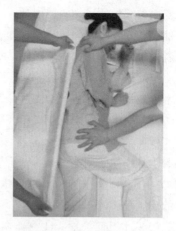

图 5 - 5　将患者平移至患者欲翻身方向的对侧床旁　　　图 5 - 6　患者翻身至侧卧

5. 功能锻炼

（1）原则　遵循早期、循序渐进、持之以恒原则。

（2）主动运动　鼓励患者对能动的肌肉、关节都尽最大可能地运动。患者通过扩胸运动、抗阻力运动等训练上肢功能；非颈部损伤者，指导患者做颈部前屈、后仰、旋转等活动；加强患者深部呼吸、咳嗽、咳痰训练。

（3）被动运动　帮助瘫痪的肢体行关节的被动活动以及肌肉按摩；被动活动下肢，行抬高、伸膝、屈髋等训练。

（4）膀胱功能训练　评估膀胱自主控尿能力，制定膀胱功能训练计划；早期应保留尿管，嘱患者训练膀胱逼尿功能，拔除保留尿管后，鼓励患者自行排尿。对仍不能自行排尿者，可指导自行间隙导尿法。

（六）健康指导

1. 做好饮食指导，进食高蛋白、高维生素饮食。

2. 遵医嘱坚持抗结核药物治疗，定期到医院进行影像学检查、血常规、血沉及肝肾功能检查。

3. 根据患者个体情况制定功能锻炼计划，预防肢体废用综合征。

4. 指导患者合理使用护具，做好运动保护。

七、护理评价

通过治疗和护理，患者是否达到以下标准。

1. 临床症状减轻。

2. 能够正确服用抗结核药物，未出现抗结核药物中毒的症状。

3. 营养状况恢复正常，并维持体重的正常范围。

4. 坚持康复锻炼，无并发症发生。

颈椎结核护理

一、概述

颈椎结核发病率低，约占脊椎结核的 2.74%。多见于青少年和儿童，男女性别差异不大。颈椎结核早期有颈部活动受限，似落枕感，以后因疼痛而出现颈部肌肉痉挛，患者常出现斜颈，头向患侧，以手托着患侧下颌支撑头部，或以整个身躯的旋转或弯曲来带动头部活动的强迫体位。

咽后壁脓肿是颈椎结核最常见的并发症。较大的咽后壁脓肿可造成局部压迫症状，如睡眠时有鼾声或吞咽困难，甚至呼吸困难等。咽后壁脓肿可向前穿破咽部，使脓液、死骨碎片及干酪样物质由口腔吐出或被咽下。颈椎结核的脓液沿椎前肌膜向下扩展至上胸椎，或向颈部两侧流注至胸锁乳突肌的后方，形成胸锁乳突肌旁脓肿。

当病变累及交感神经节时，可出现患侧瞳孔散大的体征。枕神经受累，疼痛向头顶及乳突放射。当病变向后方蔓延进入椎管时，可并发神经功能障碍或截瘫。寰枢椎脱位或半脱位时，因颈髓受压造成四肢瘫或截瘫。

二、护理评估

（一）健康史

1. 了解患者有无肺结核或其他结核病史，了解结核病的发病时间、药物治疗情况及痰结核杆菌培养结果。

2. 了解患者有无食物药物过敏史。

3. 了解患者肝、肾、心、肺功能，评估患者对手术的耐受力。

（二）身体状况

1. 评估患者局部疼痛的症状。

2. 评估患者吞咽或呼吸困难症状。

3. 评估四肢感觉、肢体运动功能有无减退或消失，肢体麻木或无力症状。

4. 评估患者有无颈部活动受限。

5. 观察斜颈，手托着患侧下颌支撑头部。

（三）辅助检查

1. X 线检查 早期有颈部生理前凸曲线减小，椎间隙变窄，以后可消失。颈椎侧位可见椎前软组织阴影明显增宽。上纵隔阴影增宽，或可见气管受压移位。

2. CT 或 MRI 检查 可清楚显示骨质破坏、咽后壁和颈部两侧脓肿，以及椎管内病变、颈髓受压情况。

（四）心理－社会状况

患者对疾病缺乏正确认识，担心预后不佳或复发甚至合并截瘫，以及因治疗康复时间长而影响生活及工作等因素，易导致患者出现消极的情绪反应，因而需观察患者的心理反应，评估患者的心理状况及对疾病的认知程度，了解患者经济承受能力及家庭对患者的支持程度。

三、常见护理诊断/问题

1. 恐惧/焦虑 与病程长、对疾病预后担忧有关。

2. 疼痛 与颈椎结核和手术有关。

3. 营养失调：低于机体需要量 与食欲不振和结核病消耗有关。

4. 有皮肤完整性受损的危险 与局部长期受压、体液刺激、机体营养状况不良等有关。

5. 低效性呼吸形态 与颈椎结核及咽后壁寒性脓肿有关。

6. 潜在并发症 抗结核药不良反应。

7. 知识缺乏 与缺乏疾病治疗及康复知识有关。

四、计划与实施

（一）保守治疗

牵引、制动；脓肿穿刺及抗结核药物的应用等。牵引、制动的目的是保持咽部及呼吸道通畅，防止颈部异常活动，预防颈部进一步损伤。患者牵引术时应加强护理，预防压疮及过牵的发生。对于较大的咽喉脓肿影响吞咽及呼吸道通畅时可经口腔做脓肿穿刺。

（二）手术治疗及护理

1. 一般护理 详见脊柱结核。

2. 心理护理 针对患者的心理问题，给予心理疏导。主动关心患者，向其讲解疾病和手术的相关知识，耐心解答他们的疑问，鼓励他们说出自己的心理感受。介绍同类疾病已手术成功的患者与之交流，使其增强信心，积极配合治疗。

3. 手术前护理

（1）详见脊柱结核手术前护理。

（2）患者应根据术中体位进行体位练习，直到患者能够坚持术中体位 $1 \sim 2$ 小时以上。颈椎前路手术的患者需做好气管推移训练。

4. 手术后护理

（1）详见脊柱结核常规护理。

（2）保持呼吸通畅，舌后坠者可放口腔通气道；口腔和气管内的分泌物要及时吸出；如痰多需做气管插管或气管镜吸痰时应积极做好有关的配合工作。

（3）观察颈部有无肿胀、渗血、气管位置是否居中，注意有无声音嘶哑、呼吸频率和呼吸幅度的改变，观察伤口敷料是否清洁干燥，陈旧血迹是否扩大；观察渗出液的颜色、性状、量以及是否伴有异味，并记录；若切口周围伴随红、肿、热、痛等炎症反应症状应立即报告医生并处理。

（4）观察四肢感觉、运动状况，有无肢体麻木或肢体麻木有无改善。行内固定术后注意观察有无吞咽困难。

（5）观察术侧有无瞳孔缩小、眼睑下垂、面部干燥无汗。出现上述情况说明星状神经节受损。

（6）术后4~6小时给枕，定时协助患者轴线翻身，预防压疮发生。注意翻身保护头颈部（图5-7、图5-8）。

（7）注意颈部活动不宜过大，戴好颈托，颈托大小要适合。

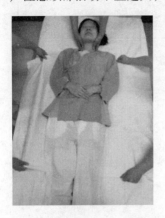 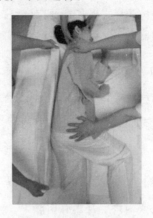

图5-7　患者翻身保护头部　　　　图5-8　患者翻身至侧卧

（三）健康指导

1. 饮食指导，高蛋白、高维生素饮食。

2. 遵医嘱坚持治疗，定期到医院进行影像学检查、血常规、血沉及肝肾功能检查。

3. 协助并指导患者及家属坚持做好主动及被动肢体功能锻炼。

4. 对患者说明佩戴颈托的目的、意义、注意事项、使用时间；指导患者或家属学会自行佩戴颈托（图5-9、图5-10）。

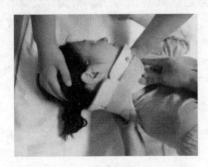 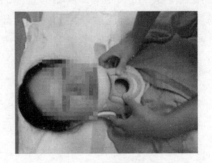

图5-9　为患者佩戴颈托后片　　　　图5-10　为患者佩戴颈托前片

（1）卧位　①双手托住枕部并轻轻抬起枕部；②将后垫通过近侧颈部向对侧插入或从枕部向下插入，使后垫下缘至肩颈部，上缘应低于两侧耳廓，注意暴露患者耳廓皮肤，以防发生压疮；③将前托两侧稍微外展，从胸骨柄处将前托向上推移，直到下颌部完全放入前托的下颌窝内为止；④从后面向前拉紧双侧粘胶带，并调节至适宜松紧度，粘好粘扣。

（2）坐位　先妥善放置好前托位置，一手托住并固定下颌，另一手将后垫置于枕颈部中央位置，从后面完全将前托包裹向前拉紧双侧粘扣，注意松紧度的调节，并粘好粘扣。

（3）注意事项　①颈托的松紧要适宜，佩戴后患者应无气紧、头晕等不适，以能放入 1 个手指为宜。②使用时应注意观察患者的颈部皮肤状况，防止颈部及耳廓、下颌部皮肤破损。③颈托一定要先佩戴好后，患者再坐起或下床，直到卧床后方可去掉颈托。④长期使用颈托可能会引起患者颈背部肌肉萎缩、关节僵硬，所以颈托佩戴时间不是越久越好，应遵医嘱进行。

五、护理评价

经过治疗和护理，患者是否达到以下标准。

1. 患者是否维持正常呼吸。

2. 患者营养状况是否恢复正常，并维持体重处于正常范围。

3. 患者是否按预期目标逐渐康复。

4. 患者有无抗结核药物中毒的症状。

5. 患者疼痛是否有所缓解。

6. 患者是否消除焦虑心理，保持心态平和。

胸椎结核护理

一、概述

脊椎结核中胸椎结核发病率占第二位，发病率高达 40.57%。病变的发展有三大特征即明显的后凸畸形、广泛的椎旁脓肿和脊髓受累并发截瘫。胸椎结核上述特征亦与其部位和解剖结构紧密相关，病变多在椎体并早期累及椎间盘，脊椎胸段的正常生理后凸由于病变椎间盘的破坏消失，病变椎体塌陷压缩的楔形变，呈现明显的后凸畸形。胸椎脓肿可沿肋间或局部向体表流注，椎旁形成张力性脓肿，可破入胸腔出现高热、胸痛、憋气等急性胸膜炎症状。脓肿若向后可突入椎管造成脊髓压迫症。下位胸椎及胸腰椎结核脓肿可在腰上三角区和腰三角区突出体表形成窦道，亦可沿腰大肌向髂窝流注，并可下降到股部。

胸椎结核的疼痛早期常局限在病变椎体棘突及其两旁，也可刺激肋间神经引起相应部位的放射痛。截瘫是胸椎结核最为严重的并发症之一，约占脊椎结核合并截瘫的 85%。截瘫的早期表现为乏力，肢体行动笨拙，步态不稳，皮肤感觉迟钝或有疼痛过分敏感和皮肤上有蚁行感，肢体可有痉挛，甚至可发生排尿困难。截瘫症状主要表现为感觉、运动、括约肌功能障碍和神经营养障碍以及神经反射异常几方面。

二、护理评估

（一）健康史

1. 了解患者有无肺结核或其他结核病史，了解结核病的发病时间、药物治疗情况及痰结核杆菌培养结果。

2. 了解患者有无与结核病患者的接触史、生活史及其他疾病史。

3. 了解患者有无食物、药物过敏史。

4. 了解患者肝、肾、心、肺功能，评估患者对手术的耐受力。

（二）身体状况

1. 评估患者疼痛的部位、程度，有无肋间约束感。

2. 评估感觉、运动及括约肌功能，如患者是否出现下肢无力、行走困难；大小便失禁；下肢运动感觉丧失等。

3. 评估患者皮肤及营养状况，判断压疮的风险。

4. 观察脊柱生理曲度，有无后凸畸形以及其部位、程度。

（三）辅助检查

1. X 线检查 显示椎体密度减低呈溶解状，骨质破坏、缺损、塌陷压缩，密度不等，死骨出现，椎间隙狭窄或消失，脊柱侧弯甚至侧方移位，椎旁软组织阴影增宽（图 5 – 11）。

2. CT 或 MRI 显示骨质及椎间盘破坏、死骨、脓肿与椎体关系及脓肿大小、液化情况。MRI 可以观察脊髓受压程度及范围等情况。

3. B 超 显示病变相应处的脓肿，亦可B 超定位下穿刺抽脓。

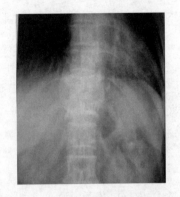

图 5 – 11　$T_{10 \sim 11}$ 结核并发椎旁脓肿

（四）心理 – 社会状况

胸椎结核患者卧床时间长，特别是出现截瘫后患者对治疗和预后信息不足，出现悲观、失望、恐惧、焦虑等心理问题，因而需观察患者的心理反应；评估患者的心理状况、评估患者对疾病的认知程度；了解患者经济承受能力及家庭对患者的支持程度。

三、常见护理诊断/问题

1. 恐惧/焦虑 与病程长、对疾病预后担忧有关。

2. 疼痛：胸背部疼痛 与胸椎结核和手术有关。

3. 营养失调：低于机体需要量 与食欲不振和结核病消耗有关。

4. 有皮肤完整性受损的危险 与局部长期受压、体液刺激、机体营养状况不良等有关。

5. 躯体移动障碍 与结核、手术或截瘫有关。

6. 潜在并发症 抗结核药不良反应。

7. 知识缺乏 与缺乏疾病治疗及康复知识有关。

四、计划与实施

（一）一般护理

参见脊柱结核护理。

（二）心理护理

胸椎结核患者由于病程长，症状重，疾病严重影响工作和生活，并且又带来沉重的经济负担，故患者迫切需要解除病痛，对手术的期望非常高，但又疑虑重重。针对患者的这些心理，主动关心患者，向其讲解疾病和手术的相关知识，耐心解答他们的疑问，鼓励他们说出自己的心理感受。介绍同类疾病已手术成功的患者与之交流，使其增强信心，积极配合治疗。

（三）手术治疗及护理

1. 手术前护理

（1）详见脊柱结核手术前护理。

（2）做好术前指导，向患者讲明手术目的、治疗效果，取得患者合作。

（3）截瘫患者了解患者感觉平面和神经功能。按要求做好术前准备。

（4）做好晨晚间护理，保持床单位清洁、协助患者进食、排便、翻身及肢体活动。

2. 手术后护理

（1）全麻护理详见脊柱结核术后护理。

（2）保持胸腔引流管通畅，水封瓶长管下端必须在瓶内液面下 2～3cm，并观察引流管内负压及管内液面波动情况，观察有无漏气情况。定时挤压引流管，防止引流管脱出、扭曲、打折，注意引流液的颜色、性质和引流量，并做好记录。

（3）保持呼吸道通畅，给予雾化吸入，鼓励患者咳痰。

（4）注意观察双下肢运动和足趾屈、伸活动，足趾屈伸活动的出现，是截瘫恢复的征象。

（5）术后注意翻身平稳，不要扭曲脊柱，以免影响植骨稳定性。

（6）鼓励患者多进食高蛋白、高纤维素的饮食，并应多进食蔬菜和水果，改善全身营养状况，有利于截瘫的恢复。

（7）患者卧床时间长，卧床期间应加强呼吸系统、泌尿系统和皮肤的护理，预防并发症的发生。

（四）健康指导

1. 详见脊柱结核健康教育

2. 胸椎结核患者的术后功能锻炼

（1）鼓励并协助患者进行肢体康复锻炼，定时为患者做肢体肌肉按摩或给予预防静脉血栓仪治疗，每天 2～3 次，每次 20～30 分钟。预防关节僵直、肌肉萎缩、静脉血栓等并发症的发生。加强关节主动、被动活动，有助于保护关节功能和促进关节功能修复。

（2）术后 1～2 天进行双下肢的肌肉按摩，进行足趾、踝、膝关节的屈伸、旋转活动，股四头肌的等长收缩练习，每日 2～3 次，每次 10～20 分钟；或采用预防静脉血栓仪治疗，每日 3～4 次，每次 20～30 分钟。同时指导并督促患者进行床上抬头、深呼吸及上肢的自主活动。

（3）3 天后逐步增加活动量，可主动伸屈各关节，指导患者进行双下肢直腿抬高练习。方法是患者平卧，下肢膝关节伸直，足后跟用力后蹬，同时主动抬腿至30°，保持5～10秒，然后慢慢放下患肢。重复20次为1组。每天锻炼2～3组。

（4）术后第四周穿支具下床活动，以增加脊柱的稳定性，保持胸腰部肌肉的肌力。下床之前掌握正确的起卧姿势，先摇高床头扶患者坐起，观察有无头晕、眼花、胸闷等症状，无上述症状沿床边坐，适应后再站立行走。锻炼需循序渐进，逐渐增加次数和幅度，以患者能承受为度。

五、护理评价

经过治疗和护理，患者是否达到以下标准。

1. 患者营养状况是否恢复正常，并维持体重在正常范围。
2. 患者是否按预期目标逐渐康复。
3. 患者有无抗结核药物中毒的症状。
4. 患者疼痛是否有所缓解。
5. 患者皮肤是否完好，有无压疮。
6. 患者是否消除焦虑心理，保持心态平和。

腰椎结核护理

一、概述

腰椎结核在脊椎结核的发病率中占第一位。发病率高与腰椎在脊椎中负重大，并且运动复杂多样有关，其次腰椎椎体大，血运丰富又都是终末血管，结核菌栓子易在此停留发病。腰椎结核发病通常较缓慢，开始多无明显体征，或仅有轻度全身结核中毒症状。局部症状可有腰部不适，酸胀隐痛，疼痛部位不明确。久之可有腿部不适乏力，行走易疲乏，偶有腰腿部肌肉发酸不适。以后全身与局部症状趋于明显和加重，腰痛明显，且部位固定，多在病变椎体之棘突、棘间或脊柱两旁，并可有压痛和叩击痛。疼痛又偶尔发生改变为持续性，腰僵直、弯腰活动明显受限，腿部肌肉萎缩和跛行等。因结核性炎症和脓肿引起肌肉痉挛，造成脊柱和肢体的不良姿势，如上部腰椎病变引起患者行走时以手扶髋，挺胸、臀部后抬，俗称"傲慢步态"。腰椎结核患者腰部僵直，生理前凹消失，不愿做腰部旋转活动，需转身时，整个躯干一起转动，行走时患者扶墙行走或以手撑扶腿部行走。当需弯腰拾物时，常以手支撑腿部下蹲拾物。一些腰椎结核患者卧床休息时常呈下肢屈曲位，以避免牵拉髂腰肌引起肌肉疼痛和痉挛。小儿可有夜间啼哭。后期大多数患者可有腰部或髂窝脓肿和窦道出现。急性期患者症状加重，脓肿明显增大，体温可明显上升至38～39℃。此外极少数腰椎结核患者可发生截瘫。

二、护理评估

（一）健康史

1. 了解患者有无肺结核或其他结核病史，了解结核病的发病时间、药物治疗情况及痰结核杆菌培养结果。

2. 了解患者有无与结合患者的接触史、生活史及其他疾病史。

3. 了解患者有无食物药物过敏史。

4. 了解患者肝、肾、心、肺功能，评估患者对手术的耐受力。

（二）身体状况

1. 观察患者的体温、脉搏、呼吸、血压，注意有无全身中毒症状。

2. 观察脊柱生理曲度，有无后凸畸形以及其部位、程度。

3. 观察脓肿的部位、流向及与病椎的关系。

4. 评估感觉、运动及括约肌功能，了解有无压迫脊髓。

5. 观察患者用药后效果，以及药物的不良反应。

6. 评估患者的营养状态及饮食情况，有无食欲不佳、体重下降或贫血。

（三）辅助检查

1. X 线检查　早期显示椎间隙变窄，椎体上下缘骨质疏松、破坏，骨密度降低，晚期椎间隙消失，死骨和空洞出现，腰大肌阴影增宽。

2. CT 或 MRI　显示椎体及椎间盘破坏情况，死骨、脓肿与椎体关系及脓肿大小、液化情况，神经根受压程度及范围（图 5 – 12）。

3. B 超　显示病变相应处的脓肿，可在 B 超定位下穿刺抽脓。

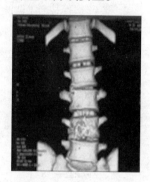

图 5 – 12　腰椎 4～5 结核

（四）心理 – 社会状况

对疾病缺乏正确认识，担心预后不佳或复发，合并截瘫，以及因治疗康复时间长而影响生活及工作等因素易导致患者出现消极的情绪反应，因而需观察患者的心理反应；评估患者的心理状况、评估患者对疾病的认知程度；了解患者经济承受能力及家庭对患者的支持程度。

三、常见护理诊断/问题

1. 恐惧/焦虑　与病程长、对疾病预后担忧有关。

2. 疼痛：腰背部疼痛　与腰椎结核和手术有关。

3. 营养失调：低于机体需要量　与食欲不振和结核病消耗有关。

4. 有皮肤完整性受损的危险　与局部长期受压、体液刺激、机体营养状况不良等有关。

5. 躯体移动障碍　与结核、手术或截瘫有关。

6. 潜在并发症　抗结核药不良反应。

7. 知识缺乏　与缺乏疾病治疗及康复知识有关。

四、计划与实施

（一）一般护理

参见脊柱结核护理。

（二）心理护理

倾听患者主诉，根据患者关心的问题，有针对性地进行指导，使之积极主动地参与治疗和护理，加强与患者和家属之间的沟通，生活上多关心患者，了解患者存在的实际困难，给予必要的帮助，以减轻患者的顾虑，鼓励患者表达思想情绪变化，进行心理辅导，介绍成功病例，帮助患者树立战胜疾病的信心和勇气。

（三）手术治疗及护理

1. 手术前护理

（1）详见脊柱结核术前护理。

（2）做好术前指导，向患者讲明手术目的、治疗效果，取得患者合作。

（3）加强脓肿护理，出现窦道时做好窦道换药。

（4）做好晨晚间护理，保持床单位清洁，协助患者进食、排便、翻身及肢体活动。

（5）做好术前准备。

2. 手术后护理

（1）全麻护理详见脊柱结核术后护理。

（2）由于手术施行全身麻醉，术中肠道受到牵拉，病变本身造成腹膜粘连，故术后易出现腹胀。因此术后应观察并询问患者是否有腹胀，发现腹胀时给予热敷，按顺时针方向轻轻按摩，必要时给予肛管排气或开塞露灌肠。

（3）指导患者饮食，排气后给予流食，逐步过渡到半流食—软饭—普通饭。

（4）定时给予患者轴性翻身，注意翻身平稳，避免脊柱扭曲。

（5）功能锻炼　术后3天患者多虚弱，伤口疼痛，应以休息为主，协助按摩肢体，辅助做抬头、扩胸、深呼吸等运动，鼓励患者进行全身肌肉收缩练习。3天后逐步增加活动量，可主动伸屈各关节，指导患者进行双下肢直腿抬高练习。方法是患者平卧，下肢膝关节伸直，足后跟用力后蹬，同时主动抬腿至30°，保持5～10秒，然后慢慢放下患肢。重复20次为1组。每天锻炼2～3组。

（四）健康指导

1. 详见脊柱结核健康教育。

2. 遵医嘱坐起、下床活动。下床时佩戴腰围（图5-13、图5-14），以加强腰部保护。

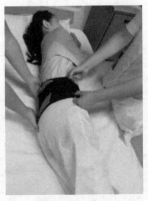

图5-13　腰围左侧置于患者身下

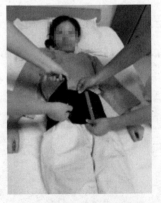

图5-14　粘牢腰围固定片

3. 术后 1~3 个月不要负重。

五、护理评价

经过治疗和护理后，患者是否达到以下标准。

1. 患者营养状况是否恢复正常，并维持体重在正常范围。
2. 患者是否按预期目标逐渐康复。
3. 患者有无抗结核药物中毒的症状。
4. 患者疼痛是否有所缓解。
5. 患者皮肤是否完好，有无压疮。
6. 患者是否消除焦虑心理，保持心态平和。

肢体关节结核患者的护理

骨关节结核好发于儿童与青少年，是一种继发性结核病，原发病灶为肺结核或消化道结核。好发部位是膝关节、髋关节与肘关节。

一、病因

骨与关节结核致病菌为结核分枝杆菌。结核杆菌分为四型，即人型、牛型、鸟型和鼠型，其中人型和牛型是人类结核病的主要致病菌。人体感染结核菌的途径主要是呼吸道（空气传播），其次为消化道（痰液、牛奶）和破损的皮肤。结核杆菌由原发病灶经血行、淋巴管或由淋巴结结核病灶直接蔓延到骨与关节。当机体形成特异性免疫力后，结核杆菌则被抑制在局部而停止活动，一旦机体免疫力低下时结核杆菌可在局部生长繁殖引起发病。

二、发病机制

骨关节结核可出现在原发性结核的活动期，但大多数发生于原发病灶已静止，甚至痊愈多年后。最初结核分枝杆菌经血流侵入骨质或滑膜，在全身抵抗力减弱时引起单纯性骨结核或单纯性滑膜结核。若未经适当治疗，病变进一步发展形成全关节结核。受累骨与关节出现结核性浸润、肉芽增生、干酪样坏死及寒性脓肿，滑膜、骨质、关节软骨逐渐被破坏。晚期可致病理性脱位或骨折、肢体畸形或残疾。

三、病理生理

在典型的组织切片上可见结节样肉芽肿和干酪样坏死，仅有结节样肉芽肿或干酪坏死灶时，为非典型病理改变。为提高活检阳性率有人推荐最好在滑膜上采取肉芽组织，X 线摄片显示有囊性病变的骨骼处取材。活检时仅取软组织，结果很可能为非特异性炎症改变。

四、护理评估

（一）健康史

1. 询问病史时几乎都诉有关节外伤史，其中以膝、踝、肩、腕关节结核居多。

2. 了解患者有无肺结核或其他结核病史；了解结核病的发病时间、药物治疗情况及痰菌结果。

3. 了解患者有无药物过敏史。

4. 了解患者肝、肾、心、肺功能，评估患者对手术的耐受力。

（二）身体状况

1. 全身症状　大多起病缓慢，有结核病史，出现低热、乏力、盗汗、食欲减退、贫血等症状。

2. 局部症状及体征　病变关节肿、痛，活动障碍。患者夜间熟睡后，患病关节周围的保护性肌痉挛解除，在活动肢体或翻身时发生突然疼痛，小儿常表现为"夜啼"。髋关节与膝关节的关节神经支配有重叠现象，髋关节结核患儿可以指认膝关节部位有疼痛。浅表关节可以查出有肿胀与积液，并有压痛，关节常处于半屈状态以缓解疼痛；至后期，肌萎缩，关节呈梭形肿胀。全关节结核发展的结果是在病灶部位积聚了大量脓液、结核性肉芽组织、死骨和干酪样坏死物质。因为缺乏红、热等急性炎性反应，称为"冷脓肿"或"寒性脓肿"。病灶附近寒性脓肿形成，破溃后向外穿破皮肤形成窦道，向内穿破空腔脏器形成内瘘。病变静止后常遗留有不同程度的关节功能障碍和畸形，如关节的屈曲挛缩、小儿的肢体长度不等。

（三）辅助检查

1. 实验室检查　活动期红细胞沉降率明显增快。当病变趋向静止或痊愈，则红细胞沉降率逐渐下降至正常。初治患者单纯性冷脓肿穿刺脓液的结核杆菌培养阳性率约为70%，混合感染时脓液的结核杆菌培养阳性率极低。

2. 影像学检查　X线摄片一般在2个月后方有改变，不能做出早期诊断。MRI检查可在炎症浸润阶段显示出异常信号，早期有诊断价值。关节镜检查及滑膜活检对诊断滑膜结核很有价值。CT可以发现更多更细微的改变，更清晰地显示病灶周围寒性脓肿的部位及累及范围，多平面重建技术（MPR）及三维（3D）重建技术显示骨与软组织结构更加清晰直观。

（四）心理 - 社会状况

倾听患者主诉，根据患者关心的问题，有针对性地进行指导，使之积极主动地参与治疗和护理，加强与患者和家属之间的沟通，及时满足患者需要，作好术前宣教，消除对手术治疗的恐惧、紧张、焦虑等不良情绪，积极配合治疗。

五、常见护理诊断/问题

1. 恐惧/焦虑　与病程长、对疾病预后担忧有关。

2. 疼痛　与关节结核和手术有关。

3. 体温异常　低热与结核病有关。

4. 营养失调：低于机体需要量　与食欲不振和结核病消耗有关。

5. 有皮肤完整性受损的危险　与局部长期受压、肢体固定、机体营养状况不良等有关。

6. 潜在并发症　病理性脱位、废用综合征。

7. 知识缺乏 与缺乏疾病治疗及康复知识有关。

六、计划与实施

（一）适当休息，早期合理规律使用抗结核药物

（二）局部制动

局部制动有石膏、支架固定与牵引等，可以解除肌痉挛，减轻疼痛，防止病理性骨折、脱位，并可纠正关节畸形。

（三）局部注射

局部注射具有药量小、局部药物浓度高和反应小的优点，最适用于早期单纯性滑膜结核病例。不主张对冷脓肿进行反复抽脓与注入抗结核药物，多次操作会诱发混合性感染和穿刺针孔处形成窦道。

（四）手术治疗及护理

对非手术治疗无效或有明显死骨、较大脓肿、经久不愈的窦道等，应考虑行病灶清除及关节融合术等。

1. 术后一般护理

（1）病情观察 持续心电监护；根据护理级别巡视患者；观察患者的生命体征并做好记录。

（2）呼吸监测 根据患者情况选择正确的输氧系统，为患者提供充足的氧气吸入；密切观察患者的呼吸频率、节律、深度；鼓励患者咳痰，保持患者气道通畅。

（3）循环监测 使用心电监护连续监测心电图、心率和脉率及血压变化；常规记录24小时出入量，大手术后应监测每小时尿量。

（4）肌力监测 通过观测患者握力、肢体抗阻力、头抗阻力来监测肌力恢复程度。

（5）水、电解质平衡的监测 根据手术大小及术中失血情况，合理调整输液量、速度；术后出现不明原因的心律失常患者，应监测其电解质。

（6）体位与安全 根据利于患者病情的原则，合理安排患者体位；如无禁忌证，患者应尽早采取半卧位，促进咳嗽排痰；所有病床应加床栏保护，防止患者跌伤；烦躁患者必须用约束带进行保护性约束；注意观察局部皮肤，避免约束伤及压疮的发生。

2. 专科护理

（1）体位护理 抬高患肢，并置于功能位；根据患者的手术部位、手术方式采用正确的特殊体位。

（2）伤口护理 观察伤口敷料是否清洁干燥，陈旧血迹是否扩大；观察渗出液的颜色、性状、量以及是否伴有异味，并记录；若切口周围伴随红、肿、热、痛等炎症反应症状应立即报告医生并处理。

（3）患肢的护理 抬高患肢，并置于功能位；感觉患肢皮温，并与健侧患肢的皮温进行比较，判断皮温是否异常；观察患肢肢端颜色，判断颜色是否为正常、

苍白或发绀；按压患肢甲床，判断毛细血管充盈时间是否正常或延长；测量患肢动脉搏动情况，评估搏动是否有力、微弱或消失；观察并测量患肢肿胀情况，评估肿胀部位、肌张力、肢体周径以及是否出现水疱，是否有皮肤溃疡等；检查并询问患肢感觉运动情况，判断肢端感觉运动是否正常。

（4）管道的护理　评估各类管道的种类、部位、作用及安置时间；观察引流液的颜色、性状和量，并记录；妥善固定各类管道，并保持管道通畅；不同种类的管道按相关护理常规进行护理。

3. 疼痛护理

（1）疼痛评估　正确评估疼痛原因、性质、部位、程度、伴随症状等；评估患者的疼痛程度、引起疼痛的原因、相关因素等。

（2）镇痛原则　超前镇痛；多模式镇痛；个体化镇痛；重视对患者进行疼痛相关的健康教育。

（3）知识宣教　做好疼痛相关的知识宣教，使患者正确认识疼痛，以保证疼痛治疗的有效性；在康复训练前1小时口服镇痛药，减轻患者因康复训练引起的疼痛，增强患者的康复参与性；抬高患肢，并保持功能位，以减轻肿胀引起的疼痛。

4. 康复锻炼

（1）康复训练原则　患者麻醉清醒后即可行功能锻炼；根据不同患者的病情、功能评定并制定个体化康复护理措施；康复训练应循序渐进，逐渐增量；注意坚持并以患者主动锻炼为主；实施训练过程中，应保证治疗的安全性。

（2）保持功能位　应根据患者病情选择患者体位，避免不正确的体位和姿势所导致的畸形；维持肢体功能位，减少关节挛缩、变形、肢体失用或畸形的发生率。①肩关节：外展45°，前屈30°，外旋15°。②肘关节：屈曲90°左右。③腕关节：背屈20°~30°。④髋关节：前屈65°~70°，外展10°~20°，外旋5°~10°。⑤膝关节：前屈5°或伸直180°。⑥踝关节：屈5°~10°。

（3）肺功能训练　待患者麻醉清醒后，无体位禁忌证时应及早行半卧位；行深呼吸、咳嗽训练。

（4）关节与肌肉锻炼　通过主动运动与被动运动对患者进行肌肉力量及关节活动度训练。

（5）康复支具的应用　指导患者正确使用各种骨科康复器材和康复支具。

（6）物理疗法　局部按摩可以缓解患者疼痛、消除肌肉紧张；运用TDP治疗仪、超声导入治疗仪等治疗以增强组织通透性、改善微循环，减轻患肢术后肿胀及疼痛程度；利用持续被动运动仪改善关节功能，预防关节粘连和关节僵硬；通过冷疗仪降低微血管通透性，减轻患肢局部充血肿胀程度；运动下肢静脉泵促进下肢静脉回流的原理，预防患者下肢深静脉血栓形成。

5. 常见并发症及预防

（1）压疮　避免患肢皮肤持续受压，保持床单位平整干燥；向患者介绍翻身的目的、意义、方法及注意事项，以取得患者及家属配合；根据病情及皮肤状况决定患者翻身时间，翻身时应避免推、拉、拖肢体；充足的营养支持，有助于预防压疮的发生；对于更换体位受限制的患者，应使用气垫床及减压垫。

（2）腹胀与便秘　向患者解释床上活动及翻身的重要意义，使患者主动配合更换体位的工作；及时评估患者腹胀及便秘情况，选择按摩患者腹部、超导治疗仪在腹部透皮给药等措施以促进胃肠道蠕动，预防腹胀及便秘；加强饮食指导，少食或禁食易产气食物，多进食高蛋白、粗纤维、易消化食物。

（3）肺部感染　病情允许者，应尽量取半坐位，指导患者及家属正确的拍背、咳嗽、咳痰的方法；卧床患者应做扩胸训练，鼓励患者做深呼吸运动，加强自主活动；遵医嘱进行雾化吸入治疗。

（4）深静脉血栓　根据危险因素对患者进行评估分层，对高危患者应采取有针对性地预防措施；鼓励患者术后早期活动；鼓励患者行股四头肌等长收缩活动，以促进下肢静脉血液回流，减轻血流淤滞，抬高患肢，避免腘窝下垫枕影响小腿深静脉回流；骨科下肢大手术术后，应常规行一级预防；根据病情选择适宜的机械预防方法：弹力袜、间歇气压装置、足底静脉绷带等；遵医嘱正确使用药物预防深静脉血栓，注意观察药物的不良反应。

（5）肢体废用综合征　向患者讲解相关疾病知识，帮助患者正确认识所患疾病及了解预后；协助患者肢体的被动锻炼；指导患者做主动锻炼，促进患肢功能恢复；配合针灸、按摩，促进患者肢体功能恢复；指导患者功能锻炼的基本方法和技巧。

（五）健康指导

1. 做好饮食指导，进食高蛋白、高维生素饮食。

2. 遵医嘱坚持抗结核药物治疗，定期到医院进行影像学检查、血沉及肝肾功能检查。

3. 根据患者个体情况制定功能锻炼计划，预防肢体失用综合征。

4. 生活自理能力的指导，协助患者行起、坐、站立锻炼及上、下轮椅的体位转移等训练。

七、护理评价

经过治疗和护理，患者是否达到以下标准。

1. 通过治疗和护理，患者是否达到临床症状减轻。

2. 是否能够正确服用抗结核药物，有无抗结核药物中毒的症状。

3. 营养状况是否恢复正常，并维持体重在正常范围。

4. 是否坚持康复锻炼，有无并发症发生。

髋关节结核护理

髋关节结核在全身骨关节结核中居第二位，仅次于脊柱结核，在肢体六大关节中居首位。本病多发生于青壮年和儿童，男性多于女性。髋关节结核多为单侧发病，以全关节结核常见。晚期常发生屈曲畸形、强直、关节脱位与患肢短缩。

一、护理评估

（一）健康史

1. 了解有无关节外伤史。

2. 了解患者有无肺结核或其他结核病史；了解结核病的发病时间、药物治疗情况及痰结核杆菌培养结果。

3. 了解患者有无食物药物过敏史。

4. 了解患者肝、肾、心、肺功能，评估患者对手术的耐受力。

（二）身体状况

1. 全身症状　髋关节结核通常起病缓慢，全身结核中毒症状不甚明显，小儿可因髋部不适而改变往日习性，乏力懒于行走，有时还可有夜啼现象发生。

2. 局部症状及体征　疼痛、活动障碍和肌肉萎缩，是髋关节早期出现的三个具有特征性的症状。患病关节及周围肿胀及臀部肌肉萎缩，关节反射性痉挛、跛行，活动受限。髋关节前方股三角与股外侧和臀部出现脓肿，脓肿破溃形成窦道，晚期常发生屈曲畸形及强直。

（三）辅助检查

1. 实验室检查　关节或脓肿穿刺：涂片抗酸杆菌或结核分枝杆菌培养阳性。

2. 影像学检查

（1）X 线检查　早期可见关节间隙及关节旁软组织影增宽、股骨头软骨下骨板影像模糊、髋臼及股骨头骨质疏松、骨小梁变细以及股骨头、颈处等囊性变显示骨质破坏。以后可有关节间隙狭窄或消失，髋臼及股骨骨质破坏，出现死骨及骨质缺损，边缘可有骨质硬化，股骨头严重塌陷变形。申通（Shenton）线中断，或股骨头骨骺位于波金（Perkin）方块外下或外上方，显示股骨头半脱位、脱位。髋臼底部骨质破坏严重者，髋臼股骨头向上方穿破髋臼突入盆腔。股骨头骨质破坏严重，变扁、碎裂，缺损严重，甚至头颈消失。病程较长者可见残余脓肿的点片状高密度钙化影。

（2）CT 或 MRI 检查　可见早期关节腔增宽，关节内积液，以后可见髋臼及股骨头颈骨质破坏，脓肿和死骨出现。关节前方、大粗隆外侧、臀部及髋臼内、盆腔内脓肿；髋臼破坏股骨头穿入盆腔等。

（四）心理 - 社会状况

倾听患者主诉，根据患者关心的问题，有针对性地进行指导，使之积极主动地参与治疗和护理。加强与患者和家属之间的沟通，及时满足患者需要，作好术前健康教育，介绍手术方式和治疗过程，解答患者的疑问。消除对手术治疗的恐惧心理，使患者保持乐观情绪和战胜疾病的信心。

二、常见护理诊断/问题

1. 恐惧/焦虑　与病程长、对疾病预后担忧有关。

2. 疼痛　与髋关节结核和手术有关。

3. 营养失调：低于机体需要量　与食欲不振和结核病消耗有关。

4. 部分生活自理能力缺陷　与肢体固定、术后卧床有关。

5. 潜在并发症　病理性脱位、废用综合征。

6. 知识缺乏　与缺乏疾病治疗及康复知识有关。

三、计划与实施

（一）手术前护理

1. 做好术前指导，向患者讲明手术目的、治疗效果，取得患者合作。

2. 了解患者的心理活动，满足患者需求，并给予安慰、鼓励和帮助。

3. 关节腔内积液或脓液较多者可做穿刺，抽出关节腔内积液或脓液，亦可向关节腔内注入抗结核药物。

4. 窦道患者每日给予无菌换药，保持引流通畅。注意患肢血液循环情况，有无疼痛、肿胀、肢端麻木和皮肤温度的变化。

5. 患肢休息不负重，用皮牵引制动患肢，以减轻疼痛。

6. 做好晨晚间护理，保持床单位清洁，协助患者进食、排便、翻身及肢体活动。

（二）手术后护理

1. 详见本章肢体关节结核手术及护理。

2. 加强病灶引流管护理，保持病灶引流管通畅，防止引流管脱出、扭曲、打折，注意引流液的颜色、性质和引流量，并做好记录。

3. 观察伤口渗血情况，渗血时给予更换敷料，渗血较多时通知医生给予处理。

4. 注意患肢血液循环情况，有无疼痛、肿胀、肢端麻木和皮肤温度的变化，抬高患肢（小于30°），促进血液循环。

5. 协助患者翻身时注意保护患肢，不要让患肢悬空，应用软枕垫起。

6. 根据病情需要，及早行患肢被动和主动功能锻炼。

（三）健康教育

1. 做好饮食指导，高蛋白、高维生素饮食。

2. 遵医嘱坚持抗结核药物治疗，定期到医院进行影像学检查、血沉及肝肾功能检查。

3. 保持患侧肢体功能位。成年人术后外展牵引，维持患髋屈曲 5°～10°，外展 40°～45°。儿童采用单、双髋人字石膏固定在以上位置。

4. 术后及早行膝、踝关节的屈伸和足部活动，给予患肢肌肉按摩。

5. 指导患者掌握锻炼股四头肌的方法，在进行股四头肌等长收缩时，可推动髌骨，如髌骨不动，说明锻炼方法正确。

6. 关节融合术患者术后 3 个月可扶拐下地行走，逐步进行负重行走锻炼。

四、护理评价

经过治疗和护理，患者是否达到以下标准。

1. 患者营养状况是否恢复正常，并维持体重在正常范围。

2. 患者疼痛是否有所缓解。

3. 患者皮肤是否完好，有无压疮。

4. 患者是否按预期目标逐渐康复。

5. 患者是否能复述疾病及康复知识。

6. 患者是否消除焦虑心理，保持心态平和。

膝关节结核护理

膝关节结核发病率高，在关节结核中仅次于髋关节结核。膝关节单纯滑膜结核较单纯骨结核多见，临床则大多为全关节结核。膝关节结核骨原发病灶多位于股骨下端和胫骨上端，原发于骨骺的远端。晚期常可出现关节强直屈曲畸形。儿童常导致患肢短缩。膝关节滑膜面积最大，松质骨丰富，下肢负重大、活动多且易扭伤等有关因素，因此，患病较高，仅次于脊椎结核和髋关节结核，居四肢关节结核第 2位。患者多为儿童或青壮年。

一、护理评估

（一）健康史

1. 了解有无关节外伤史。

2. 了解患者有无肺结核或其他结核病史；了解结核病的发病时间、药物治疗情况及痰结核杆菌培养结果。

3. 了解患者有无食物药物过敏史。

4. 了解患者肝、肾、心、肺功能，评估患者对手术的耐受力。

（二）身体状况

1. 全身症状　大多起病缓慢，有结核病史，出现低热、乏力、盗汗、食欲减退、贫血等症状。

2. 局部症状及体征　膝关节滑膜组织丰富，故滑膜结核的患病率高。滑膜结核病程，可持续存在数月或更长时间，随后滑膜结核性肉芽的血管翳侵入关节软骨及软骨下松质骨，发展为全关节结核。滑膜结核和骨结核渗出性病变，关节积液可扩展进入髌上囊，关节腔的两侧或腘窝。

早期疼痛较轻，仅于长时间行走或蹬梯时加重。疼点多位于两侧副韧带及关节四周滑膜软骨附着处（髌骨上、下方）。关节肿胀皮温生高，伴皮肤静脉青紫怒张。因关节上下肌肉萎缩，关节呈梭形。

脓肿表浅易破溃形成窦道，窦道常于膝关节下方内、外侧和后方腘窝处。

关节屈伸活动受限而跛行。晚期全关节结核除软骨面和骨质病变外，半月板和十字韧带也被破坏，关节囊和侧副韧带松弛，关节周围腘绳肌、髂胫束和股二头肌等痉挛，引起膝关节屈曲，胫骨常向后移位，同时可有外展和外旋畸形。晚期膝关节可严重屈曲、外展、外旋、半脱位畸形强直。

（三）辅助检查

1. 实验室检查　关节或脓肿穿刺：涂片抗酸杆菌或结核分枝杆菌培养阳性。

2. 影像学检查

（1）X 线检查　滑膜结核表现骨质疏松。因滑膜和关节囊增厚或积液，软组织呈肿胀影像。早期全关结核，关节边缘有腐蚀性骨破坏改变，关节腔变窄。晚期全关节结核，关节腔各腔变窄，骨端破坏有空洞或死骨，严重者关节屈曲和脱位。

单纯骨结核可见股骨下端或胫骨上端，骨病灶内呈溶骨样改变，骨小梁模糊或消失，病灶边缘骨质略有硬化。中心型可有空洞死骨存在，边缘型无死骨可有局部骨质破坏缺损。骨骺增大，干骺端病变可有骨干骨膜反应和新骨生成。

全关节结核可见关节间隙狭窄和消失，股骨下端、胫骨上端及髌骨骨质破坏缺损严重。关节侧方移位或半脱位，关节屈曲畸形或关节强直。

（2）CT 检查　可见骨质破坏死骨及脓肿与窦道。

（四）心理 – 社会状况

深入病房多与患者及家属交流，倾听患者主诉，根据患者关心的问题，有针对性地进行指导，使之积极主动地参与治疗和护理。特别是关节融合手术的患者，思想压力更大，向患者讲解治愈与复发之间的利害关系，给予鼓励和支持，协助做好患肢功能锻炼，增强自信心。

二、常见护理诊断/问题

1. 恐惧/焦虑　与病程长、对疾病预后担忧有关。

2. 疼痛　与膝关节结核和手术有关。

3. 营养失调：低于机体需要量　与食欲不振和结核病消耗有关。

4. 部分生活自理能力缺陷　与肢体固定、术后卧床有关。

5. 潜在并发症　病理性脱位、废用综合征。

6. 知识缺乏　与缺乏疾病及康复知识有关。

三、计划与实施

（一）手术前护理

1. 关节制动限制患者活动，卧床休息，下肢牵引或做下肢长腿石膏托，以减轻疼痛。

2. 关节腔内积液或脓液较多者可做穿刺，抽出关节腔内积液或脓液，亦可向关节内注入抗结核药物。

3. 窦道患者每日给予无菌换药，保持引流通畅。注意患肢血液循环情况，有无疼痛、肿胀、肢端麻木和皮肤温度的变化。

4. 做好术前指导，向患者讲明手术目的、治疗效果，取得患者合作。做好术前准备。

5. 了解患者的心理活动，满足患者需求，并给予安慰，鼓励和帮助。

6. 做好晨晚间护理，保持床单位清洁，协助患者进食、排便、翻身及肢体活动。

（二）手术后护理

1. 详见本章肢体关节结核手术及护理。

2. 加强病灶引流管护理，引流管接负压引流瓶，保持病灶引流管通畅，防止引流管脱出、扭曲、打折，注意引流液的颜色、性质和引流量，并做好记录。

3. 协助患者翻身时注意保护患肢，不要让患肢悬空，应用软枕垫起。

4. 密切观察患肢血液循环情况，有无疼痛、肿胀、肢端麻木和皮肤温度的变化，抬高患肢（小于30°），促进血液循环。观察伤口渗血情况，渗血时给予更换敷料，渗血较多时通知医生给予处理。

5. 保持患肢功能位，根据需要行下肢皮牵引。

6. 指导患者饮食，排气后给予流食，逐步过渡到半流食—软饭—普通饭。

7. 行关节融合外固定术后，做好骨外固定器观察及护理。

（1）保持外固定器针道清洁、干燥，预防针道感染。每日两次用75%乙醇点滴针孔。

（2）每日检查外固定器螺钉的松紧度，保持有效固定。

（3）观察肢体如出现肿胀、疼痛、活动障碍、牵拉痛及动脉搏动细弱甚至消失时，应警惕骨筋膜室综合征的发生，做到及早发现、及时处理。

（三）健康教育

1. 做好饮食指导，高蛋白、高维生素饮食。

2. 遵医嘱坚持抗结核药物治疗，定期到医院进行影像学检查、血沉及肝肾功能检查。

3. 术后一周之内进行踝关节和足部活动。

4. 术后一周练习股四头肌等长收缩，防止股四头肌粘连、萎缩、伸膝无力。如无禁忌，应左右推动髌骨，防止髌骨与关节面粘连。

5. 术后两周练习抬高患肢和膝关节的屈伸活动。

6. 4~6周外固定解除后进行膝关节屈伸的锻炼，扶拐不负重行走。练习下蹲，增加膝关节活动度，增强下肢肌力，直至负重行。

四、护理评价

经过治疗和护理，患者是否达到以下标准。

1. 患者营养状况是否恢复正常，并维持体重在正常范围。

2. 患者疼痛是否有所缓解。

3. 患者皮肤是否完好，有无压疮。

4. 患者是否按预期目标逐渐康复。

5. 患者是否能复述疾病及康复知识。

6. 患者是否消除焦虑心理，保持心态平和。

踝关节结核护理

踝关节结核发病一般比较缓慢，多见于青壮年及儿童。多有反复扭伤史。临床全关节结核多见。踝关节周围软组织少，脓肿极易穿破皮肤形成窦道，较少产生脱位。

一、护理评估

（一）健康史

1. 了解有无关节外伤史。

2. 了解患者有无肺结核或其他结核病史；了解结核病的发病时间、药物治疗情况及痰结核杆菌培养结果。

3. 了解患者有无食物、药物过敏史。

4. 了解患者肝、肾、心、肺功能，评估患者对手术的耐受力。

（二）身体状况

1. 全身症状 大多起病缓慢，有结核病史，出现低热、乏力、盗汗、食欲减退、贫血等症状。

2. 局部症状及体征 常在扭伤后引起患者注意，局部肿胀、疼痛和跛行为特征，午后低热、疲乏等全身症状多不明显。首发症状往往只在病灶局部有局限性隐痛和肿胀，开始这种症状多与劳累有关，并非持续性，休息后常可缓解且关节活动多不受限。但随着病变的进展，肿胀逐渐加重，成为持续性并且出现跛行，小腿肌肉萎缩，踝关节和足背明显肿胀。患者难以行走，随病变进展关节逐渐产生屈曲畸形、关节强直，严重者可出现足下垂畸形。踝关节周围肌肉少，脓肿可早期发现，脓肿可出现在关节周围的不同部位，最易破溃形成窦道。

（三）辅助检查

1. 实验室检查 关节或脓肿穿刺：涂片抗酸杆菌或结核分枝杆菌培养阳性。

2. 影像学检查

（1）X 线检查 可见关节囊及关节周围软组织肿胀，病灶区骨质疏松，关节间隙早期增宽，以后可变为狭窄和消失，胫骨远端及距骨软骨下骨板破坏模糊，可有不规则骨质缺损和死骨存在，骨质破坏吸收可波及跗骨。伴混合感染者病区周缘骨质可有硬化改变，病程较长者，周围跗骨及距骨均可有骨质疏松和脱钙表现。

（2）CT 检查 可见骨质破坏死骨及脓肿与窦道。

（四）心理 - 社会状况

倾听患者主诉，根据患者关心的问题，有针对性地进行指导，使之积极主动地参与治疗和护理，加强与患者和家属之间的沟通，及时满足患者需要，做好术前指导，消除对手术治疗的恐惧心理，使患者保持乐观情绪和战胜疾病的信心。

二、常见护理诊断/问题

1. 恐惧/焦虑 与病程长、对疾病预后担忧有关。

2. 疼痛 与踝关节结核和手术有关。

3. 营养失调：低于机体需要量 与食欲不振和结核病消耗有关。

4. 部分生活自理能力缺陷 与肢体固定、术后卧床有关。

5. 潜在并发症 病理性脱位、废用综合征。

6. 知识缺乏 与缺乏疾病治疗及康复知识有关。

三、计划与实施

（一）手术前护理

1. 关节制动限制患者活动，卧床休息。

2. 做好术前宣教，向患者讲明手术目的、治疗效果，取得患者合作。

3. 了解患者的心理活动，满足患者需求，并给予安慰，鼓励和帮助。

4. 关节腔内积液或脓液较多者可做穿刺，抽出关节腔内积液或脓液，亦可向关节腔内注入抗结核药物。

5. 窦道患者每日给予无菌换药，保持引流通畅。注意患肢血液循环情况，有无疼痛、肿胀，肢端麻木和皮肤温度的变化。

6. 做好晨晚间护理，保持床单位清洁，协助患者进食、排便、翻身及肢体活动。

（二）手术后护理

1. 参见肢体关节结核手术及护理。

2. 加强病灶引流管护理，引流管接负压引流瓶，保持病灶引流管通畅，防止引流管脱出、扭曲、打折，注意引流液的颜色、性质和引流量，并做好记录。

3. 密切观察患肢血液循环情况，有无疼痛、肿胀、肢端麻木和皮肤温度的变化，抬高患肢（小于30°），促进血液循环。

4. 协助患者翻身时注意保护患肢，不要让患肢悬空，应用软枕垫好。

5. 观察伤口渗血情况，渗血时给予更换敷料，渗血较多时通知医生给予处理。

（三）健康教育

1. 做好饮食指导，高蛋白、高维生素饮食。

2. 遵医嘱坚持抗结核药物治疗，定期到医院进行影像学检查、血沉及肝肾功能检查。

3. 术后早期练习膝关节、跖趾关节和趾间关节活动。

4. 3个月外固定去除后，练习踝关节的背伸和跖屈运动，再逐步练习下地行走。

四、护理评价

经过治疗和护理，患者是否达到以下标准。

1. 患者营养状况是否恢复正常，并维持体重的正常范围。

2. 患者疼痛是否有所缓解。

3. 患者皮肤是否完好，有无压疮。

4. 患者是否按预期目标逐渐康复。

5. 患者是否能复述疾病及康复知识。

6. 患者是否消除焦虑心理，保持心态平和。

肘关节结核护理

肘关节结核较常见，在上肢三大关节中居首位，患者以青壮年最多，男女患者和左右侧大致相等。单纯滑膜结核较少见，骨结核多见于尺骨鹰嘴，其次为肱骨外髁。破坏严重的全关节核可发生病理性脱位（图5-15）。

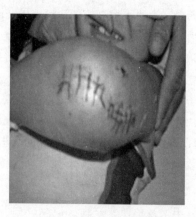

图 5 - 15　肘关节结核滑膜切除术

一、护理评估

（一）健康史

1. 了解有无关节外伤史。

2. 了解患者有无肺结核或其他结核病史；了解结核病的发病时间、药物治疗情况及痰结核杆菌培养结果。

3. 了解患者有无食物药物过敏史。

4. 了解患者肝、肾、心、肺功能，评估患者对手术的耐受力。

（二）身体状况

1. 全身症状　大多起病缓慢，有结核病史，出现低热、乏力、盗汗、食欲减退、贫血等症状。

2. 局部症状及体征　发病缓慢，初起时症状轻，主要表现是疼痛和活动受限，疼痛为局限性隐痛，运动时加重。疼痛和肌肉痉挛常限制关节活动，久之关节失用性肌萎缩，关节上方的肱二头肌最显著。脓肿于病变部位，如鹰嘴结核的肿胀和压痛只限于鹰嘴。鹰嘴结核寒性脓肿见于附近。外髁结核脓肿可沿伸肌间隙向前臂流注。上述脓肿可破溃形成窦道。单纯滑膜结核在关节周围出现肿胀，轻度肿胀首先出现肘三头肌腱内外侧，肱骨内、外髁和尺骨鹰嘴间凹陷处变为饱满。肘关节周围压痛广泛。病变发展为全关节结核，肿胀和压痛加重，患肢常呈梭形肿胀，多有脓肿窦道形成，关节活动功能更加受限。当肘关节病变治愈时，关节多强直于非功能位。

（三）辅助检查

1. 实验室检查　关节或脓肿穿刺：涂片抗酸杆菌或结核分枝杆菌培养阳性。

2. 影像学检查

（1）X 线检查　单纯滑膜结核显示关节间隙增宽，局部骨质疏松和软组织肿胀。在鹰嘴或中心型结核，可见死骨形成，关节强直或屈曲畸形，有时可见关节侧方移位和脱位半脱位。早期全关节结核可见关节间隙变窄或消失，关节边缘模糊不清，病灶内呈溶骨性改变，边缘硬化。晚期全关结核，关节软骨下骨板广泛破坏，关节间隙消失。窦道继发性感染骨质显示硬化。

（2）CT 或 MRI 检查　早期显示骨破坏及关节周围软组织肿胀。

（四）心理－社会状况

倾听患者主诉，根据患者关心的问题，有针对性地进行指导，使之积极主动地参与治疗和护理，加强与患者和家属之间的沟通，及时满足患者需要，作好术前宣教，消除对手术治疗的恐惧、紧张、焦虑等不良情绪，积极配合治疗。

二、常见护理诊断/问题

1. 恐惧/焦虑　与病程长、对疾病预后担忧有关。

2. 疼痛　与肘关节结核和手术有关。

3. 营养失调：低于机体需要量　与食欲不振和结核病消耗有关。

4. 部分生活自理能力缺陷　与肢体固定、术后卧床有关。

5. 潜在并发症　病理性脱位、废用综合征。

6. 知识缺乏　与缺乏疾病治疗及康复知识有关。

三、计划与实施

（一）手术前护理

1. 做好术前宣教，向患者讲明手术目的、治疗效果，取得患者合作。

2. 了解患者的心理活动，满足患者需求，并给予安慰、鼓励和帮助。

3. 关节腔内积液或脓液较多者可做穿刺，抽出关节腔内积液或脓液，亦可向关节腔内注入抗结核药物。

4. 通过颈腕吊带，使肘关节处于功能位。

5. 窦道患者每日给予无菌换药，保持引流通畅。

6. 做好晨晚间护理，保持床单位清洁，协助患者进食、排便、翻身及肢体活动。

（二）手术后护理

1. 参见肢体关节结核手术及护理。

2. 加强病灶引流管护理，引流管接负压引流瓶，保持病灶引流管通畅，防止引流管脱出、扭曲、打折，注意引流液的颜色、性质和引流量，并做好记录。

3. 注意患肢血液循环情况，有无疼痛、肿胀、肢端麻木和皮肤温度的变化。

（三）健康教育

1. 做好饮食指导，高蛋白、高维生素饮食。

2. 遵医嘱坚持抗结核药物治疗，定期到医院进行影像学检查、血沉及肝肾功能检查。

3. 术后早期练习握拳、伸指及腕关节的各种活动。

4. 术后第 2 天早期开始练习肩关节各种活动。

5. 成形术患者 4～6 周后去除外固定，术后第 3 天开始被动练习肘关节屈伸活动。

四、护理评价

经过治疗和护理，患者是否达到以下标准。

1. 患者营养状况是否恢复正常，并维持体重在正常范围。

2. 患者疼痛是否有所缓解。

3. 患者皮肤是否完好，有无压疮。

4. 患者是否按预期目标逐渐康复。

5. 患者是否能复述疾病及康复知识。

6. 患者是否消除焦虑心理，保持心态平和。

肩关节结核护理

肩关节结核在上肢三大关节中发病率最低，多为青壮年，同时多伴有活动性肺结核。左右侧无明显差异，双侧同时发病者少见。肩关节结核以全关节结核最多见，儿童肱骨骨骺破坏将影响肱骨生长。

一、护理评估

（一）健康史

1. 了解有无关节外伤史。

2. 了解患者有无肺结核或其他结核病史；了解结核病的发病时间、药物治疗情况及痰结核杆菌培养结果。

3. 了解患者有无食物药物过敏史。

4. 了解患者肝、肾、心、肺功能，评估患者对手术的耐受力。

（二）身体状况

1. 全身症状　大多起病缓慢，有结核病史，出现低热、乏力、盗汗、食欲减退、贫血等症状。

2. 局部症状　早期为肩部不适、乏力，活动及劳累发病感到酸痛，休息后缓解。痛点多在肩关节前内侧或关节周围。患肢无力，不愿抬起。单纯骨结核肩关节运动仅有轻度受限。全关节结核功能明显障碍，患臂不能高举，外旋、外展、前屈和后伸均受限。晚期三角肌萎缩，肩关节因关节软骨破坏造成关节畸形、强直。肩关节结核脓肿可沿肩胛下肌扩展到腋窝后壁。随病程延长和混合感染及炎症的扩散，于关节周围形成脓肿和窦道。

（三）辅助检查

1. 实验室检查　关节或脓肿穿刺：涂片抗酸杆菌或结核分枝杆菌培养阳性。

2. 影像学检查

（1）X线检查　单纯肩关节滑膜结核仅限局部骨质疏松和软组织肿胀，有时可见关节间隙增宽。在肩峰、肩胛盂或肱骨头的病变常为中心性破坏或有死骨形成。晚期全关节结核关节破坏严重，关节间隙变窄，肱骨头变形，有时可见半脱位。

（2）CT 或 MRI 检查　早期显示骨与软骨破坏及关节周围软组织肿胀。

（四）心理－社会状况

倾听患者主诉，根据患者关心的问题，有针对性地进行指导，使之积极主动地参与治疗和护理，加强与患者和家属之间的沟通，及时满足患者需要，作好术前宣教，消除对手术治疗的恐惧、紧张、焦虑等不良情绪，积极配合治疗。

二、常见护理诊断/问题

1. 恐惧/焦虑　与病程长、对疾病预后担忧有关。

2. 疼痛　与肩关节结核和手术有关。

3. 营养失调：低于机体需要量　与食欲不振和结核病消耗有关。

4. 部分生活自理能力缺陷　与肢体固定、术后卧床有关。

5. 潜在并发症　病理性脱位、废用综合征。

6. 知识缺乏　与缺乏疾病治疗及康复知识有关。

三、计划与实施

（一）手术前护理

1. 做好术前宣教，向患者讲明手术目的、治疗效果，取得患者合作。

2. 了解患者的心理活动，满足患者需求，并给予安慰、鼓励和帮助。

3. 注意患肢血液循环情况，有无疼痛、肿胀、肢端麻木和皮肤温度的变化。

4. 患侧肩关节制动，采用肩关节外展支架或颈腕吊带（图 5 - 16）将肩关节固定于外展 40° ~ 60°，前屈 20° ~ 30°，肘关节屈曲 90°，前臂旋前 - 旋后中空位。使关节处于功能位，制动肩关节，减轻疼痛。

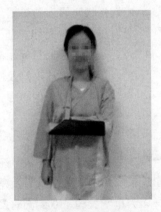

图 5 - 16　使用颈腕吊带患者

5. 关节内积液或脓液较多者可作穿刺，抽出关节内积液或脓液，亦可向关节腔内注入抗结核药物。

6. 窦道患者每日给予无菌换药，保持引流通畅。

7. 做好晨晚间护理，保持床单位清洁，协助患者进食、排便、翻身及肢体活动。

（二）手术后护理

1. 详见本章肢体关节结核手术及护理。

2. 加强病灶引流管护理，保持病灶引流管通畅，防止引流管脱出、扭曲、打折，注意引流液的颜色、性质和引流量，并做好记录。

3. 指导患者饮食，排气后给予流食，逐步过渡到半流食—软饭—普通饭。

4. 晚期全关节结核行病灶清除，肩关节融合在外展 40°、前屈 30° 和外旋 25° 功能位，术后用颈腕吊带或外展架固定 3 ~ 6 个月。

5. 单纯病灶清除术患者术后 2 ~ 3 天开始早期功能锻炼。

（三）健康教育

1. 做好饮食指导，高蛋白、高维生素饮食。

2. 遵医嘱坚持抗结核药物治疗，定期到医院进行影像学检查、血沉及肝肾功能检查。

3. 术后早期练习握拳、伸指及腕、肘关节的各种活动。

4. 术后第三天开始练习肩部前屈、后伸。范围和幅度由小到大，据患者的一般状况和体力而定，无不良反应再逐渐扩大范围和幅度。

5. 关节融合患者 3 ~ 4 个月拆除外固定后，全面练习肩关节活动。如肩关节内收、外展、内旋、外旋、前屈、后伸、上举活动，日常生活中要求用患肢刷牙、夹菜、系腰带等，发挥患肢功能。

四、护理评价

1. 患者营养状况是否恢复正常，并维持体重的正常范围。
2. 患者疼痛是否有所缓解。
3. 患者皮肤是否完好，有无压疮。
4. 患者是否按预期目标逐渐康复。
5. 患者是否能复述疾病及康复知识。
6. 患者是否消除焦虑心理，保持心态平和。

腕关节结核护理

腕关节结核在上肢骨关节结核中较常见。发病年龄多为青壮年。因腕骨骨化中心出现较晚，腕关节结核男女差别不大，左右侧亦无明显差异，与其他肢体骨关节一样多为单侧发病，双侧同时发病者甚为罕见。临床工作中确诊为单纯滑膜结核者十分罕见，确诊时大多为全关节结核。病变常涉及数块腕骨，其中，桡骨远端、头状骨与钩骨最为常见。腕关节结核脓肿或窦道常可引发屈肌腱腱鞘结核（图 5 - 17）。

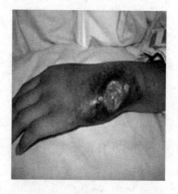

图 5 - 17　腕关节结核并发窦道

一、护理评估

（一）健康史

1. 了解有无关节外伤史。

2. 了解患者有无肺结核或其他结核病史，了解结核病的发病时间、药物治疗情况及痰结核杆菌培养结果。

3. 了解患者有无食物药物过敏史。

4. 了解患者肝、肾、心、肺功能，评估患者对手术的耐受力。

（二）身体状况

1. 全身症状　大多起病缓慢，有结核病史，出现低热、乏力、盗汗、食欲减退、贫血等症状。

2. 局部症状及体征　局部症状主要是疼痛与肿胀，疼痛多不剧烈，活动时加重，有时疼痛可向手指放射，可影响腕部及手指活动，如握拳持物等。肿胀较疼痛明显，可包括腕部及全部手指。严重时腕部可产生屈曲尺偏或桡偏畸形，并于腕背侧或掌侧形成脓肿和窦道，病程较长者常发生腕关节强直，有时可见因脓肿或窦道侵袭引发附近肌腱及腱鞘结核者。腕关节全关节结核病变进展快，常波及全部八块腕骨及掌骨基底，因局部血运不丰富常形成死骨，又因腕关节周围缺乏肌肉保护及软组织较少。病变涉及骨多、病变复杂不易吸收，病程较长因此常破溃后形成多个瘘管。病变晚期常发生关节纤维强直，并有前臂旋前，腕下垂尺偏等畸形，儿童若桡骨下端骺板破坏，日后可发生明显的桡骨短缩桡偏畸形。

（三）辅助检查

1. 实验室检查　关节或脓肿穿刺：涂片抗酸杆菌或结核分枝杆菌培养阳性。

2. 影像学检查

（1）X线检查　X线可见桡骨远端和尺骨远端小梁模糊、疏松、骨质破坏、缺损有死骨渣、周围软组织肿胀。诸多腕骨骨质脱钙模糊、坏死、缺损甚至缺如，有时掌骨近端也可波及。腕关节屈曲畸形。尺、桡骨远端皮质旁可有骨膜反应和新生骨出现。单纯滑膜结核显示骨质疏松和软组织肿胀。尺桡骨下端结核可呈死骨中心型和溶骨形破坏的边缘型。晚期可见多个腕骨尺、桡下端和掌骨关节面广泛破坏，腕关节出现畸形。

（2）CT检查　可见骨质破坏、死骨、脓肿与窦道。

（四）心理－社会状况

倾听患者主诉，根据患者关心的问题，有针对性地进行指导，使之积极主动地参与治疗和护理，加强与患者和家属之间的沟通，及时满足患者需要，作好术前健康教育，介绍手术方式和治疗过程，解答患者的疑问。消除对手术治疗的恐惧心理，使患者保持乐观情绪和战胜疾病的信心。

二、常见护理诊断/问题

1. 恐惧/焦虑　与病程长、对疾病预后担忧有关。

2. 疼痛 与腕关节结核和手术有关。

3. 营养失调：低于机体需要量 与食欲不振和结核病消耗有关。

4. 部分生活自理能力缺陷 与肢体固定、术后卧床有关。

5. 潜在并发症 病理性脱位、废用综合征。

6. 知识缺乏 与缺乏疾病治疗及康复知识有关。

三、计划与实施

（一）手术前护理

1. 做好术前宣教，向患者讲明手术目的、治疗效果，取得患者合作。

2. 了解患者的心理活动，满足患者需求，并给予安慰、鼓励和帮助。

3. 窦道患者每日给予无菌换药，保持引流通畅。

4. 注意患肢血液循环情况，有无疼痛、肿胀、肢端麻木和皮肤温度的变化。

5. 关节腔内积液或脓液较多者可做穿刺，抽出关节腔内积液或脓液，亦可向关节腔内注入抗结核药物。

6. 关节制动。腕关节夹板、前臂腕掌石膏（管型）或前后石膏托将腕关节固定于背伸30°，旋前旋后中立位的腕关节功能位上。抬高患肢，促进血液循环。

7. 做好晨晚间护理，保持床单位清洁，协助患者进食、排便、翻身及肢体活动。

（二）手术后护理

1. 详见本章肢体关节结核手术及护理。

2. 加强病灶引流管护理，引流管接负压引流瓶，保持病灶引流管通畅，防止引流管脱出、扭曲、打折，注意引流液的颜色、性质和引流量，并做好记录。

3. 密切观察患肢血液循环情况，有无疼痛、肿胀、肢端麻木和皮肤温度的变化，抬高患肢（小于30°），促进血液循环。

4. 协助患者翻身时注意保护患肢，不要让患肢悬空，应用软枕垫好。

5. 观察伤口渗血情况，渗血时给予更换敷料，渗血较多时通知医生给予处理。

（三）健康教育

1. 做好饮食指导，高蛋白、高维生素饮食。

2. 遵医嘱坚持抗结核药物治疗，定期到医院进行影像学检查、血沉及肝肾功能检查。

3. 术后固定腕关节于功能位，即曲肘90°，前臂中立位，腕关节背伸20°，拇指对掌位。

4. 术后尽早指导患者握拳，充分伸屈五指，以练习手指关节和掌指关节活动及锻炼前臂肌肉的主动收缩。练习肩关节和肘关节的各项活动。

5. 术后3～4周进行腕关节背伸、桡侧偏斜活动和前臂旋转活动的练习。

6. 外固定解除后，充分练习腕关节的屈伸、旋转和尺侧、桡侧偏斜活动。如以双手掌相对练习腕背伸，双手背相对练习掌屈；也可利用墙壁或桌面练习背伸和掌屈。

四、护理评价

经过治疗和护理，患者是否达到以下标准。

1. 患者营养状况是否恢复正常，并维持体重在正常范围。

2. 患者疼痛是否有所缓解。

3. 患者皮肤是否完好，有无压疮。

4. 患者是否按预期目标逐渐康复。

5. 患者是否能复述疾病及康复知识。

6. 患者是否消除焦虑心理，保持心态平和。

第三节　结核性脑膜炎患者的护理

一、定义

结核性脑膜炎（简称结脑）是由结核分枝杆菌侵入蛛网膜下隙引起软脑膜、蛛网膜，进而累及脑实质和脑血管的非化脓性炎症疾病，是最常见的神经系统结核病，常继发于体内其他器官的结核病灶。在肺外结核中有5%～15%的患者累及神经系统，其中又以结脑最为常见，约占神经系统结核的70%。近年来，因结核杆菌的基因突变、抗结核药物研制相对滞后和 AIDS 病患者的增多，国内外结核病的发病率及病死率逐渐增高。

二、发病机制及病理

结脑的发病机制有两种学说：①结核菌菌血症直接引起脑膜炎学说：有人认为较多的结核菌进入脑血流后可直接引起脑膜炎，或结核菌先引起脉络丛结核，再播散到脑脊液中，在蛛网膜下隙引起结脑。②结核球发病机制学说：Rich 等认为，颅内或脊髓已形成的结核灶破溃至蛛网膜下隙后引起脑膜炎。它可以解释患者可有全身性粟粒性结核病，但不一定都伴有结核性脑膜炎，无粟粒性结核或找不到脑外结核灶。

大体病理可见脑膜血管充血，脑组织水肿表现为脑回变扁平，脑沟变浅，脑底部及外侧裂中可看到灰粉色胶样的黏稠渗出物及小的结核病灶。随着病程延长，病变进展，脑底部常有厚层渗出物，为灰白色胶样肉芽组织，并阻塞第四脑室开口。脑室因脑脊液的通路在不同部位和不同程度的受阻而产生不同程度的扩张。若渗出物阻塞第四脑室的外侧孔和正中孔，则各脑室可有中度程度至高度扩张积水。若导水管水肿且因结核性渗出物阻塞变窄时，则第三脑室和两个侧脑室对称性扩张。若一侧门罗氏孔（室间孔）因脉络丛结核而阻塞时，则病变侧侧脑室扩张。当累及脑实质时，脑切面还可以看到大小不等结核灶，常见于大脑中动脉分布区、皮质和近脑膜处，外侧裂孔中尤其多见。一般位于幕上较幕下多，多分布于额、顶及颞叶。幕下者多位于小脑半球。脑内还可见到片状软化，多在脑室周围，也可见基底核和其他部位，少数病例脑底部可合并大小不等量出血。脊髓病变有时也很显著，脊髓可完全包裹于结核渗出物中，少数脊髓内也可有小结核球。

三、护理评估

（一）健康史

护士应评估患者既往的生活习惯如饮食、营养、皮肤、睡眠、休息情况、嗜好（如吸烟、饮酒等）、家族史，有无结核病接触史，既往是否患有结核病等。

（二）身体状况

1. 症状　结脑的临床症状可分为两大类：一般结核中毒症状和神经系统症状。

（1）一般结核中毒症状　起病多缓慢或呈亚急性，少数也有呈急性。多伴有不规则低热，伴乏力、食欲差、盗汗、恶心、头痛等，可有畏光、易激动、便秘、尿潴留。若合并身体其他部位结核灶可有其各自相应症状。

（2）神经系统症状　脑膜刺激症状、颅内神经障碍症状、颅内压增高症状、脑实质损害的症状、自主神经受损的症状、脊髓受损症状。

2. 体征　大多数结脑患者发病比较缓慢，典型经过为病初只有一般结核中毒症状，经 1～3 周进入脑膜刺激期，才出现一系列脑膜刺激征。

（三）辅助检查

1. 实验室检查

（1）脑脊液检查　脑压升高在 180～200mmH$_2$O（1.8～2.0kPa）以上，脑脊液呈毛玻璃状，细胞数在（100～1000）×10^6/L。

（2）脑脊液生化　典型者糖和氯化物同时降低，蛋白升高（糖＜45mg/dl，氯化物＞700mg/dl，蛋白＞45mg/dl）。

2. 影像学检查　CT 和 MRI 能显示结脑病变的部位、范围和某些性质，有助于判断结脑的病型、病期、病变程度及有无并发症，还可选择治疗方法，评价治疗效果并推测预后。

（四）心理 - 社会状况

患者及家属对疾病的认识程度及心理状态；家庭成员及经济情况；家庭成员是否和睦、关心患者，及经济承受能力。

四、常见护理诊断/问题

1. 不舒适：头痛　与颅内压增高有关。

2. 有窒息的危险　与患者颅内压增高呕吐有关。

3. 潜在并发症　颅内高压、脑疝。

4. 体温过高　与肺内、颅内感染有关。

5. 皮肤完整性受损的危险　与患者卧床皮肤受压有关。

6. 知识缺乏　与患者缺乏结核性脑膜炎的相关知识有关。

7. 自理能力缺陷综合征　与自我进食缺陷、沐浴自理缺陷、穿衣自理缺陷、如厕自理缺陷、使用器具自理缺陷有关。

8. 便秘　与卧床所致的代谢率降低有关。

五、计划与实施

结核性脑膜炎的治疗原则：①绝对卧床休息，保持病室的安静；②降颅压治疗；③抗结核治疗；④必要时给予侧脑室引流。

（一）一般护理

1. 卧床休息 保持病室清洁安静，室内光线宜暗，绝对保持情绪稳定，勿过于激动。减少探视，将操作集中，避免经常打扰患者。

2. 饮食护理 保证每日的入量，维持足够营养，给高热量、清淡、易消化的食物；不能进食者可给予鼻饲饮食。向患者解释加强营养的重要性，观察患者营养状况的改善及进食情况。

3. 做好皮肤护理 保持皮肤清洁、干燥，定时翻身，必要时使用防压疮气垫床，防止压疮。

4. 做好生活护理 满足患者的日常生活需要。

5. 腰椎穿刺（腰穿）的护理

（1）腰穿前做好解释工作，消除紧张情绪，并协助患者摆好体位。

（2）穿刺中密切观察患者面色、意识、瞳孔的变化。

（3）术后嘱患者去枕平卧6小时。

（二）症状护理

1. 严密监测意识、瞳孔、生命体征的变化，加强头痛、呕吐、肢体活动和癫痫发作等症状的观察。

2. 头痛护理，观察患者头痛的性质、程度、部位、持续时间及频率。向患者及家属解释头痛发生的原因，让患者心情放松，减轻因头痛引起的负面情绪。多与患者交流，特别是疼痛时应做好患者安抚工作，嘱患者深呼吸，听轻音乐等，以转移患者的注意力，减轻疼痛。

3. 避免屏气、剧烈咳嗽、便秘、尿潴留、气道堵塞等导致颅内压增加的诱因，便秘时可使用轻泻剂，预防脑疝的发生。

4. 及时发现并控制抽搐发生，遵医嘱应用抗癫痫药物，加床档及约束带保护，防止发生坠床。

5. 必要时做脑室穿刺引流等抢救准备。

6. 侧脑室引流的护理要点如下。

（1）无菌操作 严格执行无菌技术操作，注意消毒隔离。

（2）卧位 穿刺后平卧6小时，6小时后可以侧卧。

（3）引流管的固定 将引流管在穿刺点部位绕管缝合一针，多层敷料围绕引流管呈井字形包扎，并用胶带绕管呈蝶形粘贴固定。引流管连接的微标卡尺固定于床头。原点与穿刺点高度持平，与之连接的引流袋用别针和橡皮筋妥善固定于床头。

（4）伤口的护理 隔日进行伤口换药，预防感染。注意观察敷料是否有渗血、渗液，某些情况下，脑脊液会渗入皮下，在皮下可形成较大的体位性水肿，如发现渗出或被污染，应及时告知医生进行换药处理。换药时应注意观察固定引流管的缝合线是否完好，防止引流管脱出。

（5）引流瓶高度的调节　常规高度为引流瓶 U 形管出口位于侧脑室穿刺点水平上 8～12cm，可确保患者的颅内压处于正常范围；若颅内压高于此，可有脑脊液滴入引流瓶。过高达不到引流目的，过低可形成负压引流，脑脊液流出过快、过多，可致颅压突然下降，使脑内静脉破裂造成脑出血，还可引起脑脊液生成速度加快，重吸收减少，脑积液更多。

（6）引流液的性质和量　脑脊液早期多为无色透明，而中期或晚期可为混浊，呈毛玻璃样，浅黄或橙黄色。引流液颜色如为血性，要考虑是否为穿刺损伤，或脑室内出血。引流液的量是颅内压高低的重要标志，一般为 50～200ml/d，超过 200ml/d 要适当调高引流瓶高度，引流液逐渐减少至低于 50ml/d，可考虑夹闭引流管。如果引流量骤减，要考虑是否发生引流管堵塞。

（7）引流时间　每次引流时间 7～10 天，病情需要可长达 2～3 周，一般不超过 1 个月，以免继发感染。

（8）引流液的处理　由于引流液中含有大量结核菌，具有极强的传染性，因此引流液严禁直接倾倒，必须用高效含氯消毒片浸泡 24 小时以上，经过无害化处理后方可处理。

（9）病情的观察与记录　严密观察患者的意识、瞳孔，监测血压、心率、呼吸等生命体征。观察局部敷料是否有渗出，准确测量并记录脑脊液的引流量，以上项目如有异常应立即告知医生以做进一步检查。

（三）用药护理

1. 遵医嘱使用降颅压药及镇痛剂，并注意观察药物疗效。

2. 根据体温变化，给予物理降温或遵医嘱给予解热剂。

3. 严密观察激素类药物的反应，告知患者应用激素后出现向心性肥胖是正常的，停药后可逐步恢复正常，不要惊慌。

（四）心理护理

1. 护士应积极与患者交谈，劝慰，给予生活上的帮助，使者有安全感，有利于配合治疗。

2. 耐心做好安慰解释工作，增强患者战胜疾病的信心，密切配合。

3. 患者对疾病知识缺乏，病后怕影响生活和工作，加上疾病带来的痛苦，常出现自卑、多虑、悲观等情绪。要做好耐心细致的解释工作，并告诉患者结核性脑膜炎是可以治愈的，向患者介绍相关的知识，使患者建立信心。同时作好患者及家属的工作，能关心爱护患者，给予患者精神和经济上的支持。

（五）健康教育

1. 宣传结核病的知识，向患者及家属解释病情，坚持正确服药，介绍服药方法、药物的剂量和不良反应；详细说明坚持规律用药、全程用药的重要性，以取得患者及家属的主动配合。

2. 指导家属掌握肢体运动功能锻炼方法。

3. 指导患者合理安排生活，保证充足的睡眠和休息时间。注意营养搭配和饮食调理，增加机体抗病能力，避免复发。

4. 嘱患者定期复查，便于了解病情变化，有利治疗方案的调整。

六、护理评价

经过治疗及护理，患者是否达到以下标准。

1. 患者无窒息发生。

2. 未发生颅内高压及脑疝，头痛症状缓解。

3. 生活需求得到满足。

4. 体温降至正常。

5. 皮肤保持完好。

6. 患者及家属对结核性脑膜炎知识了解，能积极配合，完成治疗与护理工作，积极战胜疾病。

第四节　浆膜结核患者的护理

结核性胸膜炎患者的护理

一、概述

结核性胸膜炎是常见的结核病，多见于儿童及青少年。结核菌及其代谢产物进入高度敏感的机体胸膜腔内，引起胸膜过敏性炎症反应；也可以是贴近胸膜的原发灶经淋巴管或直接侵入胸膜腔；或由纵隔或肺门肿大的淋巴结压迫使淋巴引流发生障碍，结核菌逆流至胸膜所致；由血行播散累及胸膜。

二、发病机制及病理

解剖学提示机体左右两侧的脏层胸膜和壁层胸膜之间形成一负压闭锁的假想的胸膜腔，左右胸膜腔互不相通。正常情况下两层胸膜紧密相贴，有生理性液体（约 0.3ml/kg 体重）起润滑作用。机体在高度敏感状态下，结核分枝杆菌和其代谢产物进入胸膜腔时，就会迅速引起胸膜的炎症反应。常发生于结核分枝杆菌原发感染后或发生在结核病恶化及复发阶段。

三、护理评估

（一）临床症状评估与观察

起病可急可缓。患侧胸廓较膨隆，运动受限，气管和心脏向对侧移位，呼吸音减弱或消失。高热 38~40℃，1~3 周后可转为低热。症状、体征发热的同时可伴有胸痛、咳嗽、气促及结核中毒症状。胸腔积液出现后胸痛可消失。胸腔积液量多且增长迅速时，可有呼吸困难。当渗出初期或消退时可听到胸膜摩擦音。

（二）辅助检查评估

1. X 线检查　根据积液部位不同，胸片可见盘状阴影、片状阴影及纺锤状阴影，密度增高，心脏、纵隔可向健侧移位。

2. 结核菌素试验 多为阳性。

3. 实验室检查 胸腔积液多呈草黄色，偶为血性渗出液，以淋巴细胞为主，可找到结核菌，但阳性率不高。

4. 超声检查 有助于判明包裹性积液存在，并协助确定穿刺部位。

四、常见护理诊断/问题

1. 体温过高 与感染有关。

2. 低效性呼吸形态 与胸腔积液过多，呼吸困难有关。

3. 疼痛：胸痛 与炎症有关。

4. 营养失调：低于机体需要量 与结核病慢性消耗有关。

5. 疲乏 与结核病导致的全身乏力有关。

6. 知识缺乏 与患者或家属缺乏本病相关知识有关。

五、计划和实施

1. 观察体温、脉搏、呼吸的变化。体温高时，及时采取降温措施，并进行体温监测。

2. 采取舒适体位，保证呼吸畅通。

（1）患者出现呼吸急促不能平卧时应立即报告医生，并备好胸腔穿刺用物。

（2）当胸腔积液量增多时，患者应卧床休息，加强营养，待病情好转后可适当活动。

（3）呼吸困难时取半卧位或患侧卧位。

（4）当胸腔大量积液时，可做穿刺抽液治疗。抽液后鼓励患者向健侧卧，并指导患者做深呼吸，防止胸膜粘连而影响肺功能。

（5）穿刺后详细记录胸腔积液量及性质，必要时及时送检。保持穿刺部位敷料清洁、干燥。

（6）操作时注意患者保暖，避免着凉，防止并发症发生。

3. 结核感染是一种消耗性疾病，加强饮食护理特别重要，应给予高能量、高蛋白、高维生素的饮食，如牛奶、鸡蛋、瘦肉、鱼、豆腐、新鲜水果、蔬菜等以增强抵抗力，促进机体修复能力和病灶愈合。尽量提供患儿喜爱的食品，注意食物的制作，以增加食欲。

4. 保持居室空气流通，阳光充足。保证患者有充足的睡眠时间，减少体力消耗，促进体力恢复。无特殊症状者，一般不过分强调绝对卧床，可做适当的室内、室外活动，呼吸新鲜空气，增强抵抗力，避免受凉引起上呼吸道感染。

5. 由于抗结核药物大多有胃肠道反应，故要注意观察患者食欲的变化，如有恶心、呕吐等胃肠道症状时及时与医生联系，以决定是否停药。

6. 对患者或家属进行健康教育，具体如下。

（1）向患者讲解疾病的相关知识、治疗方法，要树立长期治疗的思想准备，坚持全程治疗。

（2）坚持定期复查，以了解治疗效果和药物的使用情况，以便根据病情调整治疗方案。

（3）讲解药物的不良反应，如有异常及时到医院就诊。

（4）良好的生活习惯、充足的营养对患者疾病的恢复起着重要的作用。

（5）注意做好消毒、隔离，以防重复感染；做好传染病的预防，防止疾病复发。

六、护理评价

通过积极的治疗和护理，患者是否达到以下标准。

1. 患者了解疾病的相关知识。

2. 患者了解摄入营养的重要性。

3. 患者了解药物的作用和不良反应并按疗程坚持服药。

4. 患者掌握了消毒隔离基本方法。

结核性心包炎患者的护理

一、定义

结核性心包炎（TBP）是由结核分枝杆菌通过不同的途径感染侵及心包所致。起病多隐匿，肺部可无明显受累，临床上常见是多发性浆液膜炎（双侧或单侧胸腔积液）伴心包炎（心包积液）。本病可分急性和慢性两种或两期，前者常伴有心包积液，后者亦引起心包缩窄。其发病情况约占内科住院人数的 0.2%。国外统计肺结核患者合并 TBP 占 1%～8%，急性心包炎中有 4%～7% 为结核性的，有 7% 会发生心脏压塞，6%～7% 的病例发展为缩窄性心包炎。而我国 TBP 在心包疾病中则占有重要位置，占心包疾病的 21.3%～35.8%，急性 TBP 占整个急性心包炎的 62.3%，明显高于国外。TBP 在各年龄组均有发生，其预后远较其他浆膜结核恶劣，应属重症结核病，故早期诊断与及时、正确治疗极为重要。

二、病因

结核性心包炎是继发于心包外的结核而发病，据报告约 75.9% 心包外有活动性结核病。可通过以下途径感染发病。①淋巴逆流感染：胸内淋巴结结核，尤其是气管分叉部淋巴结结核、主动脉弓淋巴结结核与动脉导管淋巴结结核、肺结核以及结核性胸膜炎、结核性腹膜炎时结核分枝杆菌可循淋巴逆流至心包膜。②血行感染：为全身血行播散性结核病的一部分，常发生多发性浆膜炎。③直接蔓延：常为纵隔淋巴结结核，结核性胸膜炎直接蔓延侵犯心包膜而发病。常见的感染方式是纵隔淋巴结结核经淋巴管播散。

三、发病机制及病理

根据临床和病理特点结核性心包炎可分为结核性渗出性心包炎（渗出性心包炎）和结核性缩窄性心包炎（缩窄性心包炎）两大类。

正常心包腔内约含 50ml 液体，机体对结核分枝杆菌及代谢产物超敏反应形成心包积液。渗液一般是浆液性的，少数为血性，蛋白含量很高，初期主要含有多形核白细胞，后期以淋巴细胞为主。在急性期，心包渗液中可能有大量的抗酸杆菌。亚急性期心包内有肉芽肿性炎症，可见类上皮细胞、朗格汉斯细胞浸润，也可出现干酪样坏死。心包渗液再吸收过程中，蛋白质和纤维素沉积形成条索在心包腔内造成分隔，纤维组织沉积于壁层和脏层心包膜间。心包增厚、粘连，心包腔消失导致缩窄性心包炎，最终可发生心包钙化。严重者纤维瘢痕组织的外壳，紧紧抱住和压迫整个心脏和大血管的出口处。心脏在长期束缚的情况下，心肌本身也可发生缺血、苍白和心肌纤维呈退行性变，使心肌变薄等。

心包腔内压在正常状态下低于心房、室内压。急性纤维蛋白性心包炎不影响血流动力学，而在渗出性心包炎时，心包腔内液体潴留使腔内压升高，达一定限度后引起心室舒张期充盈受阻，致使心排出量降低，产生体循环静脉压、肺静脉压增高等心脏受压症状称心脏压塞或心包填塞。心脏压塞一般仅在心包腔内有大量积液时才会出现，但当液体产生甚为迅速时，液体量较少，少至250～350ml也可发生。

正常人吸气时动脉收缩压可有轻度下降，周围脉搏强度可无明显改变，当心包渗液引起心脏压塞时，右心室不能扩张，在吸气时不能随着胸廓内压力的减少而增加它的排出量，右心排出量不能随着肺血管容量的增加而发生相应的变化，这样便减少了肺静脉回流及左心房、左心室的充盈，从而倒是动脉收缩压进一步下降（＞1.33kPa），脉搏强度可明显减弱或消失而出现奇脉。收缩期血压因心排出量减少而下降，舒张期血压则无明显变化。出现脉压变小的现象。正常情况下吸气使静脉回右心血量增加，颈静脉压下降，但当渗出性心包炎时，右心排出量不能增加，颈静脉压反而升高（颈静脉怒张）称为Kussmaul征。

四、护理评估

（一）健康史

护士应评估患者既往生活习惯、不良嗜好、病史、个人史、家族史、疫区接触史、有无结核病接触史，或既往患有结核病，包括发病的程度和近期治疗情况等。

（二）身体状况

1. 症状

渗出性心包炎

（1）全身症状 起病可急可缓，以慢性起病多见。多呈低至中度发热，少数患者有高热，可达39.5℃以上并可伴有乏力、盗汗、食欲减退、消瘦等中毒症状。

（2）心包局部炎症表现 心前区疼痛主要见于早期纤维蛋白渗出阶段，疼痛性质可为锐痛、钝痛或胸部紧迫感。

（3）心脏压塞症状 症状的严重程度与渗液在心包腔内的积存量和渗出速度有关。呼吸困难、心悸也常为心包渗出突出的症状。此外尚有面色苍白、心前区不适、发绀、乏力、烦躁不安、上腹部疼痛、水肿甚至休克表现。

（4）邻近器官的压迫症状 肺、气管、支气管和大血管受压引起肺淤血、呼吸困难加重。气管受压可产生咳嗽和声音嘶哑。食管受压可出现呼吸困难。

缩窄性心包炎：当心排出量相对固定、不能因活动而相应增加时，常可见劳累后呼吸困难。后期大量胸腔积液、腹水和肺淤血，以致休息时也发生呼吸困难，甚至端坐呼吸。大量腹水和肿大的肝脏压迫腹腔内脏器致使腹胀明显。几乎所有的患者都有不同程度的水肿。其他尚有乏力、食欲减退、眩晕、咳嗽、尿少等症状。

2. 体征

渗出性心包炎

（1）心包摩擦音　多数患者在心包积液产生之前有心包摩擦音，是纤维蛋白性心包炎典型体征。心包摩擦音一般持续数天至数周，有时仅数小时，可因渗出液的出现使心包膜的脏层和壁层分开而消失。

（2）心包积液征　随着心包渗液量的增加，超过200ml以上或渗出液迅速积聚则出现心包积液征，体征视渗液多少而定。

（3）心脏压塞征　心包渗液快速积聚超过100ml可出现心动过速、颈静脉怒张和静脉压升高、代偿性心排出量的锐减。当超过代偿的限度时则出现血压下降、休克现象。

缩窄性心包炎：心尖搏动减弱或消失、心浊音界正常或轻度增大，心音低而远。约35%的患者出现奇脉，心率较快，还可出现期前收缩，20%～30%晚期患者发生心房扑动或心房颤动等异位心律。心脏受压表现突出的是颈静脉怒张、Kussmaul征。其他有肝大、腹水、胸腔积液、下肢水肿、端坐呼吸等。

（三）辅助检查评估

1. 实验室检查

（1）血液检查　TBP急性期白细胞可轻度或中度增多，也可正常，血沉增快。慢性病例可有轻度贫血，缩窄性心包炎时血象大多正常，血沉也可正常。病程较久者由于肝淤血、制造白蛋白功能降低，反复抽腹水又可导致白蛋白丢失，可有低蛋白血症。慢性肝淤血可致肝硬化，出现肝功能改变，转氨酶水平升高，黄疸指数增高，长期肾淤血可致肾实质损害，肾功能异常出现蛋白尿等表现。

（2）心包积液与心包活检组织的检查

1）常规检查：属渗出液，多为草黄色，少数血性。心包积液中蛋白含量高，以淋巴细胞和单核细胞为主，但在发病两周内多核白细胞可占多数。

2）结核菌检查：心包液中找到结核菌是诊断TBP的"金标准"，但除结核性化脓性心包炎的心包液中有大量抗酸杆菌外，心包液结核菌检出率很低。心包积液浓缩集菌法阳性率可达40%～50%，国外报道改良罗氏培养法心包液结核菌培养阳性率为53%，Bactec法为54%。

3）结核菌的DNA PCR＋探针检测、腺苷脱氨酶和γ－干扰素检查。

①聚合酶链反应（PCR）：心包渗液或心包组织PCR技术在对TBP早期诊断有重要意义，其阳性率高于结核菌涂片与培养。②腺苷脱氨酶（ADA）：ADA与T淋巴细胞的分化有密切相关，结核性浆膜炎性积液中ADA常增高，明显高于血清水平。③γ－干扰素（IFN－γ）在结核性渗液中结核菌细胞壁蛋白刺激辅助T淋巴细胞产生IFN－γ，IFN－γ≥140pg/ml对诊断有参考价值。心包积液PCR、ADA、IFN－γ联合检测结合临床综合评定可提高TBP诊断水平。

4）抗结核抗体的检查：抗结核抗体检测对TBP诊断有参考意义。

5）心包活检组织检查：阳性率为 10%～20%，采用多部位取材损伤较大。

（3）结核菌素试验　90%～100% 患者 PPD 皮肤试验阳性反应，其中部分呈强阳性反应。

2. 影像学诊断

（1）X 线检查　50%～72% TBP 患者合并肺结核及胸腔积液的征象。透视检查心脏搏动明显减弱或消失，渗液量少，心脏搏动可无变化。心包渗液超过 250ml 以上可见心影增大。

（2）其他影像学检查　胸部 CT 可显示心包积液及心包增厚。TBP 在增强后的磁共振检查（MRI）有特征性改变。超声心动图是检查心包渗液的简单、敏感、可靠的方法，可发现 <40ml 的心包积液。

3. 心电图诊断

（1）渗出性心包炎　ST 段普遍抬高，T 波改变，QRS 波低电压并常伴 P 波、T 波电压过低，心律失常，常见窦性心动过速。

（2）缩窄性心包炎　QRS 波低电压、T 波低平或倒置。

4. 心导管检查　右心导管检查示肺微血管压、肺动脉舒张压、右心室舒张末期压、右心房平均压和腔静脉压均显著增高且趋向相等。

（四）心理 - 社会状况

患者对疾病的心理反应，亲人对患者的关心程度及家庭经济承受能力。

五、常见护理诊断/问题

1. 气体交换受损　与心包积液所导致的呼吸困难有关。

2. 疼痛：胸痛　与疾病导致心脏器质性病变有关。

3. 体温过高　与结核性心包炎所导致的感染有关。

4. 营养失调：低于机体需要量　与机体消耗增加有关。

5. 活动无耐力　与结核性心包炎有关。

6. 焦虑　与担心疾病的预后有关。

7. 知识缺乏　与缺乏结核性心包炎的相关知识有关。

六、计划与实施

治疗原则：①遵循抗结核治疗的基本原则，即早期、联合、规律、全程、适量。②在诊断性抗结核治疗的同时，为防止误诊、误治应积极继续排查引起心包疾病的其他疾患。③诊断性抗结核治疗期间密切观察患者病情变化，注意抗结核药物的不良反应。诊断性抗结核治疗时间至少 2～4 周。④常规测肘静脉压，以便动态了解心包有无缩窄情况，为下一步治疗做准备。⑤心包穿刺：穿此前要常规检测凝血机制，最好在心电监测下进行。第一次抽心包积液时，不宜快，量宜少。⑥早期应卧床安静休养，进易消化饮食，少食多餐，保证出入量平衡。⑦糖皮质激素治疗：不宜长期使用，强化 1～2 周，2 个月左右减完。剂量因病情而异。⑧对症治疗：休息、吸氧、利尿药的应用、心动过速的治疗、纠正贫血。⑨外科手术治疗：心包剥脱术治疗缩窄性心包炎。

（一）一般护理

1. 饮食护理 采取少食多餐，饮食上应给予高热量、高维生素、适当高蛋白的易消化饮食，防止反复抽液造成低蛋白血症，加强营养的同时限制钠盐摄入。

2. 协助患者取舒适卧位 采取半卧位或坐位，使膈肌下降，利于呼吸。提供可依靠的床上小桌，并保持舒适。协助满足生活需要。定时协助患者更换体位，保持床单位清洁，帮助患者按摩受压部位，防止压疮发生。

3. 注意充分休息，减少活动 嘱患者卧床休息，平稳呼吸，避免受凉，防止感冒加重呼吸困难。

4. 保持环境安静 限制探视。注意病室的温度和湿度，避免患者受凉，以免发生呼吸道感染而加重呼吸困难。患者衣着应宽松，以免妨碍胸廓运动。

（二）症状护理

1. 观察呼吸困难的程度、肺部啰音的变化及血气分析结果，检查患者发绀程度，给予持续低流量氧气吸入 1～2L/min，做好氧气装置的及时更换与消毒工作。

2. 评估患者心前区疼痛的部位、性质及其变化情况，是否可闻及心包摩擦音。必要时应用镇痛药物，严格按照医嘱执行并密切观察用药后反应。嘱患者勿用力咳嗽或突然改变体位，以免疼痛加重。

3. 心动过速的患者，注意监测心率。

（三）用药护理

1. 结核性心包炎在治疗上用药时间在 1～2 年。所以早期、联用、适量、规律、全程的药物治疗原则尤为重要。抗炎抗结核药物要严格遵循用药原则，告知患者各种药物的重要性。

2. 严密观察药物不良反应，发现异常后及时通知医生进行相应处理。

3. 严格遵医嘱应用镇痛药物，若疼痛严重时可给予镇痛剂，以减轻疼痛对呼吸功能的影响。控制输液速度，防止加重心脏负荷。观察患者有无输液反应。

4. 双下肢水肿者给予适当利尿药治疗。一般从普通利尿剂开始使用，待效果不好时，逐渐增加该药剂量或改用其他利尿药，保证每天 24 小时尿量略大于每天 24 小时入量，观察水肿消退的情况。利尿期间注意电解质的检测，必要时补钾，防止低钾血症的发生，及时准确记录出入量。

（四）心包穿刺术配合及护理

行心包穿刺目的：用于判定心包积液的性质与病源；有心脏压塞时，穿刺抽液以缓解压迫症状；化脓性心包炎时，穿刺排脓，向心包腔内注射药物达到治疗目的。

1. 术前向患者说明穿刺术的意义和必要性，解除思想顾虑，必要时术前用少量镇静剂，准备好抢救器械和药物，建立静脉通路，术前需行超声心动图检查，确定积液量和穿刺部位，术前禁食 4～6 小时，协助患者取坐位或半卧位。

2. 术中嘱患者勿剧烈咳嗽或深呼吸；抽液过程中注意随时夹闭胶管，防止空气进入心包腔；抽液要缓慢，第一次抽液量不超过 200ml，若抽出液为鲜血时，应立即停止抽液，观察有无心脏压塞征象，准备好抢救物品和药品；注意记录抽液量、性质，按要求留取标本送检；严密观察患者的表现，注意脉搏、心率、心电图和血压变化，如有异常及时报告医生并协助处理。

3. 术后密切观察患者的生命体征，嘱患者休息；观察穿刺处局部，穿刺部位覆盖无菌纱布，用胶布固定；心包引流者需做好引流管的护理；注意穿刺处有无渗液，渗液较多时应更换无菌纱布；记录心包积液引流量。

（五）心理护理

结核性心包炎病程长，治疗较复杂，需长期服用药物。患者在疼痛、呼吸困难等症状发作时容易产生恐惧、焦虑、悲观无助感，应保持患者情绪稳定。制定合理的护理计划，建立良好护患关系，循序渐进。动员家属一起参与，监督并鼓励患者，增加患者战胜疾病的信心，更好地在心理上给予患者支持。耐心讲解合理全程服用药物的重要性，减轻患者对药物副反应的恐惧感。

（六）健康教育

1. 向患者讲解消除恐惧心理的重要性，疼痛严重时严格遵医嘱适量应用镇痛药物。合理安排作息时间，充分休息。注意防寒保暖，防止呼吸道感染加重病情。

2. 向患者及家属进行知识宣传，结核性心包炎患者机体抵抗力弱，应加强营养。饮食上应给予高热量、高蛋白、高维生素的易消化饮食，限制钠盐摄入。

3. 向患者介绍应用药品的名称、用法、用量及注意事项，教会患者自我监测不良反应，及时通知医生并做好相应处理。嘱患者严格遵循用药原则，不能擅自减药、停药、乱服其他药物。

4. 教育患者做好预防交叉感染的公共卫生知识，禁止随地吐痰，公共场合需戴口罩等。注意个人卫生，保持清洁，分餐进食等。

5. 出院指导嘱患者坚持按时服用全程药物，注意定期门诊复查胸片，定时抽血进行相应化验检查，如有不适随时就诊。

七、护理评价

经过治疗和护理，患者是否达到以下标准。
1. 患者胸痛症状减轻。
2. 患者呼吸困难缓解。
3. 患者水肿症状消失。
4. 患者情绪稳定，营养是否改善，体重是否增加。
5. 掌握正确的服药方法。

结核性腹膜炎患者的护理

结核分枝杆菌感染腹膜引起腹腔慢性炎症，称为结核性腹膜炎，是临床常见的腹腔结核病。

一、发病机制及病理

（一）发病机制

本病可发生于任何年龄，但以中青年为主，尤其是女性居多。男女比例

1∶1.77~1∶4.6。结核分枝杆菌侵犯腹膜途径如下。

1. 直接蔓延 即继发感染，多数患者继发于腹腔内各种脏器结核病灶的蔓延，如肠结核、肠系膜淋巴结结核、输卵管结核，少数是肠系膜淋巴结干酪样坏死的溃破、肠结核或脊柱结核蔓延所致。干酪样坏死病灶溃破可引起急性弥漫性腹膜炎。

2. 淋巴、血行播散感染 肺结核病灶中结核菌可以通过淋巴、血行播散感染腹膜引起粟粒型结核性腹膜炎是全身血行播散性结核的一部分。较少病例来源于骨结核或泌尿生殖系结核。国外研究报道，腹膜结核中有1/3病例伴有活动性肺结核。

3. 直接饮入 饮入患有结核病的奶牛的牛奶引起结核性腹膜炎，虽已有报道但缺少更多的直接证据。

（二）病理

根据病理特点可分为四型。

1. 渗出型（腹水型） 腹膜充血、水肿，表面覆盖纤维蛋白渗出物，腹膜表面常见散在灰白色或黄白色粟粒状结节，或成斑块状。腹腔内有浆液纤维蛋白渗出液积聚，腹水为草黄色、少数为血性（3%）、偶见乳糜状。腹水吸收后粘连可形成包裹性积液。

2. 粘连型 此型仅有少量腹水，大量纤维组织增生、腹膜增厚，肠袢粘连与明显增厚的大网膜往往缠绕粘连成包块，肠曲受压迫和被束缚而造成肠梗阻。

3. 干酪型 以干酪坏死为主，肠道大网膜、肠系膜以及腹腔内脏器相互粘连而分隔成许多小房。常伴肠系膜淋巴结干酪样坏死。渗出液多为脓性或形成结核性脓肿，并可侵犯周围组织形成内瘘或外瘘。

4. 混合型 上述两种或两种以上同时存在乃称混合型，各型之间可以变化，渗出型和粘连型可以向干酪型转化，此时表示病情发展。

二、护理评估

（一）健康史

评估患者既往的生活习惯、饮食习惯、不良嗜好、病史、个人史、家族史、疫区接触史、既往是否患有结核病或结核病接触史等。

（二）身体状况

1. 症状

（1）发热 结核性腹膜炎初起常有发热，以低热或中度发热多见，少数重症患者如干酪型患者常为高热，体温可达39~40℃。呈稽留热或弛张热，并往往伴有盗汗、乏力、食欲减退等。

（2）腹胀 为常见症状，渗出型腹膜炎，在中等量以上腹水时腹胀明显。但有时腹水出之前患者已有腹胀，不少无腹水患者也可出现明显腹胀，为肠管胀气造成。

（3）腹痛 是结核性腹膜炎的主要症状，起病缓慢者腹痛常固定在某一部位，而急性发病者常为全腹痛，渗出型早期腹痛不严重，随后为持续性隐痛或钝痛，也有阵发性疼痛，疼痛部位多在脐周或右下腹，并伴有腹胀、腹泻及便秘。粘连型腹痛常发生于不同程度肠梗阻的同时，多为阵发性腹痛甚至严重的绞痛常伴呕吐，腹腔内结核性干酪坏死破溃引起急性腹膜炎腹痛严重。

（4）腹泻和便秘　结核性腹膜炎常见腹泻、大便不成形，肠功能紊乱引起，部分患者表现便秘或腹泻与便秘交替。

（5）其他消化道症状　食欲减退、恶心、呕吐、腹膜炎可引起反射性呕吐，不同程度的肠梗阻也可引起呕吐。

2. 体征

（1）腹腔积液　表现腹水征，约有70%结核性腹膜炎有腹水，腹水少时不易发现。腹水增长缓慢，腹部可呈蛙腹，脐部平坦而向两侧膨出；腹水增长迅速可呈尖状腹，脐部突出。中等量以上的腹水可表现典型的腹水征，可有波动感和移动性浊音。

（2）腹壁柔韧感　有50%结核性腹膜炎可出现腹壁柔韧感，即揉面感。此是结核性腹膜炎特殊性的体征。

（3）腹部包块　多见粘连型和干酪型，约有1/4腹膜炎患者可出现包块，包块可出现在不同部位，脐周、右下腹多见，其形状不一、大小不等、边界多不规则，是由增厚的大网膜和肠襻缠绕而成，或是包裹性积液形成。

（4）腹部压痛　一般腹壁柔韧但压痛不明显，肌紧张不明显。但干酪型腹膜炎时腹部压痛及触摸痛明显，甚至可有反跳痛，包块部位也有压痛，如果合并肠梗阻、肠穿孔则为急性腹膜炎体征。

（5）腹部叩诊　结核性腹膜炎多数患者肠鸣音活跃或有不同程度的亢进。有梗阻或不完全肠梗阻时可有气过水声。

（三）辅助检查评估

1. 影像学检查

（1）X线检查　X线钡餐检查可发现腹腔结核征象，可见小肠分布扩张，胀气，活动减退，粘连形成时则肠管固定，有相互压迫牵扯表现，其排列成梳子状。同时表现腹膜增厚甚至发现肠粘连、肠梗阻。

（2）CT和MRI检查　CT和MRI检查对结核性腹膜炎有较高的诊断价值。

2. 实验室检查

（1）血常规检查　血象常见轻度或中度贫血，白细胞多在正常范围。

（2）腹水检查　腹水为渗出液，呈草黄色，少数患者为血性、乳糜性或胆固醇性。

（3）聚合酶链反应检查　有助于诊断，腹水浓缩法查结核分枝杆菌阳性率很低。

（4）结核菌素皮肤试验、抗结核抗体检查　结核菌素皮肤试验多数病例阳性，血和腹水抗结核抗体检查很有诊断价值。

3. 腹膜穿刺活检　此方法可获得病理诊断。

4. 腹腔镜检查　可了解患者肠膜及腹膜的改变，是否发现腹膜有散在或弥漫的粟粒状结节，腹腔充血水肿等。

5. 超声检查　可以早期发现少量腹水，并可及时观察监测腹水量的变化，并有利于观察腹部肿块，确定包块的性质。

（四）心理－社会状况

评估患者对疾病的心理反应，亲人的关心程度及经济承受能力。由于大多数病例起病缓慢、病程较长，患者会出现烦躁、焦虑心理，而迁延不愈又会加重患者的经济负担，使患者出现抑郁等情绪。

三、常见护理诊断/问题

1. 疼痛：腹痛　与结核性腹膜炎所导致的腹痛有关。

2. 腹泻　与结核性腹膜炎有关。

3. 营养失调：低于机体需要量　与机体消耗增加、摄入减少有关。

4. 知识缺乏　与缺乏结核病的相关知识有关。

5. 焦虑　与担心疾病的预后有关。

6. 潜在并发症　肠梗阻、肠瘘、肠穿孔等。

四、计划与实施

治疗原则：①充分休息，合理营养，补充维生素，供给丰富的钙铁食物；②坚持早期、适量、全程、联合、规律的抗结核药物治疗；③给予镇痛、激素、腹腔穿刺和腹腔内给药等对症治疗；④必要时手术治疗。治疗目的是消除症状，改善全身情况，促使病灶愈合及防止肠梗阻、肠穿孔等并发症。

（一）疼痛护理

1. 让患者卧床休息，减少活动，以降低代谢、减少毒素的吸收。

2. 与患者多交流，分散其注意力，教会患者相应心理防卫机制，以提高疼痛阈值，使疼痛感减轻。

3. 严密观察腹痛的性质特点，正确评估病情进展状况。对骤起急腹痛要考虑腹内其他结核病灶破溃或穿孔所致的并发症，应及时报告，给予紧急处理。

4. 采用按摩、针灸方法，缓解疼痛。

5. 根据医嘱给患者解痉、镇痛药物，向患者解释药物作用和可能出现的不良反应，如阿托品可松弛肠道平滑肌缓解腹痛，但由于同时抑制唾液腺分泌，可出现口渴现象，应嘱患者多饮水，以解除不适。对肠梗阻所致疼痛加重者，应行胃肠减压，并严格禁食水。

6. 如患者疼痛突然加重，压痛明显，或出现便血等应及时报告医生并积极配合采取抢救措施。

（二）腹泻护理

1. 病情监测　包括排便情况、伴随症状、全身情况及血生化指标的监测，注意患者有无水电解质紊乱、酸碱失衡、血容量减少。应观察患者的生命体征、神志、尿量、皮肤弹性等。

2. 饮食　以少渣、易消化食物为主，避免生冷、多纤维、刺激性食物。急性腹泻应根据病情和医嘱,给予饮食护理,如禁食、流质、半流质或软食。

3. 腹泻的治疗 以病因治疗为主,应用止泻药时注意观察患者排便情况,腹泻得到控制时及时停药,注意观察药物的不良反应。

4. 排便护理 排便频繁时,因粪便的刺激,可使肛周皮肤损伤,引起糜烂及感染。排便后应用温水清洗肛周,保持清洁干燥。

5. 其他 全身症状明显时应卧床休息,注意腹部保暖。可用热敷,以减弱肠道运动,减少排便次数,并有利于腹痛等症状的减轻。慢性轻症者可适当活动。

(三)饮食护理

1. 帮助患者树立治疗信心,保持心情舒畅,提供舒适的进食环境,促进患者食欲。

2. 提供高热量、高蛋白、高维生素、易消化的食物,如新鲜蔬菜、水果、鲜奶、肉类及蛋类等。保证营养摄入,以增强机体的抗病能力。与患者及家属共同制定饮食计划。应给予高热量、高蛋白、高维生素而又易于消化的食物。腹泻明显的患者应少食乳制品、富含脂肪的食物和粗纤维食物,以免加快肠蠕动。肠梗阻患者要严格禁食。

3. 严重营养不良者应协助医生进行静脉营养治疗,以满足机体代谢需要。

4. 每周测量患者的体重,并观察有关指标,如电解质、血红蛋白,以评价其营养状况。

(四)用药护理

根据医嘱给予抗结核药,长期应用抗结核药,可致胃肠道不适,及听力、肝肾功能的损害,故应定期监测患者的听力及肝肾功能,如有异常及时报告医生调整药物及药量。对应用激素治疗的患者,应注意其不良反应的观察。

(五)做好病情观察

有无突发腹痛、腹胀、呕吐、无排便、排气等肠梗阻的症状。

(六)心理护理

向患者及家属做好心理护理,消除患者的紧张情绪。解释各项检查及治疗的过程、目的、注意事项等,取得患者及家属的配合。肠结核治疗效果不明显时,患者往往对预后感到担忧,纤维结肠内镜等检查有一定痛苦,故应注重患者的心理护理,通过解释、鼓励来提高患者对配合检查和治疗的认识,稳定患者的情绪。

(七)健康教育

1. 根据患者的具体情况,进行腹膜炎相关知识教育。

2. 嘱患者对原有结核病进行积极的治疗。

3. 指导患者坚持按医嘱服药,不要自行停药,同时注意药物的不良反应,如恶心、呕吐等胃肠道反应以及肝肾功能损害等。向患者及家属解释有关病因,配合医生积极治疗,并定期复查。及时了解病情变化,保证治疗的正常进行

4. 向患者讲解有关消毒、隔离等知识,防止结核菌的传播。指导患者注意个人卫生,提倡分餐制,牛奶应煮沸后再饮用。

5. 指导患者加强身体的锻炼,合理营养,生活规律,劳逸结合,保持良好心

态，以增强抵抗力。

6. 对肠结核患者的粪便要消毒处理，防止病原体传播。

7. 发生腹泻时要做好肛周护理，以免频繁刺激引起肛周皮肤糜烂。

五、护理评价

经过治疗和护理，患者是否达到以下标准。

1. 腹痛症状减轻。

2. 患者营养状况得到改善。

3. 并发症得到预防或及时发现。

4. 患者情绪得到控制。

5. 患者了解结核性腹膜炎的相关知识。

第五节　泌尿生殖系结核

文献报道，50%以上的泌尿生殖系结核起源于肺结核、结核性胸膜炎、腹膜结核、骨结核，结核分枝杆菌经血行首先进入肾，引起肾结核，如未及时治疗，结核分枝杆菌随尿液下行播散，引起输尿管、膀胱和尿道结核。含结核分枝杆菌的尿液可以通过前列腺导管、射精管进入生殖系统，引起前列腺、精囊、输精管、附睾和睾丸结核。生殖系统结核也可以通过血行感染。女性生殖系统的结核多发生于20~40岁妇女，也可见于绝经后的老年妇女。以输卵管结核最常见，占女性生殖器结核的85%~95%，其次为子宫内膜结核，其他类型发病少。在泌尿生殖系结核中肾结核最为常见，以后蔓延到输尿管、膀胱和尿道，因此肾结核的治疗原则实际上代表泌尿系统结核的治疗原则。必须重视营养支持治疗、药品治疗并结合局部病变情况手术治疗，才能收到满意的效果。

肾　结　核

一、概述

肾结核为泌尿生殖系结核的一部分，为继发性结核病，原发病灶多发生在肺部，也可为骨关节结核及肠结核。病原菌为人型结核分枝杆菌，少数为牛型结核分枝杆菌。常常在肺结核发生或愈合较长时间以后才出现临床征象。病变主要在肾脏皮质区，说明泌尿生殖系结核是全身结核的局部表现。感染途径是结核菌从病原灶经血行途径到达肾脏，也可经尿路、经淋巴管和直接蔓延感染。此病多发生于20~40岁青壮年，男性多于女性。

二、发病机制

肾结核的病原菌主要是来自肺结核，也可来自骨关节结核、肠结核等其他器官结核。结核杆菌传播至肾脏的途径有以下四种。①血行播散：是最主要的感染途径。结核杆菌从肺部结核病灶中侵入血流而播散到肾脏。②尿路感染：实际上是结核杆菌在泌尿系统内的蔓延扩散。为一侧尿路发生结核病变后，结核杆菌由下尿路回流上升传至另一侧肾脏。③淋巴感染：为全身的结核病灶或淋巴结结核病灶的结核杆菌通过淋巴道播散到肾脏。④直接蔓延：是在肾脏附近的器官如脊柱、肠的结核病灶直接扩散蔓延累及肾脏。

三、护理评估

（一）健康史

应评估患者既往的身体状况，生活、饮食习惯，不良嗜好、病史、个人史、家族史、疫区接触史，既往是否患有结核病或结核病接触史等。

（二）身体状况

1. 评估肾结核的典型症状

（1）膀胱刺激症状　肾结核的典型症状在膀胱，即膀胱刺激症状，为尿频，逐渐加重伴有尿急、尿痛、血尿。

（2）血尿　是肾结核的重要症状。血尿一般为镜检血尿，也可发生肉眼血尿。

（3）脓尿　肾结核患者均有不同程度的脓尿，是重要的常见症状之一。

（4）腰痛　只有少数患者有腰痛，一般为钝痛，还可出现绞痛。

2. 肾结核合并其他器官的结核　肾结核的全身症状不明显，合并其他器官的结核时，可出现发热、盗汗、乏力、消瘦等全身症状。评估患者是否存在高血压、冠心病、肾功能不全等疾病。

（三）辅助检查评估

1. 尿液检查　尿液一般性状检查；尿液化学检查；尿沉渣定量检查和尿细菌学检查；尿浓缩涂片抗酸染色找结核分枝杆菌；尿结核菌培养。采用 PCR 法检测晨尿结核菌 DNA，有较高的敏感性。

2. 肾功能检查　肾小球滤过功能、肾小管功能测定、免疫学检查。

3. 结核菌素皮肤试验　阳性率在 88% ~ 100%，如为阴性不支持肾结核诊断。

4. X 线检查　泌尿系 X 线检查对确定病变部位及破坏程度有决定性意义。

5. 膀胱镜检查　是诊断肾结核的重要手段。膀胱镜有时可见到膀胱内典型结核改变。

6. CT 检查　可表现单侧或双侧肾脏增大，肾实质内单发或多发的大小不等、边缘模糊的低密度灶等。

7. MRI 检查　MRI 可协助诊断，并依据 MRI 的表现可清楚地确定病变的范围是广泛性还是局限性。

（四）社会－心理状况

1. 评估患者对疾病知识的了解　了解患者的情绪、精神状态，患病对日常工作、生活或学习的影响。既往的生活习惯、不良嗜好、个人史、有无结核病接触史，或是否既往患有结核病等。

2. 社会支持　了解患者的家庭成员组成、家庭经济状况、家属对患者的关心程度等。

四、常见护理诊断/问题

1. 排尿形态异常 与肾结核有关。

2. 疼痛：尿痛、腰痛 与结核导致的器质性病变有关。

3. 焦虑/抑郁 与现存状态和未知预后有关。

4. 知识缺乏 与缺乏肾结核的相关知识有关。

5. 体温过高 与肾结核有关。

6. 潜在并发症 电解质紊乱。

五、计划与实施

治疗原则：①卧床休息；②营养支持治疗；③抗结核全程治疗；④手术治疗。

（一）一般护理

1. 尿频、尿急、尿痛的护理

（1）休息 急性发作期应注意卧床休息，宜取屈曲位，尽量勿站立或坐直。保持心情愉快，因过分紧张可加重尿频。指导患者从事一些感兴趣的活动，如听音乐、欣赏小说、看电视或聊天等，以分散注意力，减轻焦虑，缓解尿路刺激征。

（2）增加水分的摄入 在无禁忌证的情况下，应尽量多饮水、勤排尿，以达到不断冲洗尿路、减少细菌在尿路停留的目的。每天饮水量不低于2000ml，保证每天尿量在1500ml以上。

（3）保持皮肤黏膜的清洁 加强个人卫生，增加会阴清洗次数，减少肠道细菌侵入尿路而引起感染的机会。女患者月经期尤需注意会阴部清洁。

（4）缓解疼痛 指导患者进行膀胱区热敷或按摩，以缓解局部肌肉痉挛，减轻疼痛。

（5）用药护理 遵医嘱给予抗菌药物等，注意观察药物的疗效及不良反应。必要时口服碳酸氢钠可碱化尿液，减轻尿路刺激征。尿路刺激征明显者可遵医嘱给予阿托品、溴丙胺太林等抗胆碱能药物。

2. 饮食护理 肾结核病是一种慢性消耗性疾病，因此要制定全面的饮食营养计划。为患者提供高蛋白、高热量、富含维生素的饮食。每日摄入一定量的新鲜蔬菜和水果。

3. 休息与运动

（1）患者症状明显者，应卧床休息。

（2）恢复期的患者可适当增加户外活动，如散步、打太极拳、做保健操等，加强体质锻炼，充分调动人体内在的康复能力，增进机体免疫力功能，提高机体的抗病能力。

（3）轻症患者在治疗的同时，可进行正常工作，但应避免劳累和重体力劳动，保证充足的睡眠，做到劳逸结合。

（二）用药护理

做好抗结核用药指导，观察药物不良反应。

（三）心理护理

由于肾结核病程较长，需要长期服药，患者情绪低沉，对治疗和生活的信心不足，应加强心理护理。热情地向患者介绍有关结核病的常识，使患者认识到这是一个可治疗的慢性病，从而消除疑虑，促使早日恢复健康。

（四）健康指导

1. 向患者及家属进行相关知识宣教，详细介绍有关药物的名称、用法、剂量、作用及不良反应。室内保持良好的通风，衣服、被褥、书籍在烈日下暴晒 6 小时以上进行消毒处理。

2. 教会患者根据病情合理安排每天的食物，保证营养补充。患者戒烟、戒酒。

3. 合理安排休息，避免劳累，适当的户外锻炼，增加抗病能力，以不感觉累为宜。

4. 定期复查。

六、护理评价

经过治疗和护理，患者是否达到以下标准。
1. 排尿正常，疼痛缓解。
2. 患者能了解肾结核的相关知识。
3. 体温降至正常。
4. 患者掌握正确的服药方法。

输尿管结核

一、概述

输尿管结核是由于肾结核的分枝杆菌下行至输尿管所致的结核病变。结核杆菌首先侵犯输尿管黏膜，向深部发展达黏膜下层及肌层，最终发生纤维化，致输尿管狭窄、变硬、增厚和僵直，甚至完全梗阻。

二、发病机制

泌尿系结核感染先发生于肾脏，病变主要在肾髓质及肾乳头，呈进行性发展，引起组织破坏，形成空洞。空洞随之破坏增大，与肾盂相通，结核分枝杆菌及其结核性物质随尿液排入膀胱，结核菌下行至输尿管，引起结核病变。输尿管狭窄多见于输尿管膀胱连接部的膀胱壁段，其次为肾盂输尿管连接部，其他部位亦可发生，可呈节段性狭窄。

三、护理评估

（一）健康史

护士应评估患者既往的身体健康状况，有无结核病的家族史及无结核病的接触史。

（二）身体状况

1. 评估输尿管结核的典型临床症状

（1）评估患者尿频、尿急、尿痛和血尿症状。

（2）晚期输尿管梗阻可出现腰痛，甚至皮肤窦道。评估患者腰痛的程度、性质、持续时间。

（3）评估患者生命体征、乏力等症状。

2. 若输尿管结核合并其他器官的结核　可出现发热、盗汗、乏力、消瘦等全身症状。评估患者是否存在高血压、冠心病等其他疾病。

（三）辅助检查评估

1. X线检查　除了显示肾脏、肾盏破坏等肾结核的表现外，还可见输尿管管腔狭窄，僵硬变直，无自然蠕动波形。

2. B超、CT检查　均能发现肾结核的征象。

3. 尿液检查　尿液中有红细胞及大量脓细胞；尿液图片找到抗酸杆菌；尿结核杆菌培养阳性。

（四）社会-心理状况

1. 评估患者对疾病知识的了解　了解患者的情绪、精神状态，患病对日常工作、生活或学习的影响。既往的生活习惯、不良嗜好、个人史、有无结核病接触史，或是否既往患有结核病等。

2. 社会支持　了解患者的家庭成员组成、家庭经济状况、家属对患者的关心程度等。

四、常见护理诊断/问题

1. 体温过高　与感染有关。

2. 不舒适　与炎症及感染有关。

3. 知识缺乏　与缺乏结核病的相关知识有关。

4. 有感染的危险　与侵入性操作有关。

5. 焦虑　与现存状态和未知预后有关。

五、计划与实施

（一）饮食护理

输尿管结核病是一种慢性消耗性疾病，因此要制定全面的饮食营养计划。为患者提供高蛋白、高热量、富含维生素的饮食。每日摄入一定量的新鲜蔬菜和水果。

（二）尿频、尿急、尿痛的护理

1. 休息　急性发作期应注意卧床休息，宜取屈曲位，尽量勿站立或坐直。保持心情愉快，因过分紧张可加重尿频。指导患者从事一些感兴趣的活动，如听音乐、欣赏小说、看电视或聊天等，以分散注意力，减轻焦虑，缓解尿路刺激征。

2. 增加水分的摄入　在无禁忌证的情况下，应尽量多饮水、勤排尿，以达到不断冲洗尿路，减少细菌在尿路停留的目的。每天饮水量不低于2000ml，保证每天尿量在 1500ml 以上。

3. 保持皮肤黏膜的清洁　加强个人卫生，增加会阴清洗次数，减少肠道细菌侵入尿路而引起感染的机会。女患者月经期尤需注意会阴部清洁。

4. 缓解疼痛　指导患者进行膀胱区热敷或按摩，以缓解局部肌肉痉挛，减轻疼痛。

5. 用药护理　遵医嘱给予抗菌药物等，注意观察药物的疗效及不良反应。必要时口服碳酸氢钠可碱化尿液，减轻尿路刺激征。尿路刺激征明显者可遵医嘱给予阿托品、溴丙胺太林等抗胆碱能药物。

（三）抗结核药物的护理

做好抗结核用药指导，观察药物不良反应。

（四）心理护理

由于结核病程较长，需要长期服药，患者情绪低沉，对治疗和生活的信心不足，应加强心理护理。热情地向患者介绍有关结核病的常识，使患者认识到这是一种可治疗的慢性病，从而消除疑虑，促使早日恢复健康。

（五）健康指导

1. 向患者及家属进行相关知识宣教，详细介绍有关药物的名称、用法、剂量、作用及不良反应。室内保持良好的通风，衣服、被褥、书籍在烈日下暴晒 6 小时以上进行消毒处理。

2. 教会患者根据病情合理安排每天的食物，保证营养补充。患者戒烟、戒酒。

3. 合理安排休息，避免劳累，适当的户外锻炼，增加抗病能力，以不感觉累为宜。

4. 定期复查。

六、护理评价

经过治疗和护理，患者是否达到以下标准。
1. 体温正常。
2. 排尿症状缓解或完全消失。
3. 患者掌握正确的服药方法。
4. 患者掌握结核菌的消毒隔离知识。

膀 胱 结 核

一、概述

膀胱结核继发于肾结核，少数由前列腺结核蔓延而来。膀胱结核多与泌尿生殖系结核同时存在。早期病变为炎症、水肿、充血和溃疡，晚期发生膀胱挛缩。病变累及输尿管口发生狭窄或闭锁不全，致肾、输尿管积水，肾功能减退。

二、发病机制

肾结核尿的污染，以及输尿管结核沿黏膜下的蔓延，使膀胱三角区很快出现充血、水肿，逐渐出现结核结节。三角区首先受累，并很快蔓延到膀胱全壁，结核结节融合，豆渣化，形成溃疡。溃疡如果广泛侵入膀胱肌层，即使切除患肾之后，膀胱肌层中仍会发生严重的纤维化。这就使膀胱肌肉丧失伸张能力，容量减少，形成结核性小膀胱——膀胱挛缩。膀胱结核性溃疡严重时，少数病例可穿透膀胱全层，侵入及穿透其他器官组织，形成结核性膀胱瘘，如膀胱阴道瘘、膀胱直肠瘘等。也有在膀胱顶部穿孔，尿液流入腹腔，形成急腹症。膀胱挛缩后，由于膀胱的容量缩小，失去调节膀胱内压的能力，内压经常处于相对增高的状态，再加容量减少，内压反复加强，造成上尿路积水。另外，膀胱结核形成的瘢痕组织，可致输尿管口狭窄；还有，膀胱组织纤维化，失去括约作用而使输尿管口闭合不全，亦是造成上尿路积水改变的因素。这些情况可在膀胱病变活动期出现，亦可在应用抗结核药物之后，结核病变趋向痊愈而组织纤维化之后发生。

膀胱结核累及尿道，致尿道黏膜溃疡、糜烂。患者排尿终末时尿道剧烈灼痛，严重者可形成结核性尿道狭窄或尿道瘘。

三、护理评估

（一）健康史

护士应评估患者既往身体状况，有无结核病家族史及接触史。

（二）身体状况

1. 评估膀胱结核的典型临床症状。

（1）评估患者尿频、尿急、尿痛、血尿和脓尿症状。

（2）晚期输尿管梗阻可出现腰痛，甚至皮肤窦道。评估患者腰痛的程度、性质、持续时间。

（3）评估患者生命体征、乏力等症状。

2. 如果合并其他器官结核，可有发热、乏力、盗汗、咳嗽等症状。

3. 评估患者有无其他疾病，如高血压、冠心病等。

（三）辅助检查评估

1. 尿液检查 尿常规镜下血尿，白细胞增多或脓尿；尿细菌培养阳性；尿找结核菌阳性；尿 PCR（＋）。

2. 膀胱镜检查 膀胱黏膜充血、水肿、结核结节或溃疡形成，并可见膀胱容量变小，活检可证实为结核。

（四）社会－心理状况

1. 评估患者对疾病知识的了解 了解患者的情绪、精神状态，患病对日常工作、生活或学习的影响。既往的生活习惯、不良嗜好、个人史、有无结核病接触史、或是否既往患有结核病等。

2. 社会支持 了解患者的家庭成员组成、家庭经济状况、家属对患者的关心程度等。

四、常见护理诊断/问题

1. 体温过高 与结核所致的感染有关。

2. 有皮肤完整性受损的危险 与持续的尿液刺激有关。

3. 有社交隔离的危险 与在人前尿湿衣裤的困窘和害怕尿臊气味有关。

4. 反射性尿失禁 与排尿感及控制膀胱收缩能力的缺失有关。

5. 知识缺乏 与缺乏结核病的相关知识有关。

6. 不舒适 与尿急、尿频、尿痛有关。

五、计划与实施

治疗原则：①抗结核全程治疗；②合理休息，适当营养；③对症治疗。

（一）饮食护理

膀胱结核是一种慢性消耗性疾病，因此要制定全面的饮食营养计划。为患者提供高蛋白、高热量、富含维生素的饮食，每日摄入一定量的新鲜蔬菜和水果。

（二）尿频、尿急、尿痛的护理

1. 休息 急性发作期应注意卧床休息，宜取屈曲位，尽量勿站立或坐直。保持心情愉快，因过分紧张可加重尿频。指导患者从事一些感兴趣的活动，如听音乐、欣赏小说、看电视或聊天等，以分散注意力，减轻焦虑，缓解尿路刺激征。

2. 增加水分的摄入 在无禁忌证的情况下，应尽量多饮水、勤排尿，以达到不断冲洗尿路，减少细菌在尿路停留的目的。每天饮水量不低于 2000ml，保证每天尿量在 1500ml 以上。

3. 保持皮肤黏膜的清洁 加强个人卫生，增加会阴清洗次数，减少肠道细菌侵入尿路而引起感染的机会。女患者月经期尤需注意会阴部清洁。

4. 缓解疼痛 指导患者进行膀胱区热敷或按摩，以缓解局部肌肉痉挛，减轻疼痛。

5. 用药护理 遵医嘱给予抗菌药物等，注意观察药物的疗效及不良反应。必要时口服碳酸氢钠可碱化尿液，减轻尿路刺激征。尿路刺激征明显者可遵医嘱给予阿托品、溴丙胺太林等抗胆碱能药物。

（三）抗结核药物的护理

做好抗结核用药指导，观察药物不良反应。

（四）心理护理

由于结核病程较长，需要长期服药，患者情绪低沉，对治疗和生活的信心不足，应加强心理护理。热情地向患者介绍有关结核病的常识，使患者认识到这是一个可治疗的慢性病，从而消除疑虑，促使早日恢复健康。

（五）健康指导

1. 向患者及家属进行相关知识宣教，详细介绍有关药物的名称、用法、剂量、作用及不良反应。室内保持良好的通风，衣服、被褥、书籍在烈日下暴晒 6 小时以上进行消毒处理。

2. 教会患者根据病情合理安排每天的食物，保证营养补充。患者戒烟、戒酒。

3. 合理安排休息，避免劳累，适当的户外锻炼，增加抗病能力，以不感觉累为宜。

4. 定期复查。

六、护理评价

经过治疗和护理，患者是否达到以下标准。

1. 全身情况明显改善，血沉正常，体温正常。

2. 排尿症状缓解或完全消失。

3. 患者掌握正确的服药方法。

4. 患者掌握结核菌的消毒隔离知识。

5. 尿结核分枝杆菌培养阴性。

附 睾 结 核

一、概述

附睾结核是男性生殖系结核的代表。来自前列腺、精囊和输精管的感染。附睾处红肿疼痛形成脓肿溃破，急性症状逐渐消退后又转入慢性阶段。可触及附睾尾部肿物，质较坚硬，不同或微痛，与皮肤粘连，可形成经久不愈的窦道。

二、发病机制及病理

泌尿系结核的感染，经血行的播散均可导致男性生殖器结核，附睾尾部血液供应丰富，故病变多发生在尾部。

三、护理评估

（一）健康史

护士应评估患者既往身体状况、有无结核病家族史及接触史、有无其他疾病史。

（二）身体状况

1. 评估患者有无结核病的全身症状，如发热、乏力等。

2. 评估附睾的局部表现，有无红肿、疼痛、破溃，有无窦道形成。

（三）辅助检查评估

1. 同肾结核的检查，排除患者有无肾结核。

2. 局部检查。

（四）心理－社会状况

1. 评估患者对疾病知识的了解　了解患者的情绪、精神状态，患病对日常工作、生活或学习的影响。既往的生活习惯、不良嗜好、个人史、有无结核病接触史、或是否既往患有结核病等。

2. 社会支持　了解患者的家庭成员组成、家庭经济状况、家属对患者的关心程度等。

四、常见护理诊断/问题

1. 皮肤完整性受损　与结核所致的皮肤破损有关。

2. 体温过高　与结核所致的感染有关。

3. 知识缺乏　与缺乏附睾结核的相关知识有关。

4. 焦虑　与疾病的预后及担心影响生育有关。

5. 疼痛　与皮肤破损有关。

五、计划与实施

治疗原则：①营养支持治疗是本病治疗的基础；②抗结核全程治疗；③局部治疗；④手术治疗。

（一）休息

急性期患者注意休息，减少活动。

（二）饮食护理

为患者提供高蛋白、高热量、富含维生素的饮食。每日摄入一定量的新鲜蔬菜和水果。

（三）局部皮肤护理

有窦道不断渗出脓液者，注意保持局部皮肤的清洁，按时换药。

（四）抗结核药物的护理

做好抗结核用药指导，观察药物不良反应。

（五）心理护理

由于结核病程较长，需要长期服药，患者情绪低沉，对治疗和生活的信心不足，应加强心理护理。热情地向患者介绍有关结核病的常识，使患者认识到这是一个可治疗的慢性病，从而消除疑虑，促使早日恢复健康。

（六）健康指导

1. 向患者及家属进行相关知识宣教，详细介绍有关药物的名称、用法、剂量、作用及不良反应。室内保持良好的通风，衣服、被褥、书籍在烈日下暴晒6小时以上进行消毒处理。

2. 教会患者根据病情合理安排每天的食物，保证营养补充。患者戒烟、戒酒。

3. 合理安排休息，避免劳累，适当的户外锻炼，增加抗病能力，以不感觉累为宜。

4. 定期复查。

六、护理评价

经过治疗和护理，患者是否达到以下标准。

1. 体温正常。

2. 局部破损皮肤好转。

3. 患者掌握正确的服药方法。

4. 患者掌握结核菌的消毒隔离知识。

女性生殖系统结核

一、概述与发病机制

由结核菌在生殖器内引起的一系列炎性病变，成为女性生殖器结核。一般先侵入输卵管，再侵入子宫内膜、卵巢、子宫颈、盆腔，侵犯阴道、外阴者甚少见。输卵管是受累最多的部位，占 90% ~ 100%，多为双侧性。子宫受累为 50% ~ 60%，几乎全部在子宫内膜，很少侵入肌层。卵巢结核占 20% ~ 30%，至少有一半为双侧性。宫颈结核来源于子宫内膜结核的下行感染，可占 5% ~ 15%。阴道、外阴结核偶见，约占 1%。其传染途径有四种：血行感染；经腹膜直接蔓延；经腹腔淋巴结逆行传播和阴道上行的直接感染。其中血行感染最多，经腹膜直接蔓延次之，上行感染者极为罕见。

二、护理评估

（一）健康史

护士应评估患者有无结核病或生殖器结核家族史、有无结核病或生殖器结核病史、有无盆腔炎症史、有无其他疾病史。

（二）身体状况

1. 症状

（1）全身症状　如为活动期，可有结核的一般症状，如发热、盗汗、乏力、食欲不振、贫血或体重减轻等结核中毒症状，有时仅有经期发热，但多数患者无症状而因其他原因体检时才发现。

（2）月经失调　早期患者因子宫内膜充血及溃疡可表现为月经过多或延长，后期因子宫内膜遭受不同程度破坏而导致月经稀少，甚至闭经，更年期患者则表现为异常出血。

（3）下腹坠痛　50% ~ 75% 患者轻微下腹痛，主要由盆腔炎症粘连引起，在月经期尤为明显。

（4）经痛与腰痛　有时难以忍受，需卧床方能减轻。

（5）不育　我国结核病仍是不育的主要原因，因结核性炎症破坏了输卵管内膜，造成盆腔堵塞，或有输卵管周围炎，管口虽通畅但黏膜纤毛破坏、僵硬、蠕动受限制，也不能受孕。

2. 体征　因病变程度不一，差别很大，多数患者并无体征，往往因不育做诊断性刮宫时才发现有子宫内膜结核。较严重的患者可有腹部柔韧感或腹水征。有包裹性积液时可触及界限不清的肿物，活动受限制。因肠管常包裹于内，肿块大小随肠管充气或排气而改变，听诊有肠鸣音亢进。大部分患者双合诊检查正常，其典型体征为：子宫小、发育不良、活动受限制，子宫两侧或后穹窿内可触及大小不等、形状不规则、质硬的结节状包块，或触到钙化结节。

（三）辅助检查评估

1. 子宫内膜诊刮检查 这是最可靠的诊断依据。将刮出物全部送病理检查，如看到典型的结核结节，即可确诊。但阴性结果不能排除结核，因输卵管结核可单独存在。若子宫小而坚硬，刮不出组织，应考虑子宫内膜结核。如疑宫颈结核，应取活检确诊。

2. X 线检查

（1）子宫、输卵管碘油造影 可显示于结核病变的特殊形态。

（2）胸、腹及盆腔摄片 必要时做消化道、泌尿系统检查以发现原发病灶。

3. 结核菌培养、TB – PCR 有条件可取腹水、月经血、子宫腔吸出物、子宫内膜刮出物、宫颈活检组织作结核菌培养或 TB – PCR 检查。

4. 结核菌素试验 如强阳性则进一步提供本病的可能，一般阳性有一定的参考意义。

5. 腹腔镜检查 可直接观察盆腔情况，并可取腹水作结核菌培养。在病变部位取活检做病理检查。

（四）心理 – 社会状况

1. 评估患者对疾病知识的了解 了解患者的情绪、精神状态，患病对日常工作、生活或学习的影响。既往的生活习惯、不良嗜好、个人史、有无结核病接触史、或是否既往患有结核病等。

2. 社会支持 了解患者的家庭成员组成、家庭经济状况、家属对患者的关心程度等。

3. 其他 年轻患者由于担心疾病迁延不愈、不孕不育，会出现焦虑、抑郁等问题。

三、常见护理诊断/问题

1. 体温过高 与结核有关。

2. 腹痛 与盆腔粘连有关。

3. 知识缺乏 与缺乏结核病的相关知识有关。

4. 焦虑 与担心疾病的预后有关。

四、计划与实施

治疗原则是：①加强营养，注意休息，增加机体抵抗力；②抗结核药物全程治疗；③需要时给予外科治疗。

（一）卧床休息

生殖器官结核是一种慢性消耗性疾病，机体免疫功能的强弱对控制疾病的发展、促进病灶愈合、防止药品治疗后的复发等起很重要的作用。故急性期患者至少需卧床休息 3 个月，夜间要有充足的睡眠。

（二）饮食护理

为患者提供高蛋白、高热量、富含维生素的饮食。每日摄入一定量的新鲜蔬菜和水果。

（三）抗结核药物的护理

做好抗结核用药指导，观察药物不良反应。

（四）心理护理

由于结核病程较长，需要长期服药，患者情绪低沉，对治疗和生活的信心不足，应加强心理护理。热情地向患者介绍有关结核病的常识，使患者认识到这是一个可治疗的慢性病，从而消除疑虑，促使早日恢复健康。特别对不孕妇女更要进行安慰鼓励，解除思想顾虑，以利于全身健康状况的恢复。

（五）健康指导

1. 向患者及家属进行相关知识宣教，详细介绍有关药物的名称、用法、剂量、作用及不良反应。室内保持良好的通风，衣服、被褥、书籍在烈日下暴晒 6 小时以上进行消毒处理。

2. 教会患者根据病情合理安排每天的食物，保证营养补充。患者戒烟、戒酒。

3. 合理安排休息，避免劳累，适当的户外锻炼，增加抗病能力，以不感觉累为宜。

4. 定期复查。

五、护理评价

经过治疗和护理，患者是否达到以下标准。

1. 体温正常。

2. 腹痛症状好转。

3. 患者掌握正确的服药方法。

4. 患者掌握结核菌的消毒隔离知识。

（王亚红　雷国华）

参考文献

1. 宁宁，朱红. 外科护理新进展. 北京：人民卫生出版社，2010.

2. 宁宁，朱红. 骨科护理手册. 北京：科学出版社，2011.

3. 宋金兰，高小雁. 实用骨科护理及技术. 北京：科学出版社，2008.

4. 王丽娟. 实用结核病护理学. 北京：科学出版社，2009.

5. 李亮，李琦，许绍发，等. 结核病治疗学. 北京：人民卫生出版社，2013.

6. 高小雁. 骨科用具护理指南. 北京：人民卫生出版社，2013.

7. 张光铂，吴启秋，关骅，等. 脊柱结核病学. 北京：人民军医出版社，2007.

8. 綦迎成，孟桂云. 结核病感染控制. 北京：人民卫生出版社，2013.

9. 吴在德等. 外科学. 7 版. 北京：人民卫生出版社，2008.

10. 王培霞，黄秀军，史书霞. 骨科实用护理手册. 上海：第二军医大学出版社，2010.

11. 马玙，朱莉贞，潘毓萱．结核病．北京：人民卫生出版社，2006.

12. 吴启秋，林羽．骨与关节结核．北京：人民卫生出版社，2006.

13. 曹伟新等．外科护理学．4 版．北京：人民卫生出版社，2009.

14. 张瑶琴．前后路联合手术治疗腰椎结核患者的护理．护理学杂志，2005，20（12）：22－24.

15. 夏凤玲．腰椎结核患者围手术期的护理．当代护士，2012，5（1）：29－30.

16. 刘丽娟，梁淑贤，徐艳春．胸腰椎结核围手术期护理．中国现代药物应用，2011，5（20）：96－97.

17. 严碧涯，端木宏谨．结核病学．北京：北京出版社，2003.

18. 李宁．护理诊断手册．北京：科学技术文献出版社，1999.

19. 陈维英．基础护理学．南京：江苏科学技术出版社，1999.

20. 彭卫生，王英年，肖成志．新编结核病学．2 版．北京：中国医药科技出版社，2003.

第六章 常见结核病围术期患者的护理

肺结核的外科治疗始终是肺结核的重要治疗方法之一。在化疗时代前甚至曾经是最主要的治疗方法。随着化疗的开展，绝大多数肺结核患者可以治愈，因此，外科手术的适应证不断缩小，外科手术治疗数量明显下降。然而，仍有部分患者不能通过化疗治愈，需要借助外科手术治疗。特别是近年来，耐药结核病的不断增加，外科手术治疗的作用被重新评估。与此同时，介入治疗、胸腔镜等微创技术不断发展，肺结核的外科手术治疗迎来了新的机遇，因此，肺结核外科手术治疗的围术期护理亦发生了根本性的变化。

第一节 肺结核外科治疗及护理

一、肺结核外科治疗的适应证

（一）空洞型肺结核

1. 一般性肺结核空洞 经内科药物全程合理化疗后肺结核空洞不闭合，继续排菌；复治无效的肺结核空洞，痰菌持续阳性或出现耐药；空洞未闭合，虽然痰菌阴转但不能坚持随访；体力劳动者或经常合并咯血和反复合并肺内感染的肺内结核空洞。

2. 特殊性肺结核空洞

（1）多发空洞 空洞发生在同一肺叶和（或）不同肺叶内，肺组织基本属于损毁状态，空洞为不同病变进展状况，空洞壁纤维化严重，经常合并咯血和感染，对侧肺内无病变或病变稳定。

（2）厚壁空洞 是指空洞壁厚度大于 0.3cm，厚壁的形成是由于空洞内壁的增殖性结核性肉芽和外层的纤维组织，由于空洞壁厚而坚韧，空洞难以闭合。

（3）巨大空洞 由于肺内结核病病变广泛，肺组织被大量破坏，空洞外壁胸膜粘连产生外牵，空洞不能闭合。

（4）张力性空洞 病变空洞内有引流支气管，但引流支气管管腔狭窄，引流不畅，使空洞进一步扩大或合并感染，空洞不闭合。

（5）肺周边空洞 因为空洞位于肺周边组织内，与胸膜产生粘连，与胸壁有所固定，难在药物治疗下愈合，并且肺周边空洞易发生肺组织向胸腔内破溃，造成结核性脓胸和支气管胸膜瘘的严重并发症，应该尽早考虑外科手术治疗。

（6）肺门部空洞 病变于肺门部所产生的结核病空洞，因为肺门部解剖的原因，支气管、大血管较多，空洞可以侵蚀肺门部的支气管，使支气管与空洞形成瘘，造成病变播散或窒息；如果空洞侵蚀大血管可以造成急性大咯血和窒息而危及生命，对肺门部的空洞，治疗效果不佳的患者应该积极手术治疗。

（7）肺下叶空洞　位于肺下叶的结核空洞，支气管引流不佳，空洞内坏死组织不易排出体外，更易继发感染，也适用于外科手术治疗。

（8）纵隔旁空洞　属于肺周空洞，特别是右侧纵隔旁的空洞，可以产生与纵隔气管的粘连而不易闭合，严重时侵蚀气管壁破溃，空洞内容物进入气管，造成病变播散或严重窒息的并发症。

（二）结核球

结核球是由结核干酪性坏死组织和结核性肉芽组织组成，可以有钙化灶。结核球周围是纤维组织包绕，没有引流支气管，不排菌，经过药物化疗可以吸收、纤维化或钙化达到愈合。但是较大的结核球，直径大于3cm，合理化疗3个月以上的患者，病灶无明显吸收，应该采用外科手术切除治疗。直径在2～3cm的结核球，合理化疗3个月无明显吸收、治疗困难以及影响工作的患者同样适合外科治疗。

（三）大块干酪病灶

肺内病变为大块干酪病灶，是由结核病干酪坏死组织和纤维组织形成。而干酪坏死组织明显多于纤维组织，结核菌量多，极易形成病变播散，特别是合并排菌的病例，以积极外科手术为宜。

（四）损毁肺、反复咯血或感染、痰菌阳性

肺内病变广泛，不同时期的多发结核病空洞，有支气管内膜结核、支气管狭窄、肺萎陷、支气管扩张、肺纤维化、持续排菌、反复肺内感染、反复咯血、肺功能丧失者需外科手术治疗。而那些肺功能丧失但无排菌、无反复感染和咯血的损毁肺病例，可以观察随诊，必要时再行外科手术治疗。

（五）肺结核合并有并发症

由于肺结核的慢性过程和反复发作，在原发病治疗的同时，往往产生肺和支气管的不可逆性病变。这些不可逆性病变所造成的患者临床症状比肺内原发病变更严重，并且给原发病变的治疗带来很多的困难，影响肺内病变的治疗效果，成为互为因果的关系，在这种情况下适合外科手术切除治疗。常见的肺结核引起的相关的不可逆性并发症而需要外科治疗的适应证如下。

1. 肺结核、支气管内膜结核并支气管狭窄　肺结核在原发病的发生和治疗过程中，一般均合并不同程度的支气管内膜结核。支气管内膜的愈合表现为瘢痕愈合，如果肺结核反复发作或反复复治，支气管内膜病变会更加严重，反复发作、反复治疗、反复愈合，结果造成支气管瘢痕逐渐增多、增厚，支气管管腔狭窄甚至支气管闭塞。支气管的狭窄和闭塞又使得肺内病变引流不畅，造成肺结核病的治疗困难，并且在狭窄的支气管远端的肺组织发生肺萎陷或肺内感染，必须经过外科手术治疗才能达到治疗的目的。

2. 肺结核合并支气管扩张　肺结核合并的支气管结核病变，在增殖同时也有支气管内膜或支气管软骨环的破坏，造成支气管结构异常，产生支气管扩张。支气管扩张造成肺组织反复感染、咯血，甚至危及生命，肺结核合并支气管扩张的患者应采取手术切除的方法治疗。

3. 肺结核合并气管、支气管淋巴结结核　无论是原发综合征或肺结核都合并不同程度淋巴结结核，而淋巴结结核的治疗比肺结核的治疗更为困难，常规的抗结核病方案对淋巴结结核的治疗效果比肺结核的治疗效果差。但是，淋巴结结核一般不需要外科治疗，而当淋巴结结核压迫气管、支气管后造成气管或支气管的狭窄，尤其是管腔较细的支气管，产生支气管闭塞，引起肺组织萎陷、肺内感染。当淋巴结结核治疗疗效不佳时，可以侵蚀气管或支气管壁，产生气管、支气管淋巴瘘，造成结核病的气管、支气管播散，严重者造成窒息，有这种可能性存在的情况下应考虑外科手术治疗。

4. 肺结核合并肺大疱、血气胸　肺结核由于支气管特别是细小支气管病变，可以产生肺大疱，由于细小支气管狭窄而形成活瓣，致使肺内大疱逐渐增大，对正常肺组织产生压迫，出现呼吸困难。另外肺大疱壁与胸壁形成的粘连可以造成肺大疱破裂，从而发生气胸和血胸，因此，肺结核合并肺大疱及气胸和血胸的病例需经外科治疗。

5. 肺结核合并支气管胸膜瘘和（或）脓胸　由于肺内空洞、肺内结核性干酪病灶破溃进入胸腔所致，是肺结核的严重并发症，必须在内科治疗的保证下行外科手术治疗，否则难以治愈。

（六）特殊状态下肺结核的外科治疗

肺结核病应该强调内科合理化疗，但有些特殊状态下也应考虑及时行外科手术治疗。

1. 患者存在有影响和延误肺结核治愈的因素，且短期内不能消除，长期的内科化疗仍然不能达到治愈的目的，如患者合并糖尿病，免疫功能障碍等。

2. 患者不能长期服用抗结核病药物，正规化疗不能完成，如肝脏疾病、肝功能严重损害、精神病，患者难以督导，不能坚持长期服药等。

3. 对多种抗结核病药物过敏。

4. 对多种药物耐药、原发耐药，持续化疗无显著疗效。

5. 患者因为特殊原因，需要在短时间内完成肺结核的治疗，一般是对限期任务、特种职业的患者。

（七）肺内病变不能排除肺部肿瘤

肺内原发病变，经过临床检查虽然诊断有肺结核病的可能，但是难以排除肺部肿瘤，应该缩短诊断性抗结核病治疗的时间，尤其是已经行抗结核病治疗数月时间，但肺内病变的吸收不明显，也没有显著增大的患者应积极进行外科手术治疗，即可明确诊断，又能达到治疗的目的。

二、肺结核外科治疗常见术式

初期，各种形式的萎陷疗法、胸廓成形术以及肺切除术、大网膜填塞术相继应用于临床，这些手术方法大大地降低了因活动性结核感染造成的死亡率。20 世纪60 年代，肺结核合并支气管内膜结核病例由于采用黏膜外缝合方法，大大降低了支气管胸膜瘘的发生率。70 年代，支气管成形术最大限度地保留了远端正常支气管和肺组织，适用于气管、支气管的局部狭窄或阻塞而远端支气管、肺组织正常。

近年来，手术入路从切除肋骨入胸，改成不切肋骨由肋间入胸，更易被患者接受。电视胸腔镜辅助下小切口开胸手术，使肺结核外科治疗创伤达到微创化。（胸腔镜外科手术即电视辅助胸腔镜手术是使用现代电视摄像技术和高科技手术器械装备，在胸壁套管或微小切口下完成胸内复杂手术的微创胸外科新技术，它改变了一些胸外科疾病的治疗概念，被认为是 20 世纪末胸外科手术的最重大进展，是未来胸外科发展的方向。）

三、病因与病理

病变部位炎症渗出、细胞浸润，甚至干酪样坏死。肺结核多见外源性继发型肺结核，即反复结核菌感染后所引起。少数是体内潜伏的结核菌，在机体抵抗力下降时进行繁殖，而发展为内源性结核，也有由原发病灶形成者。此型多见于成年人，病灶多在锁骨上下，呈片状或絮状，边界模糊，病灶可呈干酪样坏死灶，引发较重的毒性症状，而成干酪性（结核性）肺炎，坏死灶被纤维包裹后形成结核球。经过适当治疗的病灶，炎症吸收消散，遗留小干酪灶，钙化后残留小结节病灶，呈现纤维硬结病灶或临床痊愈。有空洞者，也可经治疗吸收缩小或闭合，有不闭合者，也无存活的病菌，称为"空洞开放愈合"。

四、护理评估

（一）健康史

询问患者有无结核病的接触史及患病史；患病时间；药物治疗史，疗效及过敏史。评估与肺结核有关的其他危险因素、有无其他呼吸道感染病史、有无肺部肿瘤等。

（二）身体状况

肺结核是一种慢性消耗性肺部疾患，临床表现多种多样，主要根据人体的反应性及病灶的范围和性质决定。

1. 呼吸系统症状

（1）咯血 肺结核、支气管内膜结核合并大咯血时来势凶猛，可见血从口鼻涌出，极易发生窒息，严重时引起失血性休克，是肺结核直接死亡的第二位原因。应严密观察患者咯血的量、颜色、性状、时间、方式以及患者的生命体征变化。如果发生大咯血，立即急诊手术治疗。

（2）咳嗽、咳痰 肺结核患者的早期咳嗽为无痰干咳。当病变进展时，咳嗽加重；伴发支气管内膜结核、支气管扩张时，咳嗽加剧，有时可发生呛咳；久病不愈的支气管移位患者可发生刺激性咳嗽，甚至呼吸困难。

起病初期咳痰不明显，或者有少量的白色黏痰，但在病变扩大甚至肺部有空洞形成、支气管扩张时，痰量明显增加，为大量白黏痰，有时为血痰，继发感染时则为脓臭痰，有时痰中有干酪样物。

（3）呼吸困难 一般肺结核无呼吸困难，但肺部病变广泛，如纤维厚壁空洞伴支气管播散、大片胸膜增厚、膈肌粘连、余肺代偿性肺气肿或并发肺叶或全肺不张时常有明显的限制性肺功能障碍，支气管结核所致的气管、支气管管腔狭窄以及肿大的支气管旁淋巴结压迫也可引起呼吸困难；当发生张力性气胸、纵隔气肿时多呈急性发作性呼吸困难并伴有锐性胸痛、明显发绀等表现。伴有大量胸腔积液、自发性气胸、慢性纤维空洞性肺结核、气管内膜结核及肺源性心脏病、呼吸衰竭、心力衰竭者常有呼吸困难。呼吸困难分为以下类型。

（1）吸气性呼吸困难　特点是吸气费力，重者由于呼吸肌极度用力，胸腔负压增大，吸气时胸骨上窝、锁骨上窝和肋间隙明显凹陷，称"三凹征"，常伴有干咳及高调吸气性喉鸣。发生机制是各种原因引起的喉、气管、大支气管的狭窄与梗阻，常见于气管内膜结核、纵隔淋巴结致气管受压患者等。

（2）呼气性呼吸困难　特点是呼气费力，呼气时间延长而缓慢，常伴有哮鸣音。发生机制是肺泡弹性减弱和（或）小支气管狭窄阻塞。常见于支气管内膜结核及损毁肺患者。

（3）混合性呼吸困难　特点是吸气与呼气均感费力，呼吸频率增快、变浅，常伴有呼吸音减弱或消失，可有病理性呼吸音。发生机制是肺部病变广泛，呼吸面积减少，影响换气功能。常见于重症肺结核、弥漫性肺间质纤维化、大量胸腔积液和气胸等。

（4）胸痛　是肺结核的主要局部症状。当病变波及胸膜尤其是波及壁层胸膜时可出现胸痛。如出现不固定部位的隐痛，是由于神经反射作用所致；固定部位刺痛，并随呼吸及咳嗽加重，说明炎症刺激胸膜所致；有的患者常感觉肩部或上腹部痛，是由炎症刺激膈肌通过神经反射所致。

2. 循环系统症状　长期慢性消耗以及大咯血致有效循环血量锐减会引起全身微循环变化，导致组织器官缺氧、细胞代谢紊乱，甚至重要器官功能障碍或多器官功能衰竭。主要临床表现为：早期为精神兴奋、烦躁不安、面色苍白、皮肤湿冷、脉搏细速、血压变化不大而脉压缩小，尿量减少。随着病情由轻到重的发展过程患者表现为表情淡漠、感觉迟钝、神志不清；皮肤黏膜由苍白转为发绀或出现花斑、四肢厥冷；脉搏细速、血压下降且脉压更小、呼吸急促；尿量进一步减少甚至无尿。

3. 纵隔淋巴结结核肿大　是否压迫或侵及邻近器官、脏器并引起相应的临床表现。如压迫上腔静脉可出现颈静脉怒张、胸壁静脉曲张、单侧（或双侧）上肢肿胀、颜面水肿等；压迫气管、食管可引起气短、呼吸困难、吞咽困难等不适。

4. 体温异常　37%～80%结核病患者可有不同程度的发热。

5. 营养状况　在结核病慢性迁延病程中患者可出现营养不良，使机体抵抗力下降，有些难以接受手术。营养不良表现：消瘦（体重低于标准体重15%以上）、贫血、水肿、三头肌处皮皱厚度变薄（上臂中部周径较正常人少50%以上）。

6. 体征　病灶小或位置深者多无异常体征，范围大者可见患侧呼吸运动减弱，叩诊浊音，呼吸音减弱或有支气管肺泡呼吸音。大量胸腔积液可有一侧胸中下部叩诊浊音或实音。锁骨上下及肩胛间区的啰音，尤其是湿啰音往往有助于结核病的诊断。上胸内陷、肋间变窄、气管纵隔向患侧移位均有诊断的意义。

（三）辅助检查

1. 心肺功能　术前应全导联心电图检查，如合并心脏病应进一步做心功能及动态心电图、超声心电图检查。心功能不全分为以下类型。

Ⅰ级心功能不全：能胜任一般日常劳动，但稍重体力劳动即有心悸、气短等症状。

Ⅱ级心功能不全：普通日常活动即有心悸、气急等症状，休息时消失。

Ⅲ级心功能不全：任何活动均可引起明显心悸、气急等症状，甚至卧床休息仍有症状。

2. 肺功能检查及动脉血气分析 详细了解肺功损害的类型和程度（表6-1），以判断患者是否适应开胸手术及手术范围。

表6-1 肺功能损伤分度

	FVC	FEV$_1$	MVV	FEV$_1$/FVC	RV/TLC	DLco
正常	>80	>80	>80	>70	<35	>80
轻度损伤	60~79	60~79	60~79	55~69	36~45	60~79
中度损伤	40~59	40~59	40~59	35~54	46~55	45~59
重度损伤	<40	<40	<40	<35	>55	<45

注：FVC、FEV$_1$、MVV、DLco 为占预计值百分数

呼吸困难分级如下。

一级：与同龄健康者在平地一同步行无气短，但登山或上楼时呈现气短。

二级：平路步行1000m无气短，但不能与同龄健康者保持同样速度，平路快步行走呈现气短，登山或上楼时气短明显。

三级：平路步行100m即有气短。

四级：稍活动（如穿衣、谈话）即气短。

3. 影像学检查

（1）胸部 X 线检查 可以发现肺内病变的部位、范围，有无空洞或空洞大小，洞壁厚薄等。不同病因引起的肺内病变，可能呈现相似的 X 线影像，故亦不能仅凭 X 线检查轻易确定肺结核的诊断。X 线摄片结合透视有助于提高诊断的准确性，可发现肋骨、纵隔、膈肌或被心脏遮盖的细胞病灶，并能观察心、肺、膈肌的动态。

（2）肺部 CT 检查 对于发现微小或隐蔽性病变，了解病变范围及肺病变鉴别等方面均有帮助。

（3）支气管造影术 可确定是否有支气管扩张和支气管内膜结核。如疑有支气管扩张并咯血者，应于咯血停止2~4周后进行，以判断手术部位及方式。

4. 支气管镜检查 可直接观察气管、支气管以及叶、段、亚肺段乃至次亚肺段支气管的解剖结构，包括各级支气管的开口是否通畅、管腔大小、黏膜情况等。直观判断病变的范围、性质，同时可取标本做病理学、细菌学、细胞学检查。对于 X 线胸片未发现肺内病变，或疑有支气管病变或不明原因咯血者，需及早进行此项检查。以了解手术范围和支气管内膜情况。但对于大咯血患者原则上是禁忌的。

5. 实验室检查 血常规、血沉、血型、血生化全套、凝血全项等。对术中麻醉、术后抗结核药物的应用有指导意义。

6. 结核菌检查 评估是否排菌，指导做好消毒隔离工作。

7. 胸腔镜检查 包括诊断性胸腔镜检查和治疗性胸腔镜检查。主要用于病因不明的胸腔积液及胸膜肿块的病因诊断，还可用于弥漫性肺部病变或边缘性肺部病变的病因诊断。电视辅助胸腔镜具有视野大，分辨率高；创伤小，恢复快；可进行较复杂操作；手术时间不受限制的特点。但对麻醉要求较高；对设备依赖性大；所需费用较高。

8. 其他 近年来，应用分子生物学及基因工程技术，以非培养方法来检出与鉴定临床标本中的结核菌，展示其敏感、快速及特异性高等优点，如核酸探针、染色体核酸指纹等。血清免疫学诊断，用酶联免疫吸附试验（ELISA）敏感性高，血清抗 BCG – A60 抗体检测。

（四）心理 – 社会状况

由于结核病是一种以呼吸道传染为主要传播途径的慢性传染病性疾病，患者因病程较长、药物的不良反应、长期治疗的经济压力、社会成员的疏远等因素，会出现焦虑、恐惧等心理反应，从而加重病情，导致病情恶化。尤其是年轻人，由于病情而影响到学业和前途，会出现自卑、抑郁等。

五、常见护理诊断/问题

（一）手术前护理诊断/问题

1. 焦虑/恐惧/抑郁 与疾病、知识缺乏有关。

2. 营养失调：低于机体需要量 与疾病消耗增加有关。

3. 活动无耐力 与疾病导致机体营养失调有关。

4. 疲乏 与疾病导致机体消耗增加有关。

5. 体温过高 与疾病导致肺部病变有关。

6. 低效性呼吸型态 与肺部病变有关。

7. 气体交换受损 与肺部病变有关。

8. 娱乐活动缺乏 与疾病有关。

9. 有传播感染的危险 与疾病的传染性有关。

10. 处理治疗计划不当/无效 与未及时了解病情变化有关。

11. 社交隔离 与疾病具有传染性有关。

（二）手术后护理诊断/问题

1. 低效性呼吸型态 与手术的损伤、疼痛有关。

2. 清理呼吸道无效 与伤口疼痛有关。

3. 疼痛 与手术切口、放置引流管有关。

4. 有窒息的危险 与麻醉后呼吸肌恢复不完全有关。

5. 有皮肤完整性受损的危险 与手术后卧床、手术切口、放置引流管有关。

6. 自理能力缺陷综合征 与伤口疼痛、卧床有关。

7. 有体温改变的危险 与手术、潜在感染有关。

8. 有围术期体位性损伤的危险 与手术后被迫体位有关。

9. 潜在并发症 胸腔内出血、肺不张、急性呼吸功能不全、支气管胸膜瘘、感染等。与疾病的转归、患者自身的体质有关。

10. 知识缺乏 与缺乏疾病相关治疗和护理知识有关。

六、计划与实施

（一）一般护理

1. 按照整体护理的要求收集相关资料，进行护理评估，为制定护理措施提供依据。

2. 协助患者完善各项检查，并充分告之检查目的、意义和注意事项。患者接受外科治疗大多已明确诊断，但为了接受手术治疗仍需要辅助检查，以全面了解病变的范围和主要器官功能状态，制定整体治疗方案，同时为后续治疗、复查提供基础参考指标。

3. 严密观察病情变化，遵医嘱治疗原发病（糖尿病、高血压等），预防并发症的发生，保证顺利接受手术治疗。

4. 做好疾病知识讲解，护士应及时评估患者对疾病知识的需求、文化程度、接受能力，采用形式多样的方法为患者提供结核病及其治疗的相关知识和信息。外科治疗是通过手术治疗经内科药物和其他方法不能治愈的肺部结核病，手术使得相当一部分的难治性肺结核和重症肺结核以及肺结核治疗中产生严重并发症的患者获得了痊愈。因此，护士要充分讲解规范治疗的重要性和注意事项，将手术治疗的信息及时传达给患者。另外，治疗过程中要加强沟通，及时满足患者需求，从而提高患者依从性，坚定患者治愈的信心。

5. 做好基础护理，提供安静、整洁、温馨的治疗环境，鼓励患者摄入充足营养，保证睡眠。

6. 做好消毒隔离工作，减少和杜绝疾病的传播。

（二）心理护理

肺结核是一种慢性消耗性呼吸系统传染性疾病，对患者及其家庭成员的心理健康造成影响，这些影响贯穿于疾病的诊断、治疗、康复的全过程。

1. 情绪支持 负性情绪如恐惧、焦虑、抑郁等影响疾病的治疗和康复。情绪支持即为患者提供宣泄的环境，鼓励患者表述关心的疾病问题，表达恐惧、焦虑、抑郁等情绪，耐心倾听，提供指导，并鼓励家人或朋友给予情感支持。

2. 根据患者关心的问题，有针对性地进行健康教育 认真做好解释工作，使患者树立信心和加强对手术的配合。给患者讲解肺结核病的相关知识、治疗进展，使患者对疾病有一个客观、全面的认识，消除患者对疾病和治疗不必要的恐慌心理；术前要充分讲解规范治疗的重要性、必要性和注意事项，允许和鼓励患者参与治疗方式的选择，以增强信心。肺结核患者术后仍需规律服药，定期复查。

（三）治疗护理

1. 手术前护理

（1）全身状况准备

1）做好全身重要器官功能检查，评估患者对手术耐受力。影像学检查可以确定结核病的范围、程度、治疗效果、目前病变是否稳定，了解健侧肺的情况，是术前不可缺少的检查手段。

2）改善全身状况：对于贫血、营养不良的患者应纠正贫血，补充蛋白质、碳水化合物、脂肪及维生素，以保证患者有足够的体力接受手术。指导患者进食高蛋白、易消化食物，注意食物的色、香、味，增加患者的食欲，以满足机体营养的需求，并储存能量，达到耐受手术的目的。

3）控制感染：肺结核常合并其他感染或其他疾病，如糖尿病、支气管扩张等。术前合理使用抗生素，预防术后呼吸道感染。

4）抗结核药物的应用：一般情况下应系统服用抗结核药物6个月后方可行手术治疗。术前应保留1～2种患者未使用过且对结核菌敏感药物，以备术后抗结核用。

（2）做好手术区皮肤准备　术前一日备皮并于晚8时消毒皮肤，并用无菌胸带包紧，有伤口的或带引流管的患者，术晨6时换药后消毒皮肤并包以无菌胸带，更换清洁病服。

（3）消化道准备　按全身麻醉（全麻）术前消化道准备。术前8～12小时禁食，术前4小时禁水，以防因麻醉手术过程中的呕吐而引起窒息或吸入性肺炎。

（4）呼吸道的准备　结核病程长，消耗大，心肺功能及全身状况均有不同程度下降，因此术前2周鼓励并协助患者做好呼吸道的准备工作。

1）耐心说服患者于术前2周戒烟：吸烟会导致呼吸道黏膜内的腺体遭到破坏，分泌大量的黏液，纤毛运动受到限制；气道阻力增大、纤毛变短而不规则，引起纤毛运动障碍。因此住院患者应及早戒烟，改善肺的呼吸功能。

2）指导患者进行呼吸功能锻炼：可以增强呼吸肌肌力和耐力，改善肺功能，加大呼吸幅度，减少解剖无效腔，提高肺泡通气量和血氧饱和度。包括腹式呼吸、缩唇呼吸、呼吸功能锻炼器。

①腹式呼吸：指吸气时腹部隆起，吐气时腹部凹陷的呼吸法。让患者取坐位或平卧位、半卧位、屈膝，放松腹部肌肉，将双手分别放在上腹部和前胸部，来感觉胸腹部的运动。用鼻较慢、较深地吸气，此时膈肌松弛、腹部膨隆，坚持几秒钟，呼气时，腹肌收缩，腹部的手有下降感。患者可每天进行练习，每次做5～15分钟，每次训练以5～7次为宜，逐渐养成平稳而缓慢的腹式呼吸习惯。需要注意的是，呼吸要深长而缓慢，尽量用鼻而不用口。训练腹式呼吸有助于增加通气量，降低呼吸频率，还可增加咳嗽、咳痰能力。②缩唇呼气法：就是以鼻吸气、缩唇呼气，即在呼气时，收腹、胸部前倾，口唇缩成吹口哨状，使气体通过缩窄的口型缓缓呼出。吸气与呼气时间比为1∶2或1∶3，要尽量做到深吸慢呼，缩唇程度以不感到费力为适度。每分钟7～8次，每天锻炼两次，每次10～20分钟。③指导患者正确使用呼吸功能锻炼器。训练时患者紧紧含住吸气嘴，吸气时进入三球仪的空气将3个球在各自的小室里依次向上推。首先靠近试管连接处的第一个球会向上走直达顶端，然后中间小室里的球会向上走，最后第3个球也会被吸起来。当吸气停止后，球会落下回到最初的位置。

3）呼吸道雾化吸入：合并支气管扩张、气管、支气管内膜结核病变应做相应治疗，病变治愈或好转后再行手术治疗。对防止术后并发症具有积极意义。

4）指导患者适当运动：鼓励患者做上下楼运动，时间以患者耐受程度为准，一天2次；早晚室外散步或慢跑，两项活动交替进行；原地蹲起运动，每次从5个开始逐渐增加，每日3次。

（5）加强术前健康教育　责任护士要关心、体贴患者，了解患者的心理状态，耐心倾听患者的诉说，针对不同问题（担心手术效果、生活质量、经济负担等）进行心理疏导，缓解紧张、焦虑、恐惧情绪；责任护士要多接触患者，提供安静舒适的环境，配合医生适当使用镇静药物，改善患者不良情绪，保证休息与睡眠，使机体处于接受手术的最佳状态；讲解有关疾病与手术知识，说明手术的必要性，增强患者手术治疗的信心；讲解术后功能锻炼对身体恢复和提高术后生活质量的意义，术前让患者熟悉术后各种功能锻炼方案，以便术后有效遵循。

2. 手术后护理

（1）全麻术后的护理

1）严密观察病情变化：全麻苏醒前，头偏向一侧，观察患者意识和表情、面色、呼吸，严密监测血压、心率、血氧饱和度，及时发现病情变化。保持病室安静，减少刺激。

2）维持呼吸功能：主要是防止和及时解除呼吸道梗阻，以免发生呼吸抑制。其具体措施是：①防止误吸麻醉前至少应禁食6小时。若患者饱食后而又必须立即在全麻下实施手术时，应于麻醉前留置胃管以排空胃内容物，或采用清醒气管插管。②防止舌后坠当出现鼾声时，用手托起下颌，使下颌切牙咬合于上颌切牙之前，鼾音即消失，解除呼吸道梗阻。必要时置入口咽或鼻咽通气导管。③呼吸道分泌物过多的处理：用吸引器吸去咽喉及口腔内分泌物。遵医嘱给予药物以减少口腔和呼吸道腺体分泌。④喉痉挛的处理：立即设法解除诱因，加压给氧。如痉挛不能解除，需静脉注射肌肉松弛剂后作气管插管，保持呼吸通畅，必要时呼吸机控制呼吸。

3）维持循环功能：对全麻患者应进行血压、脉搏、心率、心律及心电图、中心静脉压等循环功能和血流动力学监测，发现异常及时告诉医生，并遵医嘱做相应处理。

4）维持体温正常：多数全麻大手术患者体温过低，应注意保暖。如无休克，宜给予50℃以下的热水袋，用布包好，以防烫伤。少数患者，尤其小儿，全麻后可有高热甚至惊厥，应给予吸氧，给予物理降温，抽搐不止时遵医嘱给予药物治疗。

5）防止意外损伤：全麻苏醒前，宜专人守护。对小儿及躁动不安者需加床栏。必要时予以适当约束，以免拔出静脉输液管和各种引流管，防止撕抓伤口敷料或坠床造成意外损伤。

（2）胸腔闭式引流管的护理

1）保持引流管的密闭和无菌：胸腔闭式引流装置由胸腔引流管和引流瓶两部分组成。使用前注意引流装置是否在有效期内，引流瓶有无裂缝、漏气，是否密封等。更换引流瓶时，必须用双钳双向夹管，若有齿钳子的齿端必须用纱布包裹，防止夹管时引流管破裂，漏气。引流瓶内注入一定量无菌生理盐水。整个操作过程均严格执行无菌技术，防止感染。

2）保持引流通畅：①术后患者血压平稳，无其他半卧位禁忌证，均采取床头抬高30°～45°半卧位，以利呼吸与引流。②检查引流管有无打折、扭曲、受压、阻塞、脱出等原因造成引流不畅。③定时挤压引流管，避免凝血块或纤维组织阻塞。方法是捏紧引流管的远端，向胸腔的方向挤压，再缓慢松开捏紧的引流管。④鼓励患者咳嗽及深呼吸运动，促使胸膜腔内气体及液体排出，使肺复张。

3）观察水封瓶内水柱随呼吸波动的情况水柱波动有两种情况：①正常水柱随呼吸上下波动4～6cm，表示引流管通畅。②水柱无波动，患者无异常症状出现，说明肺膨胀，已无残腔；若水柱无波动，患者出现胸闷气促，气管向健侧偏移等肺受压的症状，应疑为引流管被血块阻塞，需设法挤捏或使用负压间断抽吸引流瓶短玻璃管，促使其通畅，并通知医生。

4）密切观察引流液体量、色、性质：这些指标能反映患者病情的动态变化。术后24小时内引流量一般为150～700ml。24小时后引流量将逐渐减少；血性液逐渐变为淡红色乃至血清样，则为正常。引流量超过80～100ml/h，并且持续数小时未见减少，引流液色泽鲜红或暗红，性质较黏稠，并出现血压下降、心率增快、呼吸急促等症状，说明胸腔内有活动性出血，应及早报告医生，备血、通知手术室做好开胸手术准备。

5）观察引流瓶中气体排出情况：如有气体逸出，须观察引流瓶内气泡逸出的程度。咳嗽时有少量气体逸出为Ⅰ度，说话时有气泡逸出为Ⅱ度，平静呼吸时有气泡逸出为Ⅲ度。如有中小气泡逸出，提示肺脏层胸膜有破裂，破裂口不大，通常24～48小时引流排气停止。如有大气泡逸出，提示肺脏层胸膜破裂口较大，或肺有较严重裂伤，须密切观察，发现异常及时报告医生。如排气停止，引流管无阻塞，提示肺漏气已修复。

6）妥善固定：将留有足够长的引流管固定在床上，以免因翻身、牵拉而发生引流口疼痛或引流管脱出。在搬运患者时，须将引流管用双钳夹管。下床活动时，引流瓶位置应低于膝关节，保持密闭。引流瓶不可倒置，也不可高于胸部，应放置在低于引流口60cm的位置，以免液体逆流入胸膜腔。

7）发现意外及时处理

①脱管处理：立即用手按压引流管伤口处皮肤，消毒后用凡士林纱布封闭伤口，协助医生做进一步处理。②水封瓶破裂或连接部位脱开：应立即用血管钳夹闭胸腔引流管或用手反折胸腔引流管，按无菌操作更换引流装置。③发现水封瓶内引流液突然减少，要查找原因，看是否瓶裂、漏或接错管。正常接法是：水封瓶口上有长、短两根，短管与外界相通，长管上端与引流管相接，下端浸入水平面下2～4cm，发现问题，及时处理，以免形成气胸。

8）拔除胸腔引流管：术后48～72小时，引流管中无气体排出，引流量在50ml/24h以下，水柱波动小或固定不动，听诊肺部呼吸音清晰，拍X线胸片检查示肺膨胀良好者，即可拔除引流管。拔管时，嘱患者深吸一口气后屏住，即迅速拔除引流管，立即用凡士林纱布覆盖引流伤口，再用胶布固定；也可术中在引流口预先缝一线，拔管后直接结扎，缝闭引流口，以利引流口愈合。拔管后24小时内应注意观察患者呼吸情况，有无胸闷、气促，局部有无渗液、出血、漏气、皮下气肿等。如发现异常及时处理。

（3）保持呼吸道通畅　全麻开胸术后有明显的呼吸道分泌物增多、黏稠，因此做好术后排痰护理是术后呼吸道管理的重要环节。常采用翻身、拍背、雾化吸入、协助咳嗽等辅助措施，促进痰液排出。

1）雾化吸入：患者由于术前术后禁食、术后呼吸幅度变浅、过度换气使呼吸道分泌物黏稠不易咳出，因此雾化吸入可改善因气道炎症而恶化的微环境、稀释痰液，利于排出。

①蒸气雾化：对雾粒无选择性，产生药物颗粒大部分仅能沉积在上呼吸道，肺部的沉积量很少，不能有效治疗下呼吸道疾病。②超声雾化：通过超声发生器的薄膜产生高频震荡，将药液击散成微细雾粒后被吸入气管，90%左右的雾粒在5μm以下，可直接吸入到终末细支气管与肺泡。③压缩雾化：压缩的空气或氧气以高速气流通过Ventun效应在气流周围产生负压，将液体卷进高速气流并粉碎成大小不等的微粒，直径在5μm以下，具有高度选择性，能确保吸入药雾有效沉着，到达小呼吸道及肺泡，可以自行控制与吸气同步。患者只需正常呼吸，不需要用力吸气。④氧气面罩雾化：在雾化吸入疗法中氧气面罩雾化吸入治疗已逐渐取代了普通的雾化治疗。氧气驱动雾化操作简单，以氧气作为驱动力，利用高速氧流造成的负压直接将液滴撞击成微小颗粒，使药液雾化并推动雾化颗粒进入气道深部，所需液体量仅5ml，且雾化颗粒小，水蒸气对吸入氧浓度的影响明显减少，减少了湿化气对呼吸道的阻力，减轻了患者的呼吸做功，避免了呼吸肌疲劳。

2）协助患者咳嗽排痰：手术后第一日上午开始进行。

①拍背辅助咳嗽：排痰方法将手空心握拳，适度拍打震动患者背部，由下及上、由两侧至中央，避开手术切口，反复进行8~10分钟。然后让患者作有效咳嗽，咳嗽前嘱其深吸气，之后用力咳出痰液。

具体方法是：当患者在呼气期或咳嗽时，护士用两手固定其胸部两侧给予辅助，患者深吸气时护士双手放松，长呼气时加压，以加强咳嗽效果。

指压咳痰：护士站在患者术侧，一手放在患者颈后稍向前用力抵住患者，另一手示指和中指放在胸骨上窝气管处，先让患者轻咳后深吸气用力做暴发性咳嗽，吸气末示指和中指给予压力刺激气管使其咳嗽。刺激的效果与患者反应程度、耐受情况有关。此法常用于咳嗽反应弱患者。

二部咳痰法：取舒适体位，先行5~6次深呼吸后，于深吸气末保持张口状，连续咳嗽数次使痰到咽部附近，再用力咳嗽将痰排出。此法常用于体弱、不会做有效咳嗽或支气管哮喘的患者。

此方法易受到操作者技术、拍背频率的限制，护理工作强度较大，操作者易疲劳。

②振动排痰机是根据物理定向叩击原理设计的，对排除和移动肺内支气管等小气道分泌物和代谢废物有明显作用。同时提供两种力：一种是垂直于身体表面的垂

直力，对支气管黏膜表面黏液及代谢物有松弛液化作用。另一种是平行于身体表面的水平力，帮助支气管已液化的黏液按照选择的方向排出体外，具有很好的深穿透性，每分钟 20～30cps 和人体组织的自然频率相近，能很好地传导到深部组织，有效地排出细小气道中的痰液。机械震动的瞬间施加合适的压力，可以减少疼痛，利于咳嗽排痰；同时还能促进局部血液循环，加速淋巴回流，消除水肿，使肺通气阻力减少。此操作简单、效果确切、不受患者体位影响，解决了危重患者的拍背问题。

③气管镜吸痰对于咳嗽无力、反应迟钝或上述协助咳嗽排痰无效的患者早期进行纤维支气管镜吸痰。

（4）饮食护理 术后 12 小时后可进流食，24 小时后进半流食，48 小时改进普食，以高蛋白、高维生素饮食为佳。

（5）镇痛护理 由于开胸患者手术切口大，切断肌纤维较多，术后置胸腔引流管刺激肋间神经等多种原因，患者疼痛较为剧烈。疼痛会影响咳嗽、食欲、睡眠等，伤口疼痛限制了其咳嗽活动，因此术后及时有效的镇痛是做好呼吸道管理的前提。

1）传统的术后镇痛：是应用哌替啶类麻醉镇痛药，由于担心用药过量，影响患者的呼吸和循环稳定，以及发生成瘾，延迟切口愈合。一般主张尽量不用或少用镇痛剂，因此术后很难得到满意的镇痛效果。

2）自控镇痛（patient–controlled analgesia，PCA）：是一项新的镇痛技术，能保持体内有效的镇痛药物浓度，镇痛效果好。常用有硬膜外和静脉自控镇痛两种。在运用 PCA 过程中，教会患者使用 PCA 技术，并注意观察镇痛效果。①硬膜外自控镇痛：通过麻醉镇痛药抑制交感神经兴奋，引起去甲肾上腺素释放，使血浆中浓度下降，机体痛阈提高，但麻醉平面以下患者温痛觉减退，易出现压疮、尿潴留、脉率减慢、血压降低等。②静脉自控镇痛：简单、方便，护士可以遵医嘱静脉置入，避免了硬膜外镇痛的不足。硬膜外和静脉自控镇痛由于镇痛药物用量少，因此对呼吸中枢无明显影响。此镇痛自 1990 年以来越来越多地应用于临床。

（6）抗结核药物的应用 肺结核疾患术后必须应用抗结核药物。手术当日可静脉滴入抗结核药，进食后继续口服敏感的抗结核药，治疗 9～12 个月。

（7）做好生活护理，根据自理能力给予协助和指导。

（8）常见术式术后护理

1）全肺切除术后护理：①按全麻术后护理；②保持呼吸道通畅，有痰一定要咳出，要给予充足有效地吸氧，给氧时间要适当延长；③控制输液速度及量，输液总量不超过2000ml/d，速度不超过40滴/分；④全肺切除后胸腔留置单腔引流管并夹闭，根据情况由医生开放；⑤密切观察病情变化，注意有无气管移位、反常呼吸、皮下气肿及胸腔内出血情况；⑥注意观察患者脉搏、心律（率）变化，血氧饱和度情况，发现异常立即报告医生给予及时处理；⑦协助患者做好患侧上肢康复训练；⑧鼓励并协助患者早期活动，防止肺栓塞等并发症的发生；⑨保持排便通畅，必要时应用开塞露，防止肺动脉栓塞。

2）肺叶或肺段切除术后护理：①同全麻术后护理常规；②观察引流管有无漏

气、负压波动、引流液性质、颜色、量等，保持胸腔引流管通畅；③鼓励咳嗽排痰，根据医嘱做好雾化吸入，随时做肺部听诊，并协助排痰，促进余肺复张；④肺段切除术后患者咳血痰时间较长，更应鼓励咳嗽排痰；⑤鼓励患者早期下床活动及肢体功能锻炼，与患者一起制定活动计划。

3）胸膜剥脱术后护理：①同全麻术后护理；②胸膜剥脱术创伤大，渗血多，观察引流液的颜色、性质、量，有无漏气现象并详细记录；③鼓励患者咳嗽排痰、吹气球、应用呼吸功能锻炼器等方法，防止肺不张；④饮食指导，高蛋白、高维生素易消化的食物。

3. 肢体功能锻炼计划 术后次日指导患者活动术侧手臂，先从握拳、活动肘关节，至活动肩关节，手臂上举，爬墙及肩关节向前活动，拉绳运动，以使肩关节活动范围恢复至术前水平，预防肩下垂。

4. 术后呼吸功能锻炼 方法同术前呼吸功能锻炼。不同的是：呼吸功能锻炼器从术后第1天开始使用，训练前夹闭胸腔引流管，训练后将胸腔引流管恢复原状，避免胸腔负压增大，将引流液回吸至胸腔，增加感染机会。

（四）健康教育

1. 饮食指导，以高蛋白、高维生素饮食为佳。

2. 指导患者坚持患侧肢体功能锻炼，最大限度恢复功能。

3. 遵医嘱坚持治疗，早期、联合、适量、规律、全程服药，并定期到医院检查。

4. 加强呼吸功能锻炼。

5. 术后定期随诊、复查。

八、护理评价

经过治疗和护理，患者是否达到以下标准。

1. 加强术前指导，做好心理护理，使患者以积极的态度面对疾病，配合外科治疗。

2. 能识别术后并发症的先兆，并采取有效的预防措施。

3. 能够遵医嘱正确使用抗结核药物，防止疾病的复发；能识别抗结核药物的不良反应，预防并防止药物不良反应的发生。

第二节 气管、支气管内膜结核外科护理

气管支气管结核是发生在气管、支气管黏膜或黏膜下层的结核病，亦称气管支气管内膜结核（endobronchial tuberculosis，EBTB）。活动性肺结核中 10% ~40% 伴有 EBTB。

支气管结核的发病率的高低与检查方法、病理改变、肺结核的病情严重程度有密切关系。支气管结核女性多于男性，男女比例为 1:4.2，各年龄组均可发生。多数支气管结核常继发于肺结核，以 20 ~29 岁年龄组占多数。儿童 EBTB 多因邻近纵隔淋巴结核侵蚀支气管，引起结核性支气管炎。原发性支气管结核极少见。近年

由于肺结核病趋向老年化，老年支气管结核有增加的趋势。

一、病因

支气管内膜结核均为继发性，多继发于肺结核，少数继发于支气管淋巴结核，经淋巴和血行播散引起支气管内膜结核者极少见。

二、发病机制

1. 结核菌接触感染　为支气管结核最常见的感染途径。气管支气管是呼吸通道，结核患者含有大量结核菌的痰液通过气管，或空洞、病灶内的含结核菌的干酪样物质通过引流支气管时，直接侵及支气管黏膜，或经黏液腺管口侵及支气管壁。

2. 邻近脏器结核病波及支气管　肺实质结核病进展播散时波及支气管，肺门及纵隔淋巴结发生干酪样坏死时，可浸润穿破邻近支气管壁，形成支气管结核或支气管淋巴瘘，个别脊柱结核患者的椎旁脓肿可波及气管、支气管，形成脓肿支气管瘘。

3. 结核菌沿支气管周围的淋巴管、血管侵及支气管　病变首先在黏膜下层，然后累及黏膜层，这种机会发生非常少。

三、病理生理

支气管结核的纤维支气管镜表现有五种类型。

1. 浸润型　表现为局限性或弥漫性黏膜下浸润。急性期黏膜高度充血水肿，易出血，慢性期黏膜苍白、粗糙，呈颗粒状增厚，软骨环模糊，可产生不同轻度的狭窄，黏膜下结核结节或斑块常呈黄白色乳头状隆起突入管腔，可破溃坏死，也可痊愈而遗留瘢痕。

2. 溃疡型　可继发于浸润型，或支气管淋巴结结核溃破引起，黏膜表面有散在或孤立的溃疡，溃疡底部有肉芽组织，有时溃疡被一层黄白色干酪样坏死物覆盖。如坏死物质阻塞管腔或溃疡底部肉芽组织增生，可引起管腔狭窄。

3. 增殖型　主要是增生的肉芽组织，呈颗粒状或菜花状向管腔凸出，易出血，可发生支气管阻塞或愈合成瘢痕。

4. 纤维狭窄型　为支气管结核病变的愈合阶段，支气管黏膜纤维性变，常造成管腔狭窄，严重者管膜完全闭塞。由于此种支气管狭窄和闭塞属瘢痕性狭窄或闭塞，故支气管表面黏膜可正常。

5. 淋巴结支气管瘘

（1）穿孔前期　支气管镜下可见局部支气管因淋巴结管外压迫而管壁膨隆、管腔狭窄，局部黏膜充血水肿或肥厚。

（2）穿孔期　淋巴结溃破入支气管管腔形成瘘孔，支气管管腔除有管外压迫症状外，局部黏膜可见小米粒大小的白色干酪物质不断冒出，犹如挤压膏状，用吸引器吸除干酪物后，随着咳嗽又不断有干酪物从此冒出，瘘孔周围黏膜可有严重的充血水肿。

（3）穿孔后期　原瘘孔处已无干酪物冒出，呈光滑的凹陷，周围黏膜大致正常，有时瘘孔及周围黏膜有黑灰色炭末样物沉着，呈现为"炭末样"瘘孔。此种陈旧性瘘孔可持续数年不变。

四、手术适应证

手术治疗的气管、支气管结核为结核性肉芽肿和瘢痕狭窄期病变。

1. 气管狭窄合并严重呼吸困难者。

2. 支气管瘢痕样狭窄超过管腔周径 2/3，合并肺内结节病变或伴有明显支气管阻塞症状者。

3. 结核性肉芽肿合并明显支气管阻塞症状者。

五、常见的手术方式

原则上应彻底切除病变的支气管和肺组织。

1. 肺叶切除术　适用于阻塞或狭窄段远端支气管及肺组织有广泛病变，或有不可逆性并发症，叶支气管以下部位狭窄或阻塞者（包括叶支气管本身远端）。

2. 支气管成形术　适用于气管、主支气管或中间干支气管等大支气管的局部狭窄或阻塞，而远端支气管和肺组织没有产生不可逆的变化，或叶支气管内膜病变累及近端主支气管或中间干支气管者。

3. 气管阶段切除重建术　切除病变段气管后，行端端吻合重建气管，仍须确定残端内膜有无病变。

六、护理评估

（一）健康史

了解患者既往有无结核病史、是否接受过正规治疗；近期周围环境中有无结核患者及是否有密切接触史。

（二）身体状况

支气管内膜结核具有肺结核同样的全身症状，如乏力、盗汗、午后低热、食欲差、体重下降等。病变早期无明显症状，当病变较广泛时出现局部症状，与病变范围、支气管狭窄、溃疡程度有关。局部症状为刺激性咳嗽、咳痰、支气管喘鸣、呼吸困难及胸痛。支气管阻塞后产生的肺内阻塞性感染可伴有发热。

（三）辅助检查

1. 实验室检查　血液指标化验，反复查痰约50%的患者可呈痰菌阳性。

2. 纤维支气管镜检查　可提高痰菌的阳性率，也可行病理检查。

3. 影像学检查　支气管内膜结核早期病变局限无明显 X 线改变，但痰菌可阳性；气管有狭窄或阻塞时，断层可见支气管狭窄或阻塞征象，同时伴有肺不张、阻塞性肺炎或肺气肿表现；CT 检查、支气管造影均可显示狭窄、阻塞、中断或变形。

（四）心理－社会状况

结核病是一种慢性传染病，给患者及家属造成很大心理负担，疾病的转归也直接影响患者的家庭和社会生活能力。应了解患者对所患疾病的认识、顾虑及所造成的心理反应。多数患者患病期间十分关注亲友、同事对其的态度，对人际交往有紧张、恐惧，常采取回避态度。了解患者对住院及隔离的认识。询问疾病对工作、学习、事业、经济、恋爱、婚姻、家庭等造成影响及影响程度。一般患者都会为病后的家庭、社会、工作和学习能力等问题而担忧。观察是否有不良的心理反应，如恐惧、焦虑、食欲不振、睡眠障碍等。了解家庭、同事、亲友、单位领导等对该病的认识，患者患病后能否得到关心、支持与帮助。社区的结核病防治机构情况，出院后能否提供继续治疗。

七、常见护理诊断/问题

（一）术前可能存在的护理诊断及医护合作性问题

1. 焦虑　与结核病的传染性、疗程长、治疗费用较大等有关。

2. 气体交换受损　与气管受压有关。

3. 低效型呼吸形态　与呼吸困难及胸痛有关。

4. 有窒息的危险　与气管狭窄痰液阻塞有关。

5. 知识缺乏　与缺乏结核病的预防和治疗知识有关。

6. 睡眠形态紊乱　与患者不适应住院环境有关。

（二）术后可能存在的护理诊断及医护合作性问题

1. 有窒息的危险　与全麻有关。

2. 出血　与开胸手术有关。

3. 清理呼吸道无效　与痰液黏稠无力咳出有关。

4. 疼痛　与开胸手术有关。

5. 舒适的改变　与术后 Pearson 固定有关。

6. 部分生活自理能力缺陷　与术后输液、置管有关。

八、计划与实施

（一）一般护理

同第一节一般护理。

（二）心理护理

患者多为 20～29 岁，病史较长，由于反复多次治疗后病情仍未得到控制，故对治疗效果产生怀疑。对手术能否成功、能否度过手术危险期、术后是否会影响身体正常形态和生活质量以及工作、学习等存有疑虑，因此情绪低沉；同时又因呼吸困难等症状严重、生活质量受到严重影响、社会交往明显减少而希望尽快手术。护士及时了解患者的心理变化，采取以开导及讲解为主的措施，做好心理疏导，列举成功实施气管手术的病例鼓励患者，告诉患者术后呼吸困难的症状可以得到改善，讲明术后初期的 Pearson 固定对日常生活会有影响，但手术后 3 个月即可正常抬头，对日后正常的工作、学习不会有影响，并指导患者练习在 Pearson 固定下进食、咳嗽的方法，使患者对术后的改变有足够的心理准备。

（三）治疗护理

1. 手术前护理

（1）同全麻术前护理。

（2）雾化吸入的护理　选用刺激性小的药物，遵医嘱予异烟肼0.3g行雾化吸入，每日4次，每次15～20分钟，吸入时尽量用口深吸气，用鼻呼气，以达到局部药物治疗、净化气道的目的，为手术做准备。

（3）营养支持　结核病为全身性、慢性消耗性疾病，营养因素在结核病的发生、发展、治疗、恢复过程中起着举足轻重的作用，营养治疗可以促进机体康复。指导患者摄入高热量、高蛋白质饮食，并提供充足的碳水化合物、丰富的维生素和矿物质以及适当的脂肪，以促进机体康复。

（4）体位练习　隆凸切除重建术后常采用Pearson固定，使颈前倾前屈呈30°。术前指导患者掌握该体位的要领，学会在该体位下饮水、进食、咳痰方法。

2. 手术后护理

（1）同全麻术后护理。

（2）肺叶切除术详见本章第一节肺叶或肺段切除术后护理。

（3）支气管成形术后护理

1）支气管袖状切除患者术后出现呼吸道并发症的主要原因是：①患者往往伴有阻塞性肺炎或长期呼吸功能低下，使气管黏膜—黏液系统"传送带"的作用受到抑制，进而影响呼吸道分泌物的排出。②在术中吻合时血液容易流入支气管内。③吻合完毕后，没有吸净支气管内的血液及分泌物，尤其是吻合口远端的分泌物。④在支气管端端吻合成形时往往容易成角。⑤手术后吻合口水肿，使分泌物排出受阻。

因此，及时清除呼吸道分泌物，解决术后早期排痰，维持呼吸道通畅是术后护理的重点

2）协助咳痰：术毕患者清醒后即鼓励其咳嗽，咳出咽喉部及气管分泌物，尤其是第1口痰，因为第1口痰往往较为黏稠且伴有血块，所以我们视其为打开呼吸道的闸门。由于采用全麻，易使术前黏附在小支气管的尘污颗粒松弛而阻塞小气道，因此当血压平稳后，护士立即协助患者把阻塞在支气管内的尘污颗粒包括分泌物一道排出体外。即使无痰也要反复几次，以促进肺膨胀。

3）胸腔闭式引流管护理同第一节手术后护理。

（4）气管阶段切除重建术

1）体位护理：术中切除病变气管环，导致气管长度缩短，术后气管吻合口张力过大，容易发生吻合口瘘甚至吻合口撕裂，所以做好体位护理极为重要。

术后患者采用Pearson固定，将下颌与前胸部皮肤用丝线缝吊固定，使颈前倾前屈呈30°。全麻术后取给枕平卧位，麻醉清醒后改半卧位。嘱咐患者不可猛然抬头或仰头，以防固定缝线撕裂而导致吻合口漏。告诉患者避免做回头动作，需要回头时采用转身的方法。休息、睡觉时摇高床头30°，或给高枕抬高头部，以降低吻合口的张力，并请家属协助监督。

2）呼吸道管理：由于术中切除气管和广泛的气管、支气管游离松解，导致肺迷走神经部分切断，支气管失去迷走神经支配后张力降低，小气道萎陷，加之Pearson固定、手术创伤及疼痛，患者无法进行有效咳嗽，排痰较为困难，而肺内分泌物排出不畅可进一步加重呼吸困难，易造成肺内感染及吻合口瘘，进而导致呼

吸衰竭，因此术后辅助咳痰尤为重要。

①充分雾化：吸入术后用异烟肼 0.3g、万古霉素（万迅）1.2g、氨溴索（沐舒坦）90mg 行雾化吸入，每日 4 次，15~20 分/次，以控制感染和稀释痰液。②鼓励患者少量多次饮水：每次 30~50ml，每 10~20 分钟饮水 1 次，以增加体内水分，防止气道干燥、痰液黏稠而加重肺部感染。③指导患者进行有效咳嗽：具体方法详见第一节手术后护理。与肺叶切除术后咳嗽方法不同的是：告诉患者避免做连续剧烈咳嗽，以免增加吻合口张力，影响吻合口愈合，甚至导致吻合口瘘。由于术后患者行 Pearson 固定，传统按压气管的引咳法并不适用。常采用二部咳痰法。④主动纤维支气管镜吸痰：当患者痰液较多且黏稠不易咳出时，为避免普通吸痰管吸痰时盲目刺激吻合口造成吻合口水肿，进而发生吻合口瘘，常采用纤维支气管镜吸痰。

3）心脏功能监护：因气管阶段切除重建术，特别是隆凸切除重建术后患者常出现窦性心动过速。可能与隆凸及双肺的上移对心脏的牵拉、挤压，以及术中隆凸和气管、支气管的广泛游离造成的迷走神经心丛的大量离断有关。因此应严密观察心律、心率变化，注意听取患者的不适主诉，在病情允许的情况下逐渐增加活动次数和时间。

4）饮食护理：术后帮助患者选择富含营养素、易消化的软食。进食时不要过急、过快，也需保持颈前屈位。当进流质或饮水时保持坐位，头稍前倾并使用吸管，以防发生误吸。

5）颈部护理：①颈部按摩。由于长时间颈部前屈位可造成颈部肌肉疲劳，护士每 2 小时帮助患者按摩颈部肌肉 1 次，每次 5~10 分钟，以加快血液循环，增加舒适感。②防止固定缝线处感染。每日用安尔碘消毒后用无菌纱布覆盖皮肤缝线处，保持颈部皮肤干燥，以防发生感染。患者 Pearson 固定于术后 3 周拆除。

6）密切观察有无吻合口瘘及吻合口狭窄等并发症。

（四）健康指导

1. 体位护理，由于气管愈合达到正常组织抗张能力的 100% 通常需要 3 个月，所以至术后 3 个月后方可正常抬头，但仍要避免抬头望月、突然回头等动作；睡觉时垫 2 个枕头；使头部抬高 15cm 左右。

2. 嘱患者注意休息，劳逸结合，加强营养。

3. 根据要求按时、坚持服药，防治上呼吸道感染，出现不适症状及时就诊。

九、护理评价

通过治疗与护理，患者是否达到以下标准。

1. 患者情绪平稳，能安静地休息和睡眠，焦虑状态减轻。

2. 患者呼吸困难得到缓解，缺氧改善。

3. 术后呼吸道通畅。

4. 术后无出血、窒息发生。

5. 术后疼痛有效缓解。

6. 术后舒适度增加。

7. 知道各种治疗方法的重要性、配合方法。

8. 护士及时发现术后并发症，并积极处理。

9. 生活自理能力逐渐增强。

第三节　胸壁结核外科治疗的护理

胸壁结核为最常见的胸壁疾病，其病变可能侵犯胸壁各种组织。常见于 30 岁以下的青年人，男性较多。大多数患者症状不明显，或有轻度疼痛。脓肿可自行破溃，形成慢性久不愈合窦道。病变多见于胸前壁，胸侧壁次之，脊柱旁更少。

一、病因

胸壁结核是继发于肺结核、胸膜结核、纵隔或骨结核的一种常见的胸壁软组织、肋骨、肋软骨及胸骨的慢性病。可在原有疾病基础上通过直接蔓延、通过淋巴系统扩散、血行感染等途径侵及而引起寒性脓肿及胸壁窦道，可采取手术方式清除病灶。

二、发病机制

由肺、胸膜的原发病灶侵入胸壁组织，可有以下三种途径。

1. 结核菌由肺或胸膜的原发病灶经淋巴侵入胸壁组织，此为最常见的感染途径。早期结核病变仅局限于胸壁淋巴结，以及附近的软组织。随着病变的进展，肋骨、胸骨及肋软骨有可能先后亦受到损害。

2. 肺或纵隔的结核病灶穿破胸膜后，直接侵入胸壁各组织，包括胸壁软组织、骨和软骨等。此种病变组织常常和肺、胸膜的原发结核灶相互串联。

3. 结核菌经血液循环侵入胸壁组织，病原菌破坏肋骨或胸骨，引起结核性骨髓炎。病变进展时可穿破骨质及骨膜，侵入胸壁软组织。不论由哪一种途径侵入胸壁，由于病变扩大，胸壁组织都会受到破坏。

三、病理生理

淋巴结受结核菌感染后发生组织坏死、液化，形成无痛性，无红、肿、热表现的冷脓肿，脓肿可穿透肋间肌突出于前胸壁，也可因肋骨胸骨感染而引起骨质破坏，脓肿穿破皮肤形成窦道而经久不愈。然而胸壁病变的程度并非与肺、胸膜病变的轻重成正比，临床上看到在出现胸壁脓肿时，其原发病灶，可能静止或愈合。

四、手术适应证

经保守疗法不能治愈或脓肿较大的患者。

五、护理评估

（一）健康史

了解患者既往有无结核病史、是否接受过正规治疗；近期周围有无结核患者及是否有密切接触史。

（二）身体状况

全身症状表现不明显，可有一般性结核感染的消瘦、乏力、盗汗和低热等症状。局部体征按病变情况呈现不同的临床表现和体征。发病初期表现为无痛性冷脓肿，按压时有波动感，但脓肿表面无发红、发热和压痛，脓肿与表面皮肤不相连。当脓肿日益增大时，脓肿表面皮肤变薄，张力增大。合并化脓性细菌侵入导致继发性化脓性感染，此时脓肿表面皮肤出现发红、发热、肿胀和压痛，甚至伴有全身急性炎症反应。最后脓肿自行溃破或经切开引流排脓。脓液呈乳白色豆渣样。形成窦道后可经久不愈或时愈时发。脓肿邻近肋骨或胸骨因受脓肿压迫或侵蚀，使骨质破坏呈不规则缺损。

（三）辅助检查

1. X线检查对胸壁结核的诊断很有帮助，有可能显示肺或胸膜的结核病变、肋骨或胸骨的破坏，胸壁软组织阴影。但肋软骨病变常常不能在X线片上显示。

2. 最可靠的诊断方法是从穿刺脓液中找到结核杆菌，或取窦道处肉芽组织病理活检确定诊断。

3. 碘油窦道造影可了解窦道深度、方向和范围，有助于手术方法的选择。

（四）心理－社会状况

应了解患者对所患疾病的认识、顾虑及所造成的心理反应。多数患者患病期间十分关注亲友、同事对其的态度，对人际交往紧张、恐惧，常采取回避态度。了解患者对住院及隔离的认识。询问疾病对工作、学习、事业、经济、恋爱、婚姻、家庭等造成影响及程度。一般患者为病后的家庭、社会、工作和学习能力等问题担忧。观察有无不良的心理反应，如恐惧、焦虑、食欲不振、睡眠障碍等。

六、常见护理诊断/问题

（一）术前可能存在的护理诊断及医护合作性问题

1. 焦虑　与结核病传染性、疗程长、治疗费用较大等有关。

2. 缺乏结核病的预防和治疗知识

3. 社交孤立　与患病有关。

4. 有皮肤完整性受损的危险　与胸壁结核外穿有关。

（二）术后可能存在的护理诊断及医护合作性问题

1. 有窒息的危险　与全麻后呼吸道分泌物增多有关。

2. 出血　与手术创伤有关。

3. 低效性呼吸形态　与伤口疼痛有关。

4. 舒适的改变　与术后伤口疼痛有关。

5. 部分生活自理能力缺陷　与术后输液、置管有关。

6. 有感染的危险　与胸壁结核有关。

七、计划与实施

（一）一般护理

同第一节一般护理。

（二）心理护理

1. 紧张焦虑 是手术前患者普遍存在的问题，这就要求护理人员耐心细致地为患者及家属讲解手术治疗过程，通过图片、文字等资料，使他们了解疾病相关知识，以达到对手术及预后初步的了解，并且在自己的职业范围内回答他们提出的问题，尽可能地减轻患者紧张的情绪。

2. 做好术前健康知识指导

（1）胸壁结核患者术前术后都要服用抗结核药物化疗，讲清结核化疗的重要意义，使患者主动接受治疗和护理。

（2）胸壁结核病灶清除术后，避免残腔形成导致疾病复发，胸带加压包扎两周以上，讲清加压包扎的重要意义，避免术后患者因不舒适自行放松胸带，而影响疾病的康复。术中切除病变侵蚀的肋骨，术后会引起疼痛，所以术前要教会患者腹式呼吸，以减轻术后因疼痛而不敢呼吸引发的呼吸困难。

（三）治疗护理

1. 手术治疗前护理

（1）协助患者做好各项检查，详细了解患者肺或胸膜结核情况，确定是否处于结核活动期。

（2）手术区皮肤准备 脓肿较大且张力高的患者术前防止脓肿破溃，备皮时动作轻柔，避免碰破。有伤口者备皮时伤口换药一次，术晨皮肤消毒后再行伤口换药。

（3）消化系统准备 胸壁结核病灶清除术一般采用全身麻醉，少数较小病灶的给予局部麻醉（局麻）＋静脉给药强化，术前 12 小时给予禁食，术前 6 小时禁水。

（4）嘱患者术前着柔软、棉质宽松的衣服，保持床单清洁、无渣屑，以防脓肿破溃。

2. 手术治疗后护理

（1）按照不同麻醉方式进行术后护理，使患者顺利度过危险期。

1）全麻患者术后严密进行心电监测、经皮血氧饱和度监测。密切观察生命体征，每 15 分钟测血压、脉搏、呼吸各 1 次。麻醉完全清醒后可改为每 1 小时测量 1 次；随着病情平稳，测量间隔时间可相对延长，准确做好记录，24 小时后可下床活动。

2）局麻＋强化患者回病房后，即刻测量生命特征，严密观察病情变化。患者完全清醒后，每小时监测生命特征一次，病情平稳 6 小时后下床活动。

（2）伤口护理 胸壁结核病灶清除术后伤口护理至关重要，是避免疾病复发的重要环节。

1）早期伤口护理（术后 1～4 天）：胸壁结核病灶清除术后伤口常规放置引流

管，接负压引流袋。认真观察引流情况，详细记录引流液的颜色、性质及量。因胸壁结核为感染性伤口，虽然手术时已清除干净所有的结核病灶，但是如果引流不通畅，就会在伤口内形成新的感染源，造成复发。如当日引流量少于20ml时，可考虑拔除引流管，密切观察渗出情况，及时更换敷料，保证创面干燥，避免感染。

2）中期伤口护理：病灶引流管拔除后，伤口用棉垫加压包扎两周，避免残腔形成而引起复发。加压包扎时，为了防止腋窝皮肤勒伤，可在腋窝处垫上棉垫再包扎，每天检查胸带的松紧度。伤口保持干燥，有渗出及时换药，同时密切观察创面情况，倾听患者主诉。因胸壁结核病灶清除术为感染性伤口，拆线时间适当延长，一般为8~10天。

3）Ⅱ期愈合伤口护理：对于未能Ⅰ期愈合的伤口，行开放换药。小而深的伤口，先用刮匙刮除坏死肉芽组织，再用异烟肼、链霉素或卡那霉素纱条填塞湿敷，每日换药。创面大且分泌物多的伤口，采取切除坏死组织，露出新鲜肉芽组织，再用异烟肼、链霉素或卡那霉素纱条湿敷隔日换药的方法。换药时间视伤口情况而定，一般1个月左右。

4）胸壁结核病变侵蚀肋骨并行部分肋骨切除患者，术后疼痛明显。护士耐心细致地做好解释，患者咳痰时给予协助，运用护理措施尽量减轻患者疼痛。并通过口服、肌注镇痛剂等方法，给予镇痛。

（四）健康指导

加强健康指导，使患者主动配合治疗和护理，促进疾病早日康复。

1. 全程化疗 胸壁结核患者的化疗，可采用3药或4药强化治疗2个月，总疗程不少于6个月。同肺结核患者的化疗一样，胸壁结核患者的化疗同样遵循早期、联用、适量、规律、全程的化疗总原则。告之患者每月复查肝功能，必要时加用保肝药物，以确保结核化疗的顺利进行。胸壁结核虽然不是致命疾病，如果不给予重视，不遵医嘱治疗，会造成迁延不愈、反复发作，造成生理、心理痛苦，增加患者经济负担。加强结核病知识的教育，对减少胸壁结核的复发起到至关重要的作用。

2. 防止过度劳累 胸壁结核术后好转期过早从事繁重的工作或较激烈的运动，有可能导致疾病的复发，所以好转期患者应从事轻体力工作，做到劳逸结合。

3. 防感冒和各种感染 感冒或感染时，机体抵抗力低下，疾病容易复发。因此，患者应适当锻炼身体，注意个人卫生，气温变化时随时加减衣服。

4. 饮食疗法 饮食疗法是结核病治疗的重要部分，合理的饮食会使疾病向好的方面转归，胸壁结核同样遵循这一规律。嘱患者高蛋白、高维生素饮食。

5. 定期复查 胸壁结核容易复发，所以痊愈出院的患者分别于1个月、3个月、半年到医院复查，早期确诊疾病的转归。

八、护理评价

通过治疗与护理，患者是否达到以下标准。

1. 患者焦虑有所减轻，情绪保持稳定。

2. 患者知道治疗的重要性，配合治疗。

3. 病灶处皮肤未发生破溃。

4. 术后舒适状态有所改善，疼痛有所减轻，镇痛措施有效。

5. 患者呼吸功能得到改善。

6. 患者体温保持正常，无感染发生。

第四节　纵隔淋巴结结核外科治疗的护理

一、病因

纵隔淋巴结结核往往来源于肺部结核，是纵隔内多个淋巴结受结核菌感染的一种慢性病变。好发于后上纵隔淋巴结、气管旁、隆突下及支气管旁淋巴结，多继发于肺内病变，或为原发综合征的淋巴结结核病变。结核菌沿肺门淋巴结向上引流，致纵隔淋巴结结核，好发于儿童和青年。临床上经过化疗，往往肺部病灶已经吸收、消散或钙化，仅留有纵隔淋巴结肿大。

二、发病机制

发病者肺内形成原发灶，结核菌沿淋巴途径到达气管及支气管淋巴结，引起淋巴结肿大。由于儿童及青年人对结核菌敏感，故淋巴结肿大可十分明显。当患者对结核菌的变态反应强而机体免疫力低下时，肿大淋巴结可发生干酪坏死或压迫气管和支气管产生相应临床病征。

三、手术适应证

纵隔淋巴结结核手术治疗适应证：纵隔淋巴结结核一经确诊首先应采取有效的抗结核治疗。经规范的抗结核治疗病灶增大，或压迫呼吸道产生呼吸困难，或引起肺不张可考虑外科手术治疗。

1. 增殖性纵隔淋巴结结核压迫或侵及邻近气管、支气管引起中度呼吸困难，或其他器官症状严重者。

2. 脓肿穿透气管或支气管形成气管支气管淋巴结瘘，或破溃形成纵隔及其他部位脓肿。

3. 伴有肺不张、干酪性肺炎，经内科治疗无效者。

4. 淋巴结肿大、病灶内无钙化经过内科治疗效果不佳。

5. 病变淋巴结直径大于3cm，且已形成结核性脓肿者。

6. 与其他纵隔淋巴结疾患无法鉴别，不能做出明确诊断者。

四、常见术式

常见术式以开胸病灶清除术为主。

1. 单纯淋巴结摘除术。

2. 淋巴结摘除加肺叶切除术。

3. 淋巴结侵及气管和支气管，则行相应的成形和重建术。

五、护理评估

(一) 健康史

了解患者既往是否患有肺结核、是否规律治疗，有无结核病接触史。

(二) 身体状况

1. 症状

(1) 结核中毒症状 纵隔淋巴结结核同样具有全身结核中毒症状，如午后低热、乏力、盗汗、精神萎靡等。在急性起病时酷似流行性感冒，出现高热、头痛、发冷、全身酸痛、不适等症状，抗病毒治疗效果不佳，其病程发展往往无自限性。

(2) 压迫症状 气管及支气管旁淋巴结肿大压迫气管或主支气管引起呼吸困难；尤其儿童，患者表现为急性呼吸困难和发绀。如气管、支气管长期受压，气管黏膜充血水肿、管腔狭窄，严重时气管发生软化、缺血坏死形成气管、支气管淋巴瘘。瘘口较小产生刺激性咳嗽，咳出干酪坏死物。瘘口较大时大量干酪性物质破溃入气管和支气管而引起吸入性肺炎乃至窒息。食管旁淋巴结肿大压迫食管，可以引起吞咽困难，淋巴结脓肿压迫喉返神经，可造成声音嘶哑，压迫膈神经产生恶心、呃逆、消化不良；压迫纵隔内大血管表现上腔静脉综合征。

2. 体征 纵隔淋巴结结核病变范围较小时，局部多无明显体征，只有当肿大淋巴结或脓肿压迫邻近重要器官时产生相应症状。如三凹征、霍纳综合征、上腔静脉梗阻综合征等。病变向颈部蔓延出现颈淋巴结肿大，脓肿穿破纵隔胸膜形成脓胸，穿破胸壁形成窦道。

(三) 辅助检查

1. 常规检查 血常规、血型、出凝血时间、血生化及血沉，心电图、肺功能。了解患者的基本健康状况及心、肝、肾、肺等器官功能状态，有助于提高手术安全性。

2. 近期胸部 X 线正侧位片和胸部 CT 特别强调应有两周以内的影像学资料，以便清楚地确定病变的现状，帮助制定手术方案。影像学检查：肺门区呈圆形或卵圆形中密度阴影，有时外缘不规则或成分叶状向肺门突出，双纵隔阴影增宽增重。

3. 气管镜检查 术前需检查了解病变的位置。是否存在气管内膜结核，以决定手术切除范围。

4. 旧结核菌素试验 (OT) 72 小时硬结（儿童 ≥15mm×15mm 或成人 ≥20mm×20mm）强阳性者，儿童有诊断意义，成人有助于诊断。

六、常见护理诊断/问题

(一) 手术前护理诊断/问题

1. 焦虑 与患病有关。

2. 营养失调：低于机体需要量 与疾病压迫邻近器官影响进食有关。

3. 低效性呼吸型态 与疾病压迫肺脏影响呼吸有关。

4. 活动无耐力 与结核中毒症状有关。

（二）手术后护理诊断/问题

1. 疼痛 与手术切口有关。

2. 清理呼吸道无效 与痰液黏稠无力咳出有关。

3. 有体温改变的危险 与进行外科手术有关。

4. 潜在并发症 大出血、切口或纵隔感染、喉返神经损伤、气胸、食管穿孔、气管或支气管损伤等。

5. 知识缺乏 与缺乏疾病预后知识有关。

七、计划与实施

（一）一般护理

1. 按照整体护理的要求收集相关资料，进行护理评估，为制定护理措施提供依据。

2. 协助患者准确及时完善各项检查。尤其有较重的并发症或合并症者，如上腔静脉和气管受压、胸腔或心包积液、发热或贫血等，对手术或全麻的耐受性差，因此术前充分评价患者全身情况、心肺功能，尽可能处理并发症和合并症。缓解症状，对于提高手术及麻醉的安全性十分重要。

3. 做好疾病知识宣传。

4. 做好基础护理。

（二）心理护理

根据患者的特点进行心理护理。儿童的突出特点是年龄小，对疾病缺乏深刻认识，心理活动多随活动情境而迅速变化。患儿注意力转移较快，情感表露又比较直率、外露和单纯，依据其心理活动特点进行护理，引导他们适应新的环境，以最佳的心态接受手术治疗。青年正是人生朝气蓬勃的时期，对于自己患病这一事实会感到震惊，担心疾病延误学习和工作，对恋爱、婚姻、生活和前途有不利的影响。根据患者关心的问题，有针对性地进行宣教。认真做好解释工作，使患者树立信心和加强对手术的配合。

（三）治疗护理

1. 手术前护理

（1）全身状况准备 术前全面准确的病史采集以及详细的体格检查，在病史询问中，应特别了解患者既往有无纵隔炎、胸膜炎、纵隔或胸部外伤史、手术史，是否接触过化疗或胸部放疗。

（2）做好手术区皮肤准备 ①单纯淋巴结摘除术备皮范围上至颈部、下至脐部、左侧至左腋后线，右侧至右腋后线和双上臂1/3。②淋巴结摘除加肺叶切除术或气管和支气管成形和重建术者备皮范围同第一节手术前护理。

（3）消化道准备 按全麻术前准备。术前8～12小时禁食，术前4小时禁水，以防麻醉过程中呕吐引起窒息或吸入性肺炎。

2. 手术后护理

（1）同全麻术后护理常规。

（2）淋巴结摘除加肺叶切除术后护理。①胸腔引流管的护理同第一节手术后护理。②鼓励并协助患者咳嗽排痰，随时做肺部听诊，根据医嘱做好雾化吸入。③肺段切除术后患者咳血痰时间较长，更应鼓励咳嗽排痰。④鼓励患者早期下床活动及肢体功能锻炼，与患者一起制定活动计划。

（3）如果淋巴结侵及气管和支气管，则行相应的成形和重建术（详见第二节气管、支气管内膜结核外科护理手术后护理）。

（四）健康指导

同第一节健康教育。

八、护理评价

通过治疗与护理，患者是否达到以下标准。

1. 患者心理状态保持平稳。
2. 营养状况得到改善。
3. 患者换气功能有所改善。
4. 疼痛有所减轻。
5. 术后呼吸道保持通畅。
6. 术后体温保持正常。
7. 护士及时发现并处理术后并发症。
8. 掌握健康教育相关知识。

第五节　颈淋巴结结核外科治疗的护理

一、病因

颈淋巴结结核俗称瘰疬，是结核杆菌侵犯颈部淋巴结而引起的淋巴结肿大、化脓和破溃。全身淋巴结均可发生结核，但以颈部淋巴结结核最为常见，占淋巴系统疾病的 80%～90%，好发于青壮年和儿童，在肺外结核病例中居首位。

二、发病机制

1. 结核原发灶的一部分，口、咽、喉等部位结核原发灶结核杆菌沿淋巴管达颈淋巴结，多引起颈上淋巴结核。

2. 胸腔内结核病变，累及纵隔、气管淋巴结，向上蔓延至颈淋巴结，引起颈下淋巴结结核。

3. 肺部结核病变由血行播散至颈部，形成局限于淋巴结内的慢性粟粒性改变，是全身结核的局部表现。常为双侧淋巴结肿大，很少发生干酪样坏死，累及范围较广，但少有粘连成团、坏死、瘘管。

4. 既往被感染的小淋巴结结核病变，当新的非结核性感染或免疫功能低下时引起。

三、病理改变

颈淋巴结结核感染初期仅单纯淋巴结肿胀，质较硬，无痛，可移动。当淋巴结周围炎时，出现疼痛和压痛，移动性差，界限不清，炎症蔓延至多个淋巴结，往往融合连成较大的硬块，液化坏死形成冷脓肿，如破溃易形成瘘管或溃疡。淋巴结结核分为四型：干酪性结核、增殖性结核、混合性结核、无反应性结核。

四、手术适应证

1. 脓肿型 对结核性颈淋巴结脓肿不主张穿刺抽脓，最好是切开引流。

2. 溃疡瘘管型

五、手术方式

1. 淋巴结摘除术 结节型或炎症型颈淋巴结结核，局部在一个部位的单个或多个淋巴结，经规律化疗一年以上，不缩小，或反而增大。对多耐药、化疗效果差的非结核性淋巴结炎，应尽早行淋巴结摘除术。

2. 脓肿切开引流术 凡是淋巴结的干酪坏死液化，淋巴结由硬变软，且有波动感，或皮肤变红或暗紫色者，是脓肿破溃前的表现，应立即行脓肿切开引流术。否则自动破溃后，形成瘘管不易愈合。若已经破溃的早期脓肿，也应作切开引流手术。同时将脓肿腔内的干酪坏死物质刮净，放无菌纱布条或5%异烟肼纱布引流。

3. 瘘管切除术 脓肿穿破后或手术后的瘘管，经过全身用药和局部换药不愈合，或愈合后又复发的陈旧瘘管，应行瘘管切除术，将瘘管壁和肉芽组织、瘘管附近的淋巴结全部切除。

应当强调：手术疗法不论是淋巴结摘除术、脓肿切开引流术或瘘管切除术，保证手术成功的关键，一是手术前中后配合正规的化疗，二是手术时一定要将结核病变组织彻底清除干净，若有残留病变，虽有化疗保障，但也有少数病例手术后又复发。

六、护理评估

（一）健康史

了解患者既往是否患有肺结核、是否规律治疗；是否有结核病密切接触史。

（二）身体状况

1. 全身症状 一般可无任何症状。较重者可出现低热、盗汗、乏力、食欲不振等慢性结核中毒症状。

2. 局部表现 颈淋巴结结核以右侧和双颈上部多见，局部有肿胀感、疼痛和压痛等，按其病程发展分为四型。

（1）结节型 起病缓慢，一侧或双侧有1至数个淋巴结肿大，质变硬，散在而活动，无粘连，压痛或微痛。

（2）浸润型 有明显淋巴结周围炎，与周围组织有粘连，移动受限，自觉疼痛与压痛，可触及高度肿大的淋巴结。

（3）脓肿型　肿大淋巴结中心软化，形成脓肿。即使在化疗时亦有 20% 可发生脓肿。伴继发感染时，局部红、肿、热、痛明显。

（4）溃疡瘘管型　脓肿自破或切开引流，创口经久不愈，则形成瘘管或溃疡。

（三）辅助检查

1. 结核菌素试验　结核菌素试验呈强阳性，对诊断有重要意义。

2. X 线检查　如发现淋巴结钙化，肺部或其他部位的结核病变，则有助于诊断。

3. B 超检查　颈部淋巴结结核的 B 超特征为多发、增大、多个圆形或椭圆形淋巴结聚集成团。表现为低回声，后壁回声增强，轮廓清楚。干酪化时轮廓不清楚。冷脓肿则质地不均，呈现不均匀的低回声暗区。

4. CT 检查　表现为淋巴结肿大，密度较低（25～40Hu）。强化扫描时中央密度减低，边缘成密度增强的环行影（101～157Hu）。中央密度减低区提示为干酪样坏死，且减低程度与坏死液化程度成正相关，边缘密度增强为炎症充血的结果。上述 CT 结果为本病特征性改变。

5. 淋巴结穿刺检查　淋巴结穿刺内容物或冷脓肿穿刺脓汁，可作三方面的检查：涂片抗酸染色、培养查结核杆菌及涂片苏木精–伊红（HE）染色做细胞学检查；活体标本还可作切片组织学检查。常用的穿刺方法有：

（1）粗针穿刺以 12～16 号针头进行淋巴结穿刺活检或冷脓肿穿刺抽脓检查。

（2）细针穿刺活检以 23 号针头（外径 6～8mm）行淋巴结穿刺活检。此法由于针细，损伤小，吸出的细胞是存活的，制成涂片更有利于诊断。

6. 淋巴结摘除病理检查　特异性可达 90% 以上。

七、常见护理诊断/问题

（一）手术前护理诊断/问题

1. 焦虑　与担心疾病预后有关。

2. 自我形象紊乱　与颈淋巴结核破溃有关。

3. 知识缺乏　与缺乏结核病相关治疗、消毒隔离知识有关。

4. 有皮肤完整性受损的危险　与颈淋巴结核破溃有关。

（二）手术后护理诊断/问题

1. 疼痛　与手术切口有关。

2. 潜在并发症　出血。

八、计划与实施

（一）一般护理

1. 详细收集相关资料，进行护理评估，为制定护理措施提供依据。

2. 协助患者完善各项检查。

（二）心理护理

针对不同年龄段给予不同心理护理，增强战胜疾病的信心，以缩短病程早日康复。

1. 青年人 存在怕疼、不愿耽误学业的心理，特别是未婚女性，不愿接受手术，怕手术瘢痕影响美观。这就需要医务人员讲明，颈淋巴结核脓肿型和破溃型，单纯药物治疗不能治愈，时间越长，病情越严重，创面扩大，瘢痕就越大。使患者对疾病有明确的认识，主动配合治疗和护理。

2. 成年人 成年人肩负着家庭、社会的双重责任，繁重的工作使得他们对自身健康不够重视，所以，对这个年龄段的患者加强健康知识的教育，使他们清楚地了解颈淋巴结核如不彻底治愈，将会给本人及家庭带来很大的痛苦。

（三）治疗护理

1. 手术前护理

（1）皮肤准备　脓肿型颈淋巴结核患者术前备皮时动作轻柔，避免碰破。溃疡瘘管型备皮时行伤口换药一次，术晨皮肤消毒后再行伤口换药。

（2）颈淋巴结核病灶清除术　一般采用局麻＋静脉强化，少数病例如儿童、精神过度紧张的患者采用全麻，术前 8～12 小时给予禁食，术前 4 小时给予禁水，术晨行无菌导尿并保留尿管。

2. 手术后护理

（1）按照不同麻醉方式进行术后护理，使患者顺利度过危险期。①全麻患者按全麻术后护理常规（详见第一节部分）。②局麻＋强化患者回病房后，即刻测量生命特征，严密观察病情变化。患者完全清醒后，每小时观察生命特征一次，6 小时后可下床活动。

（2）伤口护理　①术后 1～3 天颈淋巴结核病灶清除术后伤口常规放置橡皮引流条，并用冰袋或盐袋加压，主要作用是起到局部止血，减少渗出。引流条一般于术后 24～48 小时拔除。②观察伤口愈合情况伤口保持干燥，有渗出及时换药。因颈淋巴结核病灶清除术为感染性伤口、局部营养差，拆线时间适当延长，一般为 8～10 天。如果分泌物渗出多，需开放伤口，定时换药，以防病灶向伤口里面延伸。③Ⅱ期愈合伤口手术后未能Ⅰ期愈合的伤口，治疗方法同第二节治疗护理。

（四）健康指导

1. 教育患者必须坚持全程化疗，加强结核病知识的健康教育。颈淋巴结核的化疗除围术期外，多需门诊治疗。一般采用 9 个月的方案，如 2RHZ/7RH，告之患者每月复查肝功能。

2. 防止过度劳累，做到劳逸结合。

3. 合理的饮食使颈淋巴结核病情向好的方面转归。嘱患者多食瘦肉、豆类制品，多喝牛奶、豆浆等高蛋白质食物及富含维生素的新鲜蔬菜水果。

4. 定期复查颈淋巴结核有容易复发的特点，所以痊愈患者分别于 1 个月、3 个月、半年复查。

九、护理评价

通过治疗与护理，是否达到以下标准。

1. 患者能接受形象改变。

2. 患者了解疾病的相关知识，掌握用药原则、了解药物不良反应。

3. 术后伤口疼痛减轻或缓解。

4. 护士观察术后无出血发生。

5. 患者了解术后康复知识。

第六节　难治性肺结核外科治疗围术期护理

一、概述

　　肺结核的外科治疗已有 100 余年的历史，外科治疗经内科药物和其他方法治疗不能治愈的肺部结核病，通过手术使得相当一部分难治性肺结核和重症肺结核以及肺结核中产生严重并发症的患者获得痊愈。难治性肺结核目前尚无统一的定义与诊断。国外常见有：①排菌期超过 2 年的肺结核患者；②登记后经过 1 年（或 2 年）持续排菌的病例；③痰菌阳性持续 3 年以上者；④治疗失败的菌阳患者。国内专家对难治性肺结核亦有不同见解，一般是指经过经长期化疗甚至多次复治痰菌不能转阴，细菌对多种药物耐药，症状持续存在和胸部 X 线表现不断进展者。难治性肺结核的特征为痰菌长期持续或断续反复阳性，并对大部分抗结核药物耐药；X 线胸片示两侧广泛性纤维干酪及增殖性病变，伴有厚壁空洞，病变常不可逆，或伴有两侧严重或中度代偿性肺气肿，甚至导致肺心病；症状发作频繁。另外，临床上并存各种难以控制的疾病，如已有各种并发症的糖尿病，血 $CD4^+T$ 细胞数 $< 200 \times 10^6 /$ L 伴有各种条件致病菌感染的艾滋病，以及严重肝病或对多种抗结核药物有过敏反应难以接受有效化学治疗这也属难治之列。难治性肺结核的治疗是目前控制结核病疫情的重点、难点之一。

二、护理评估

　　胸部手术创伤巨大，难治性肺结核患者的病程长，体质欠佳，手术前对患者进行全方位评估，包括心理、全身情况、营养状况、呼吸功能、循环功能、其他脏器功能的评估。在评估过程中要特别注意结核患者经常存在的营养不良、贫血、低氧血症等。如存在这些情况要及时了解其诱因和严重程度，采取相应的护理措施，增加脏器功能和患者对麻醉及手术的耐受性，预防术后并发症的发生，促进患者康复。

（一）手术前

1. 一般资料。

2. 既往史及健康状况。

3. 患者心理状况。

4. 询问亲属对手术的看法是否支持、关心程度及经济承受能力。

5. 患者对手术的耐受性、实验室检查结果及重要脏器功能。

（二）手术后

1. 麻醉恢复情况。

2. 身体重要脏器的功能。

3. 伤口及引流物情况。

4. 情绪反应。

三、常见护理诊断/问题

1. **焦虑/恐惧**　与术中放置引流管、术后身体不适有关。

2. **自我形象紊乱**　与手术有关。

3. **营养失调：低于机体需要量**　与术后禁食、呕吐有关。

4. **躯体移动障碍**　与伤口疼痛、管道约束有关。

5. **生活自理能力缺陷**　与术后疼痛、虚弱、活动受限有关。

6. **活动无耐力**　与手术创伤、机体负氮平衡有关。

7. **腹胀、便秘**　与术中操作、术后活动减少有关。

8. **尿潴留**　与麻醉、排尿习惯改变，手术后伤口疼痛有关。

9. **有感染的危险**　与手术有关。

10. **清理呼吸道无效**　与麻醉和疼痛有关。

11. **低效型呼吸形态**　与疼痛、敷料包扎过紧有关。

12. **疼痛**　与手术创伤有关。

13. **知识缺乏**　与缺乏术后康复知识有关。

14. **潜在并发症**　出血、感染等。

四、计划与实施

（一）心理护理

难治性结核病患者病程长、病情重，思想负担大，常出现孤独、寂寞、疑虑、恐惧、悲观、绝望等心理，增加手术治疗的难度。据报道 5 年以上久治不愈肺结核患者，普遍带有抑郁情绪，符合世界卫生组织（WHO）的抑郁症定义，其不利的精神因素影响，潜在地增加了患者治愈的难度。耐心细致地作好说服教育工作，在生活上给予关心照顾，使其树立战胜疾病的信心，讲解情绪与疾病痊愈的关系，使患者真正懂得与医护配合就有治愈的希望。帮助患者正确认识疾病、对待疾病，解除悲观绝望的心理，增加自信心，保持自尊、自强心理。同时家庭、社会的态度也影响患者的心理。患者通过护士心理疏导、家庭及社会支持系统的共同参与，患者从顾虑、拒绝手术转变配合术前各项检查，欣然接受手术治疗。

（二）呼吸道准备及呼吸功能训练

难治性肺结核患者，肺通气/血流比例失调和弥散障碍而引起换气功能降低。特别是吸烟患者，在开胸术后易导致缺氧、呼吸衰竭，故特别要加强呼吸道管理，它直接关系到患者的生命安全和转归。术前常规进行戒烟、静脉输入广谱抗生素、应用支气管平滑肌舒张剂及气道内雾化吸入剂，训练深呼吸、咳嗽动作等，从而达到维持呼吸道通畅，保持足够的通气和充分的气体交换，这也是重要脏器功能保障和救治能否取得顺利转归的重要环节。结核性毁损肺患者由于手术创伤大、术后早期疼痛明显会使胸式呼吸受到影响，胸式呼吸不能有效增加通气量。术前指导练习深而慢的腹式呼吸，增加膈肌的活动范围，促进肺扩张，增加肺通气量。低肺功能患者鼓励和指导吹气球、腹式深呼吸锻炼及使用呼吸功能锻炼器。

（三）营养指导

结核患者由于处于高代谢状态，对能量和蛋白质的需求量大，出现营养不良或营养缺乏。营养状态是影响重症患者病程进展的重要因素之一，营养不良时，机体防御机制受损，包括肺泡表面活性物质减少、中性粒细胞的杀菌能力减弱、纤维介素缺乏、免疫球蛋白及补体缺减少，临床上已有大量证据显示营养不良可增加感染，延长住院时间和增加死亡率。术前纠正贫血，补充蛋白质、碳水化合物、脂肪及维生素，以保证患者有足够的体力接受手术。同时对患者进行营养状况评价，与营养师共同制定个体化饮食方案，监督指导患者完成以满足机体营养需求，并储存能量，达到耐受手术的目的。

（四）术后护理

严密监测生命体征及血氧饱和度监测（SPO_2）。每15分钟测血压、脉搏、呼吸；全麻清醒后可改为每30分钟测量1次；病情平稳，1～2小时测量1次。Shields等发现，非心脏性胸部手术后心律失常的发生率平均为20%，在全肺切除术后的发生率亦高，心律失常出现的时间在术后第2～6天者占87%，术后严密观察和记录心率、心律的变化，及时发现后给予对症处理。因手术切口与剥离处组织损伤以及出血与渗出物的再吸收，患者可出现低热，每4小时测量体温一次，观察有无发热及发热持续的时间。

（五）并发症的护理

1. 术后支气管胸膜瘘　支气管胸膜瘘是肺结核行肺切除术后最严重的并发症，其发生率各家报道不一，其形成原因多由于结核病患者全身营养条件差，有贫血、低蛋白血症，或肺结核患者手术前痰菌阳性，以及术后残端瘘或肺断面感染所致。严密观察患者的生命体征，注意体温、脉搏、呼吸有无异常，支气管胸膜瘘多在术后7～10天出现症状，如高热、呼吸急促等观察咳嗽及痰液的颜色、性质、量有无异常，当患者随体位改变有刺激性咳嗽，痰液为铁锈色或褐色，量多，胸腔引流管有无气体溢出及气体的量，同时观察引流液的量及性质，出现异常情况及时通知医生，将患者置于患侧卧位或半卧位，防止漏出液流向健侧，避免支气管残端被浸泡于胸腔积液中，拔除引流管的患者，重新行胸腔闭式引流术。

2. 术后并发脓胸　术后并发脓胸的主要原因是手术中病灶的破溃并且结核菌污染了胸膜腔，还有一部分患者原来病灶合并结核性脓胸，手术清除又不彻底，术后脓胸复发。术后保障胸腔引流彻底，避免上行感染以及凝固血块的形成，保持管口敷料干燥，使周围皮肤不被脓液浸泡腐蚀，遵医嘱及时给予抗生素治疗。

（六）出院指导

结核病患者术后仍需化疗6～9个月，出院后家庭成员的督导服药及护理极为重要，部分患者常常因药物的不良反应、经济原因以及其他错误信息而停药。针对患者及家属讲解治疗和康复保健知识，出院后的治疗和护理措施，使治疗和心理护理不间断，帮助患者完全恢复健康。指导患者出院后规律用药，全程化疗，定期复查。加强营养，给予高蛋白、高热量、富含维生素易消化的饮食。预防感冒和感染及各种并发症的发生。适当运动可以增加心肺功能，减轻心脏负担，提高患者的抵抗力。根据病情选择适当的运动方式，运动方式主要有散步、做广播体操、慢跑、打太极拳等。运动遵循循序渐进、量力而行的原则，注意运动中和运动后的感觉，出现胸闷、呼吸困难等症状立即停止运动。

五、护理评价

通过治疗与护理，是否达到以下标准。

1. 患者术前能够掌握正确的呼吸功能锻炼。
2. 术后患者能够有效咳嗽咳痰预防肺不张，肢体功能得到有效锻炼。
3. 术后患者疼痛消除或缓解。
4. 术后患者营养得到改善，维持体重正常范围。
5. 有良好的心理状态，正确面对疾病，合理休息科学饮食。

（赵秋月　刘素芳　王秀军　原　红）

参考文献

1. 严碧涯，端木宏谨. 结核病学. 北京：北京出版社，2003.
2. 马玙，朱莉贞，潘毓萱. 结核病. 北京：人民卫生出版社，2006.
3. 周琨，王丽娟，赵秋月. 1例气管结核超长切除术患者的围术期护理. 中华护理杂志，2004，39（6）：459.
4. 谢会安，杨国太，肖成志，等. 现代结核病学. 北京：人民卫生出版社，2000.
5. 张敦熔. 现代结核病学. 北京：人民军医出版社，2000.
6. 蒋颖，葛新华. 慢阻肺伴呼吸衰竭患者雾化吸入的选择及护理. 实用护理杂志，2004，20（6）：14.
7. 周崑，陈文直. 雾化吸入治疗肺转移瘤的现状. 中华结核和呼吸杂志，2004，27（6）：427.
8. 王建荣，谷岩梅，马燕兰. 雾化吸入复方丹参注射液对肺切除患者术后痰流变学性质的影响. 中草药，2004，35（12）：1390－1392.
9. 刘传玉. 结核病现代防治. 郑州：河南科学出版社，2002.
10. 端木宏谨. 结核病诊断治疗新进展. 北京：中华医学电子音像出版社，2006.
11. 李亮，李琦，许绍发，等. 结核病治疗学. 北京：人民卫生出版社，2013.
12. 王丽娟. 实用结核病护理学. 北京：科学出版社，2009.
13. 綦大成，孟桂云. 结核病感染与护理. 北京：人民军医出版社，2013.
14. 黎介寿. 肠内营养—外科临床营养支持的首选途径. 中国实用外科杂志，2003，23（2）：67.

第七章 儿童结核病患者的护理

第一节 概　述

小儿结核病（tuberculosis in children）是由结核杆菌引起的一种慢性、传染性疾病，全身各器官均可受累，小儿以原发型肺结核最为常见。严重者可经血行播散引起粟粒型结核和结核性脑膜炎。随着人类科学、文化的发展，卡介苗接种的推广，以及抗结核药物的完善，小儿结核病的发病率、死亡率已经明显下降，治愈率明显增加。近十多年来，由于耐药结核菌株的增加以及艾滋病的蔓延，结核病的发病率又有所上升。

小儿初次感染结核菌后是否发病，主要与机体的免疫力、细菌的毒力和数量有关。小儿是结核病的主要易感者，主要传染源是排菌的成年结核患者。因此，防止结核病患者接触小儿对结核病的防治有着重要的意义。小儿结核病的传染途径主要为呼吸道传染。另外还有消化道传染，但较少见，大多数是由于饮用没有经过消毒的污染牛型结核杆菌的牛奶或污染人型结核杆菌的其他食物而发病，多产生咽部或肠道原发病灶。小儿时期初染结核病易形成血型播散和结核性脑膜炎，病死率高。因此，小儿原发性肺结核应做到早期发现和早期治疗，对进一步降低结核病的死亡率有重要意义。因此，要控制和消灭结核病，必须十分重视小儿结核病的防治。由于小儿对结核杆菌的易感性，为提高机体对结核杆菌的特异性免疫力，较为有效的措施是预防接种卡介苗。

一、护理评估

（一）临床症状评估与观察

1. 询问患儿病史及起病原因　应详细询问有无结核病接触史，注意小儿是否接种过卡介苗及有无结核中毒症状。

2. 评估症状、体征　小儿结核病全身症状较局部症状明显，如患肺结核时，全身症状突出，但呼吸道症状轻微。临床应注意评估患儿是否有以下情况。

（1）浅表淋巴结无痛性肿大并伴有粘连，尤其在颈部。

（2）持续 2 周以上的发热，用其他原因不能解释。

（3）超过 1 周以上的头痛、呕吐。

（4）急性传染病后，不能很快痊愈，或发热持续不退。

（5）皮肤慢性溃疡久治不愈。

（6）不明原因的反复腹痛、消化不良。

3. 评估心理、社会状况　了解患儿的生活习惯、居住环境，评估患儿家长对结核病的病因、检查、治疗、预后及护理的认知程度。

（二）辅助检查评估

1. 结核杆菌检查 从痰液、胃液（婴幼儿不会吐痰，一般在清晨抽取胃液）、脑脊液及浆膜腔液中找到是重要的确诊手段。采用厚涂片法或荧光染色法阳性率较高。也可做培养以鉴别结核分枝杆菌与非结核性杆菌。

2. 血沉（ESR）检查 结核活动期血沉可增快，但经过抗结核治疗后血沉下降，故通过血沉可免疫学判断结核病灶的活动性及治疗效果。

3. 诊断及生物基因学诊断

（1）酶联免疫吸附试验（ELISA） 用于检测结核病患者血清、浆膜腔液、脑脊液等抗结核杆菌抗体，可作为结核病辅助诊断指标之一。

（2）酶联免疫电泳技术（ELIEP） 是对各种结核性疾病较为可靠的血清学诊断方法。

（3）DNA 探针 能快速检测结核分枝杆菌。

（4）聚合酶链反应（PCR）

（5）线条 DNA 探针杂交试验 用于诊断耐药结核病。

4. 影像学检查 由于 95% 以上的人感染途径是呼吸道，所以胸片检查十分重要。X 线胸片对结核病的诊断，确定病灶的部位、性质、范围、发展和决定治疗方案等具有重要意义，亦可观察治疗效果，必要时进行 CT 检查。

5. 其他 纤维支气管镜检查有助于支气管内膜结核及支气管淋巴结核的诊断；周围淋巴穿刺液涂片检查，可发现特异性结核改变（结核结节或干酪坏死）；肺穿刺活检或胸腔镜肺活检，对特殊疑难病例确诊有帮助；眼底镜检查；超声检查等。

二、常见护理诊断/问题

1. 营养失调：低于机体需要量 与食欲下降、疾病消耗过多有关。

2. 活动无耐力 与结核分枝杆菌感染有关。

3. 知识缺乏 与家长缺乏结核病相关治疗及护理知识有关。

三、计划与实施

（一）休息

病室应空气流通，阳光充足。除严重的结核病者应绝对卧床，一般患者不过分强调卧床，可作适当活动，以改善体质、增强机体的防御能力，促进结核病的痊愈。

（二）饮食护理

因结核病是一种慢性消耗性疾病，故加强饮食护理尤为重要。饮食上需采取良好的均衡营养，应给予高蛋白、高维生素、高热量易消化的食物，尤其要注意维生素 A 及维生素 C 的补充，以增强患儿的机体抵抗力，促进机体的修复能力，使病灶愈合。指导患儿家长注意食品的种类及食物的制作，以增进食欲。

（三）生活护理

帮助患儿建立合理的生活制度，保证患儿有足够的睡眠并适当进行户外活动，避免劳累，发热患儿有中毒症状的应卧床休息。室内空气应新鲜，每日定时通风。因患儿出汗较多，应做好皮肤护理。避免继续与开放性肺结核患者接触，以免重复感染，导致结核病情进一步恶化。

（四）病情观察

1. 体温　结核病患儿午后多有低热，因此需注意体温规律。

2. 咳嗽、呼吸状态　有否咯血、腹痛、血尿、头痛、呕吐及情绪变化。

3. 观察　精神、食欲是否好转，体重增减情况，注意观察精神症状，如嗜睡、便秘、易激惹，早期发现结核性脑膜炎症状，以利早期诊断、早期治疗。

4. 治疗护理

（1）口服异烟肼不良反应较少，且轻，大剂量时可出现精神兴奋及异常，血清转氨酶水平升高，故肝功能不良者慎用。

（2）链霉素对听神经有损害，可引起耳聋、耳鸣、眩晕，故患儿用药期间应仔细观察，发现上述现象应立即停药。

（3）口服利福平时，患儿的尿液、眼泪及汗液均呈粉红色。对氨基水杨酸妨碍利福平从胃肠道吸收。因此两种药物不能同时服用。利福平副作用可使肝功能损害、转氨酶水平升高。

（4）乙胺丁醇主要不良反应为球后视神经炎，表现为视力减退和视野缺损，停药后可恢复。

5. 健康教育

（1）结核病治疗用药时间长，小患儿往往会出现惧怕打针、吃药，年长儿会担心学业受到影响等问题。家长则会担心疾病会威胁患儿生命等。护士应注意与患儿家长的沟通，评估患儿及家长的心理状态和对疾病的了解程度，讲解相关知识，使其消除顾虑树立战胜疾病的信心。

（2）对活动性肺结核的患儿应认真执行呼吸道隔离措施。

（3）让家长了解如何预防结核病及怎样做好消毒隔离；了解结核病复发的表现及症状。

（4）指导患儿定期复诊，注意休息，按时服药及日常生活中应注意的问题。

四、护理评价

通过积极的治疗护理，观察患儿是否达到以下标准。

1. 患儿的食欲及营养状况逐步改善，体重增加。

2. 患儿能适当地活动，活动耐力逐步提高。

3. 患儿及家长能了解疾病的相关知识，坚持治疗。

4. 家长掌握了消毒隔离基本方法。

第二节　儿童原发型肺结核的护理

一、概述

原发型肺结核（primary pulmonary tuberculosis）为结核杆菌初次侵入肺部后发生的原发感染，是小儿肺结核的主要类型。大多呈良性经过，但也可进展而导致干酪性肺炎、结核性胸膜炎等，或恶化血行播散而导致急性粟粒型肺结核或结核性脑膜炎。原发型肺结核包括原发综合征（primary complex）与支气管淋巴结结核（tuberculosis of tracheobronchial lymph nodes）。原发性肺结核症状的轻重差别很大，轻症可以没有症状，在胸部体检时被发现。稍重者可有轻度的结核中毒症状，如低热、盗汗、消瘦、疲乏等。重者呈急性发病，有高热、咳嗽似流感、肺炎，或出现皮肤黏膜过敏表现。轻症患儿易被家长忽略不能坚持治疗，重症患儿家长又易过度紧张。护士应详细向家长介绍，本病的治疗应坚持早期、联合、规律、适量、全程五大用药原则的重要性。有关药物的名称、剂量、用法、不良反应等在护理过程中也应不断向家长介绍，取得家长的配合。

二、护理评估

（一）临床症状评估与观察

1. 询问患儿病史及病因　应详细询问患儿家中有无结核患者或经常接触的人中是否有结核患者。注意询问小儿是否接触过卡介苗，也可检查患儿上臂有无接种过卡介苗的痕迹。患儿近期有无患过其他急性传染病，如麻疹、百日咳等，以及本次发病的情况和治疗情况。

2. 评估患儿身体状况　婴幼儿及症状较重者可急性起病，可表现为高热，39～40℃。但一般情况尚好，与发热不相称，2～3周转为低热，并伴有结核中毒症状。年长儿可不出现任何症状，仅于X线检查时被发现。较重者以结核中毒症状为主，表现为长期不规则低热、消瘦、盗汗、食欲不振、疲乏等。肺部体征不明显，与肺内病变不一致。可见周围淋巴结有不同程度肿大。部分患儿可有疱疹性结膜炎、皮肤结节性红斑或多发性、一过性关节炎等结核变态反应表现。

3. 评估患儿的咳嗽及呼吸情况　患儿干咳和轻度呼吸困难最常见，若有淋巴结高度肿大，可产生压迫症状，出现类似百日咳样痉挛性咳嗽、喘鸣或声音嘶哑，压迫静脉可致胸部一侧或双侧静脉怒张。

（二）辅助检查评估

1. X线检查　是诊断小儿肺结核的重要方法，要同时做正侧位胸片检查，对发现肿大淋巴结或靠近肺门部位的原发病灶，侧位片有不可忽视的作用。原发综合征的X线胸片呈典型哑铃"双极影"。由于肺内原发灶小或被纵隔掩盖，X线无法查出，或原发灶已吸收，仅遗留局部肿大淋巴结，所以临床诊断支气管淋巴结结核多见。X线表现为肺门淋巴结肿大，边缘模糊称炎症型，边缘清晰称结节型。

2. 结核菌素试验　为简便实用的诊断方法，结核菌素试验呈阳性或有阴性转为阳性者应做进一步检查。

三、常见护理诊断/问题

1. 营养失调：低于机体需要量　与食欲差、疾病消耗增多有关。

2. 疲乏　与结核分枝杆菌感染有关。

3. 知识缺乏　缺乏本病的相关治疗、护理知识。

4. 焦虑　与需长期治疗隔离有关。

5. 有传播感染的可能　与呼吸道排出病原体有关。

四、计划与实施

（一）饮食护理

1. 因结核病是一种慢性消耗性疾病，因此加强饮食护理尤为重要。

2. 应给予高热量、高蛋白、高维生素、富含钙质的食物，以增强抵抗力，促进机体修复能力和病灶愈合。同时注意食物的制作方法，以增进食欲。

（二）生活护理

1. 保持室内空气新鲜、阳光充足和适宜的温湿度。

2. 建立合理的生活制度，有发热和中毒症状的小儿应注意休息，保证足够睡眠的同时可进行适当的户外活动。

3. 因患儿盗汗，需及时更换衣物并做好皮肤护理。小儿呼吸道抵抗力差，要防止受凉引起上呼吸道感染。避免继续与开放性结核患者接触，以免重复感染。

4. 积极防治各种急性传染病，防止结核病进一步恶化。

（三）预防感染的传播

1. 原发型肺结核的患儿多数在家治疗护理，对活动性原发型肺结核患儿应采取呼吸道隔离措施。

2. 对小儿原发型肺结核应做到早诊断、早治疗、合理化疗。遵医嘱积极抗结核治疗，并在化疗期间密切观察药物的不良反应。

（四）心理护理

结核病病程长，治疗用药时间长，患儿常常对服药、打针产生恐惧，担心受到同龄小朋友的冷遇；年长儿常担心治疗而学习受到影响；患儿家长担心疾病会威胁小儿的生命和家庭经济的承受能力等。护士应该多与患儿家长沟通，了解他们的心理状态，介绍疾病及用药情况，使他们消除顾虑，树立战胜疾病的信心。

（五）健康教育

1. 向家长讲解疾病的病因、临床表现及检查目的、意义；介绍结核病的常用治疗方法和持续用药时间。

2. 认真执行对活动性原发型肺结核患儿的呼吸道隔离措施。

3. 指导家长做好患儿的日常生活护理和饮食护理。

4. 给家长讲解早治疗和全程正规化疗是治愈的关键，教会他们在化疗期间如何密切观察药物的不良反应。要求其一旦发生不良反应立即就诊。

5. 指导家长定期复查，以了解治疗效果和药物的使用情况，以便根据病情调整治疗方案。

五、护理评价

通过积极的治疗护理，观察患儿是否达到以下标准。

1. 患儿的不适症状得到缓解，体温正常。
2. 患儿及家长了解疾病的相关知识，了解患儿摄入营养的重要性。
3. 患儿及家长了解药物的作用和不良反应，并按疗程坚持服药。
4. 家长掌握消毒隔离有关措施。

第三节 儿童结核性脑膜炎的护理

一、概述

结核性脑膜炎（tuberculous meningitis）简称结脑，是由结核杆菌侵入脑膜而引起的炎症。属小儿结核病中最严重的类型，亦是小儿结核病死亡的主要原因，其死亡率及后遗症的发生率较高。本病常在结核原发感染后 6～12 个月内发生，多见于 3 岁以内的婴幼儿。各种急性传染病，如麻疹、百日咳等常可诱发本病。早期诊断、合理治疗是改善结核性脑膜炎预后的关键。小儿血脑屏障功能差，神经系统发育不成熟、免疫功能不完善，入侵结核菌易经血行播散，由肺或骨结核等播散而来，结脑为全身粟粒性结核的一部分。少数由靠近脑表面的结核瘤或微小结核结节直接蔓延而来，极少数亦可经脊柱、中耳或乳突结核病灶直接蔓延而来。结核菌使软脑膜呈弥漫性特异性改变，蛛网膜下隙大量炎性渗出物，尤以脑底部最为明显，易引起脑神经损害和脑脊液循环受阻。脑血管亦呈炎性改变，严重者致脑组织缺血、软化，出现瘫痪。

二、护理评估

（一）临床症状评估与观察

1. 询问患儿健康史 仔细询问患儿的预防接种史、结核病接触史、近期急性传染病史。是否曾经有结核病史、是否进行过治疗。有无早期性格改变及呕吐等。

2. 评估患儿身体状况 评估患儿生命体征、神志、囟门张力、有无脑膜刺激征及脑神经损害与瘫痪等。

（1）评估早期（前驱期）症状 前驱期 1～2 周。患儿性情改变，精神呆滞、双目凝视、喜哭、易怒、睡眠不安等，同时有低热、呕吐、便秘，年长儿可述头痛。婴幼儿表现为急性高热或者以惊厥为首发症状，容易误诊。

（2）评估中期症状（脑膜刺激征期） 脑膜刺激征期 1～2 周。因颅内高压出现剧烈头痛、喷射性呕吐、嗜睡或惊厥，体温进一步升高。脑膜刺激征是结脑最主要和常见的体征，表现为颈强直、凯尔尼格征、布鲁津斯基征阳性。此期还可有面神经、动眼神经、展神经瘫痪而出现眼球运动障碍及复视。部分患儿出现巴宾斯基征阳性、肢体瘫痪等脑炎体征。眼底检查可见视神经炎、视盘水肿、脉络膜粟粒状结核结节。

（3）评估晚期症状（昏迷期） 昏迷期1～3周。上述症状逐渐加重，意识由模糊、浅昏迷进入深昏迷状态。有频繁惊厥甚至可出现角弓反张或去大脑强直；患儿极度消瘦，呈舟状腹，常伴有水、电解质代谢紊乱；明显颅内压增高及脑积水时，呼吸不规则或变慢、颅缝裂开、头皮静脉怒张等，最终因脑疝死亡。

3. 评估患儿预后 结脑患儿如不及时治疗，会出现脑积水、脑实质损害、脑出血及脑神经损伤等并发症，其中前3种是导致结脑死亡的常见原因。严重后遗症为脑积水、肢体瘫痪、智力低下、失明、失语、癫痫及尿崩症等。晚期结脑发生后遗症者约占2/3，而早期结脑后遗症较少。

（二）辅助检查评估

1. 脑脊液检查 脑脊液压力增高，外观无色透明或呈毛玻璃样，静置12～24小时后，可有蜘蛛网状薄膜形成，涂片行抗酸染色检查，可查到结核分枝杆菌。白细胞总数（50～500）×10^6/L，其中淋巴细胞占0.70～0.80，糖和氯化物含量较低，蛋白定量增加。对脑脊液改变不典型者，需反复化验，动态观察变化，或取5～10ml脑脊液沉淀物涂片抗酸染色镜检。脑脊液结核菌培养，是诊断结脑可靠的依据。

2. X线检查 胸片证实有血行播散对确诊结脑很有意义，85%结脑患儿X线胸片提示有结核病变。还可进行头颅CT检查，对估计预后、指导治疗有意义。

3. 眼底镜检查 见脉络膜粟粒状结核结节对确诊结脑很有意义。

4. 其他检查 结核菌抗原检测、抗结核抗体测定、腺苷脱氨酶活性测定、聚合酶链反应、结核菌素试验等。

（三）心理评估

1. 结核性脑膜炎是结核病中最严重的类型，给家长造成极大的心理负担，家长担心抗结核药的不良反应、治疗的长期性、疾病本身带来的后遗症给孩子的生长发育及学习带来影响。

2. 了解家长对疾病的认知程度。

3. 观察患儿及家长是否有焦虑、恐惧、睡眠不安等不良心理状态。

4. 患病后是否得到家人、朋友、社会的关心、帮助和支持。

三、常见护理诊断/问题

1. 疼痛：头痛 与颅内高压有关。

2. 潜在并发症 颅内高压症、脑疝。

3. 有皮肤完整性受损的危险 与长期卧床、排泄物刺激有关。

4. 营养失调：低于机体需要量 与疾病导致摄入不足和消耗过多有关。

5. 焦虑 与疾病病程长、预后差、诊治过程花费大有关。

6. 知识缺乏 缺乏疾病的治疗与护理知识。

四、计划与实施

（一）合理的饮食护理，防止水、电解质紊乱

1. 及时评估患儿的营养状况，为患儿提供足够热量、蛋白质及维生素的食物，进食要少量多餐，耐心喂养，以增强机体的抗病能力。

2. 对昏迷不能吞咽的患儿，可鼻饲或胃肠外营养，鼻饲时压力不可过大，不可过快，以免引起呕吐。注意保持管道的清洁和通畅。保持水、电解质平衡，如出现水、电解质代谢紊乱应静脉补液予以纠正。

3. 患儿如能自行吞咽，病情好转后，应及时停止鼻饲。遵医嘱给予营养支持治疗。

（二）皮肤护理，防止压疮和继发感染

1. 保持病床的清洁、干燥、平整，床上无碎屑，保持患儿皮肤干净，及时更换衣裤，排尿、排便后用温水清洗臀部，及时更换尿布；惊厥患儿要勤剪指甲并保持手掌清洁。

2. 保持皮肤黏膜的完整性，呕吐后及时清除颈部、耳部残留的呕吐物并更换衣被。保持床单干燥、整洁。排尿、排便后及时更换尿布，并清洗臀部。昏迷及瘫痪患儿2小时翻身、拍背1次，骨隆突处加垫气垫或软垫，防止因长期固定体位、局部血液循环不良而产生压疮和坠积性肺炎。

3. 对昏迷患儿每日进行2次口腔护理，保持口腔清洁，以免因呕吐导致口腔不清洁、细菌繁殖或者并发吸入性肺炎。双眼不能闭合时，可涂眼膏并用纱布覆盖，保护角膜。

4. 消毒隔离应采取呼吸道隔离，患儿的各种用具也应注意严格消毒处理，痰液、呕吐物等分泌物都需严格处理。

（三）密切观察病情变化，防止并发症

1. 密切观察患儿体温、脉搏、呼吸、血压和神志、瞳孔、尿量的变化及有无惊厥发生。如发现头痛、呕吐、烦躁不安、嗜睡、昏迷等颅内高压或脑疝的早期表现，应通知医生并遵医嘱进行抢救。

2. 患儿应绝对卧床休息，昏迷患儿应采取侧卧位，防止吸入呕吐物、分泌物而引起窒息。病室内应保持安静，各项护理操作尽量集中进行，以减少对患儿的刺激。

3. 发生惊厥时要保持呼吸道通畅，对呼吸困难者给予氧气吸入，必要时用吸痰器或进行人工辅助呼吸。注意防止舌咬伤，上、下齿间置压舌板。

4. 遵医嘱输入脱水剂及使用肾上腺糖皮质激素、利尿剂等，以降低颅内压。必要时，配合医生行腰穿术或侧脑室引流并做好术后护理。腰穿后指导患儿去枕平卧6小时，以免引起头痛等不适。

（四）心理护理

1. 由于结核性脑膜炎的病情重、病程长，疾病和治疗都会给患儿带来痛苦，医护人员要对患儿有爱心，关心体贴他们，各项护理操作应动作轻柔。

2. 患儿家长对疾病的预后较为担心，护理人员应耐心解释，提供与疾病的相关知识，使家长对本病的治疗、预后有所了解，心理上得到支持和安慰，克服焦虑心理，以便能很好地配合医护人员，积极地进行治疗和护理。

（五）健康教育

1. 结核性脑膜炎病程长，治疗时间长，患儿病情好转、出院后，还要进行家庭护理。

2. 告诉家长要做好长期治疗的思想准备，坚持全程、合理用药。

3. 家长应对患儿病情及药物的不良反应进行观察，定期带其到专业门诊复查，防止疾病复发。

五、护理评价

通过积极的治疗护理，观察患儿是否达到以下标准。

1. 患儿的病情得到缓解，体温正常，头痛、呕吐症状缓解改善。

2. 患儿及家长了解疾病的相关知识。

3. 家长了解患儿摄入营养的重要性。

4. 患儿及家长了解药物的作用和不良反应并按疗程坚持服药。

5. 家长掌握消毒隔离基本方法。

第四节 儿童结核感染的护理

一、概述

结核感染是由结核杆菌感染引起的结核菌素试验阳性，而全身任何部位找不到局限性结核病灶，可有或无结核早期中毒症状。

二、护理评估

（一）临床症状评估与观察

结核感染早期可有或无中毒症状，如不规则低热、性格反常、易受激惹、易哭闹、精神不振、食欲减退、体重不增、消瘦等。

（二）辅助检查评估

1. 接触史 可有或无活动性结核病患者接触史。

2. 体格检查 可有全身一系列功能障碍症状或无临床症状。可无特殊体征或有浅表淋巴结轻度肿大、疱疹性结膜炎、结节性红斑。

3. X线检查 肺部X线检查大都正常，其他部位也找不到结核病灶。

4. 结核菌素试验呈阳性反应 尤其是未接种卡介苗或接种卡介苗后结核菌素试验呈＋＋或以上者，反应1周后局部仍留有色素沉着者。

5. 除外相关疾病 诊断结核感染时，应除外慢性扁桃体炎、反复呼吸道感染、慢性消化不良，肠道寄生虫症、风湿热等。

三、常见护理诊断/问题

1. 营养失调：低于机体需要量　与疾病导致摄入不足和消耗过多有关。

2. 疲乏　与结核分枝杆菌感染有关。

3. 知识缺乏　缺乏本病的相关治疗与护理知识。

4. 潜在并发症　药物的不良反应。

四、计划与实施

1. 结核感染是一种消耗性疾病，加强饮食护理特别重要，应给予高能量、高蛋白、高维生素的饮食，如牛奶、鸡蛋、瘦肉、鱼、豆腐、新鲜水果、蔬菜等，以增强抵抗力，提高机体修复能力和促进病灶愈合。尽量提供患儿喜爱的食品，注意食物的制作，以增加食欲。

2. 保持居室空气流通、阳光充足。保证患儿有充足的睡眠时间，减少体力消耗，促进体力恢复。无特殊症状者，一般不过分强调绝对卧床。可行适当的室内、室外活动，呼吸新鲜空气，增强抵抗力。积极防治各种急性传染病，避免受凉引起上呼吸道感染。结核感染患儿出汗多，尤其是夜间，应及时更换衣服。

3. 由于抗结核药物大多有胃肠道反应，故要注意患儿食欲的变化。有些药物对肝、肾有损伤，应定期检查尿常规、肝功能。对使用链霉素的患儿，尤其要注意有无发呆、抓耳挠腮等听神经损害的现象，发现异常及时和医生联系，以决定是否停药。

4. 结核感染患儿实行呼吸道隔离措施，对患儿呼吸道分泌物、痰杯、餐具等进行消毒处理。避免与其他急性传染病如麻疹、百日咳等接触，以免加重病情。告之患儿及家长以求配合治疗。

5. 健康教育

（1）向家长讲解疾病的相关知识，治疗方法，使其树立长期治疗的思想准备，坚持全程治疗

（2）坚持定期复查，以了解治疗效果和药物的使用情况，以便根据病情调整治疗方案。

（3）讲解药物的不良反应，要求家长认真做好观察，如有异常及时到医院就诊。

（4）宣传良好的生活制度、充足的营养对患儿恢复的重要作用，要求保证休息，适当进行户外活动。调整饮食，供给充足的营养。

（5）宣传消毒隔离的重要性，防止重复感染；做好传染病的预防，防止疾病复发。

（6）认真执行对活动性肺结核患儿的呼吸道隔离措施。

（7）对留有后遗症的患儿，如肢体瘫痪者可进行理疗、被动活动等功能锻炼，防止肌肉挛缩，尽可能恢复其功能。

五、护理评价

通过积极的治疗护理，观察患儿是否达到以下标准。

1. 患儿及家长了解疾病的相关知识。
2. 患儿及家长了解药物的作用和不良反应并按疗程坚持服药。
3. 家长掌握消毒隔离基本方法。

第五节 结核病患儿及家长的心理护理

一、患儿的心理护理

结核病患儿在不同年龄阶段的心理护理是非常重要的。不同年龄阶段的患儿心理反应是不同的，尤其住院期间是对患儿成长过程中遇到的不开心的事情。除受病痛之苦外，陌生的环境和陌生的人以及生活习惯、住院期间的各种治疗，都影响患儿的心理反应。影响的大小与患儿的年龄、所患疾病的严重程度、环境的改变有密切的关系。护士要了解不同年龄阶段患儿的心理反应，有目的和针对性地开展心理护理，逐步帮助结核病患儿适应新的环境，促进疾病的恢复。

（一）婴儿的心理护理

1. 心理反应 婴儿期是小儿身心发育最快的时期，患病住院后的反应随年龄增加而有不同。5个月前的患儿，入院后即使与父母分离，也能较安静，只有生理需要未达到时才有哭闹。住院后由于外界刺激减少，在感觉、知觉和动作等方面的发育均受到影响。6个月以上的婴儿已开始认识父母或抚育人，有较强的依恋性，住院后认生、哭闹。对陌生环境和陌生人持拒绝态度，以哭闹不止来宣泄与亲人分离的痛苦。所以，患儿的心理反应是随年龄增加而变化的。

2. 心理护理 护理患儿时面带微笑，通过与患儿父母沟通了解患儿的生活习惯，把患儿喜爱的玩具及物品放在床旁，接受适当的声音、颜色等感觉和知觉的刺激，在病情允许下协助患儿动作训练，维持和促进患儿正常发育。满足患儿的生理需要、心理需要。护士要增加与患儿的接触时间，让患儿对护士逐渐贴近。通过耐心细致的护理，使患儿感受到母爱的温暖。

（二）幼儿的心理护理

1. 心理反应 幼儿对父母及其亲人的爱有亲身感受，由于住院隔离限制陪伴，由此产生分离性焦虑，患儿在住院期间由于活动受限制而产生抵触情绪。对陌生的环境、生活、周围人群的不熟悉或者适应较慢，害怕的同时又受语言表达和理解能力的限制，不能正确表达需要而哭闹不止，产生更强烈的心理反应。

（1）反抗 患儿拒绝接触医护人员，以哭闹、踢打、跳床等行为拒绝工作人员的劝阻及照顾。有的患儿出现逃跑行为。

（2）失望 患儿容易出现逃避压力的行为，出现退行性行为。因依恋父母而情绪抑郁，对周围的人和事冷漠。

（3）否认 住院时间较长的患儿压抑对父母的思念，克制自己的情感，不在乎父母是否来医院探望他。逐渐与病友和医务人员交往，依恋转移。

2. 心理护理 护士应以良好的心态、温柔可亲的态度、大方的行为举止、有气质的形象出现在患儿面前，以简练易懂的语言进行环境介绍观摩。了解患儿表达需求的特殊方式，多与患儿交谈，促进语言能力的发展。给患儿适度的活动自由，如发现患儿有退性行为倾向时及时引导，多给患儿营造主动性的机会，对患儿发出的各种信息及时反应。满足患儿所需的愿望。

（三）学龄前患儿的心理护理

1. 心理反应 学龄前患儿的智力、思维能力的发展比幼儿期逐渐完善，住院后与父母分离同样会表现出分离性焦虑。但是，表现不同的是大多数患儿能把注意力转移到与小朋友共同游戏、绘画等活动中，能自控和调节自我活动。逐渐习惯陌生环境，但对疾病需住院治疗了解甚微，尤其是各种检查、治疗对身体的刺激产生恐惧心理，表现为失眠、默默哭泣。

2. 心理护理 医护人员主动为患儿介绍环境及病室的小朋友。同时关心尊重患儿，尽快了解患儿的习惯，让其多参与同病室小朋友的游戏活动。及时调整心理状态。在交谈和嬉戏中让患儿体会到像父母一样对他的喜爱和关注，消除陌生和恐惧感。并且在相互沟通理解情况下告诉患儿所患疾病治疗目的，有利于疾病的恢复。

（四）学龄期患儿的心理护理

1. 心理反应 学龄期患儿心理活动表现是比较隐匿的，有较强的自尊心和独立性，有时做出喜悦的样子来掩盖住院期间内心的恐惧，有的患儿由于害羞不配合检查。少部分患儿由于家庭经济条件有限，住院造成负担和父母分离而出现焦虑。

2. 心理护理 根据学龄期儿童心理特点，护士要主动与患儿心理沟通。首先介绍住院治疗的目的，消除对疾病的恐惧心理，在做各项治疗检查时讲明目的，尊重患儿意见，稳定情绪，根据病情住院时间可安排适当学习计划和娱乐活动，使其自觉接受治疗，达到治疗的目的。

二、患儿家长的心理护理

结核病是一种慢性传染病，疗程长，治疗较复杂。患儿住院期间的心理问题直接影响家长，而家长的焦虑情绪也不利于患儿的康复。焦虑情绪是在应激状态下出现的心理反应，经过外界刺激而产生。家长因患儿诊断出结核病需要住院时即产生情绪状态，表现出担心不安、烦躁、忧愁、恐惧和紧张。

（一）家长的心理反应

1. 分离焦虑 孩子住院又不能陪伴，加之疾病的困扰，担心孩子出现不安全的事情，总是想陪伴。

2. 恐惧不安 由于孩子住院进行躯体各种治疗，担心病情威胁孩子的生命，非常恐惧。

3. 忧愁烦躁 由于是传染病，病程时间长，亲朋邻里的疏远及经济承受的能力等，缺乏战胜疾病的信心，悲观、失望，容易被激怒。

以上反应都是在应激状态下引起的心理反应，导致了认识能力降低，所以干扰和影响了思维、智力的实现。家长的心理反应会直接给患儿造成强烈的精神刺激，施加了住院患儿外来的心理压力而直接影响治疗效果。对于家长的心理问题需要医务人员及时的沟通，积极向家长介绍结核病的一般知识及患儿住院的心理表现。共同关心，相互支持，配合治疗。

（二）家长的心理护理

1. 向家长介绍病区环境，介绍负责该患儿的主管医生和护士，取得家长的信任，消除紧张焦虑的心理状态。

2. 讲解疾病知识，让其了解患儿的疾病程度、治疗计划及预后，消除恐惧不安的心理。

3. 由于住院时间长要定期召开家长座谈会，讲解消毒隔离方法，如何坚持合理用药，合理膳食等，使家长能够正确对待孩子的疾病，树立共同战胜疾病的信心。患儿住院期间的家长心理护理也是非常重要的，及时的与家长沟通，有利于患儿的康复。

（迟　巍）

参 考 文 献

1. 尹洪云，张青，唐神结．临床结核病学．北京：人民卫生出版社，2011．

2. 王丽娟．实用结核病护理学．北京：科学出版社，2009．

3. 王野坪．儿科护理学．4 版．北京：人民卫生出版社，2007．

4. 胡嫦．儿科护理学．北京：中国医药科技出版社，2005．

5. 贾立明，姚奉理，詹珂森．儿科护理学．南昌：江西科学技术出版社，2001．

6. 江载芳，易著文，赵顺英．实用小儿结核病学．北京：人民卫生出版社，2006．

7. 彭卫生，王英年，肖成志．新编结核病学．北京：中国医药科技出版社，2003．

8. 吴瑞萍，胡亚美，江载芳，等．实用儿科学．北京：人民卫生出版社，2002．

9. 徐润华，徐桂荣．现代儿科护理学．北京：人民军医出版社，2003．

10. 张敦熔．现代结核病学．北京：人民军医出版社，2000．

11. 严碧涯，端木宏谨．结核病学．北京：北京出版社，2003．

第八章 结核病感染与控制措施

第一节 结核病的传播途径及传播机制

一、概述

结核病是由结核分枝杆菌引起的慢性传染病，可累及全身多个脏器，但以肺结核最为多见。结核病的传播途径主要为空气传播，其次为消化道传播、母婴传播。皮肤传播和其他途径极为罕见。

二、结核病的传播途径

（一）空气－呼吸道传染

空气－呼吸道传播是结核病最主要的传播途径。由于排菌患者大声说话、咳嗽、打喷嚏，可以排出许多带结核菌的飞沫悬浮在空气中。当飞沫的颗粒小于5μm，可以被健康人直接吸入毛细支气管抑或肺泡内，当人体免疫力低下时即可发病。如果飞沫的颗粒大于5μm，往往阻塞于较大的气管内，经咳嗽又排出体外，因此引起感染的可能性不大。所以，排菌患者在与健康人谈话或者咳嗽、打喷嚏时应主动戴口罩，以免传染给别人。

当排菌患者咳出的痰或者谈笑、打喷嚏时排出带菌的飞沫落在地上，由于扫床、扫地等活动使带菌的尘埃随风飘扬而被健康人吸入到肺泡内，也可引起结核病。不过这些附着在尘埃上的结核菌在地面上经过风吹日晒，受到一些破坏和挫伤，传染致病能力有所减弱。

归根到底，肺结核的传播主要是通过患者咳嗽传染，患者咳嗽次数多少与传染机会有密切关系。有两名外国医生曾做过这样一个有趣的实验：他们用录音机记录了63个痰涂片阳性肺结核患者夜间咳嗽次数，同时观察了儿童在家中接触涂阳患者的情况，每晚患者咳嗽在12次以下者，同屋儿童受感染者在27.5%；咳嗽在12~47次者，儿童受感染者在31.8%；咳嗽在48次以上者，儿童受感染者在43.9%。因此为了减少排菌患者的传播，要千方百计治疗好患者咳嗽。排菌患者是肺结核的主要传染源，若痰涂片阳性患者有咳嗽，其同屋睡觉的儿童就容易被传染。

切断呼吸道传染途径的方法：①给予患者进行充分化学疗法，使排菌者成为不排菌者；②室内空气流通或增加室内的换气次数，接触者早检查、早治疗。

（二）消化道传染

消化道传播即饮用不洁牛奶后，结核菌经肠道吸收入血，随血流到肺而受感染；与排菌患者共用碗筷，也有受感染的可能。

消化道对结核菌有较强的抵抗力，结核菌进入胃内很容易被大量胃酸杀死，除非吃了大量结核菌，否则是不容易被传染的。1929~1930年德国发生了骇人听闻的吕城（Liibeck城）事件。由于护理人员的粗心大意误将结核菌当卡介苗给250名出生10天的婴儿服下，76名婴儿1年内死于结核病，第二年和第三年每年又各死亡1名，其余2/3的婴儿均未发病而健康地生存下来，这足可以说明消化道对结核菌的抵抗力之大。但呼吸道不一样，只要有5~200条结核菌吸入肺泡即可引起感染。

（三）垂直传染

母婴传播（垂直传播）即孕妇经胎盘供血感染胎儿，抑或生产时胎儿吞咽含结核菌的羊水而受到感染。有报道妊娠期间活动性结核病的母亲，由胎盘把结核分枝杆菌传染给胎儿的病例。

（四）其他方式传染

除上述传染方式外，结核杆菌也可经由皮肤或者黏膜的伤口直接感染。

三、结核病的传播机制

（一）飞沫传播（微滴核）

飞沫传播是结核病传播的主要机制，是肺结核最重要的传播途径。排菌患者大声说笑、唱歌、咳嗽、打喷嚏就像是高压喷射器把带有结核菌的微滴核（唾沫飞沫）散播于空气中，其颗粒在$5\mu m$以下可直接通过气管、支气管、小支气管吸入肺泡引起感染（微滴核直径大于$5~10\mu m$，因直径大而不能进入肺泡，最终随着支气管壁的纤毛运动和咳嗽排出体外）。一个直径$5\mu m$的颗粒含菌1~10条，研究提示吸入5~200条菌时，才会发生感染。发生感染的条件是含菌的微滴核要到达肺泡腔。空气不流通的场所，含菌量高，感染机会大。结核菌的传播主要是排菌患者，与之同住在一个房间内的儿童和青年最容易受感染。

肺结核患者在呼吸时所散布的具有潜在传染性的微滴核数量与呼出气体的速度有关。研究表明：正常呼吸时患者向周围呼出的微滴核数目较少，但1次咳嗽可使具有传染性的微滴核增加到3500个，这相当于平时说话5分钟内排放出来的微滴核数。1个喷嚏排放出的微滴核数目可高达100万个。因此，咳嗽次数的多少与传染性大小有密切关系。有人曾观察过患者夜间咳嗽情况及同屋睡觉小儿结核菌素阳转率，结果咳嗽次数多者小儿结核菌素的阳转率就高。

除咳嗽次数外，有痰咳嗽和无痰咳嗽的传染情况也不一样。排菌患者有痰咳嗽者，家庭密切接触的小儿结核菌素阳转率较之干咳无痰者密切接触的小儿明显增高。

排菌者的病变范围及性质与排菌量有关。病变范围愈广，传播机会愈大。病变中含菌量影响感染，硬结节病变含菌量$10^2~10^4$个，空洞病变含菌量$10^7~10^9$个，多发空洞病变的含菌量可达10亿个。因此，空洞病变的患者传染的潜能最强。有时，临床上的一些涂片阴性的患者，不是真正的不排菌者，而是因为每毫升痰内含菌量要达到 5000~10000 条时才能在痰涂片染色的显微镜下发现菌。荷兰一项研究发现儿童在家中接触涂片菌阳患者，获结核感染的机会为 50%，而接触涂片菌阴患者发生感染的机会为 6%。

当肺结核患者经过化学药物治疗后咳嗽症状会随之好转，同时化疗能快速减少菌源的感染力。Hobby 等研究显示，经平均 15.6 天的多药化疗，每毫升痰内结核菌数量至少从 10^6 下降为 10^4，即减少 99% 的菌量。Jindani 等报道显示，用 INH、SM、RFP、PZA 方案治疗 2 天后，痰内菌量下降达 2 个对数，之后的 12 天用药期间，又下降 1 个对数，即总共下降菌量 99.9%。然而，虽然菌量下降明显，但有的病例余下的菌量，每毫升仍有 1 万个菌以上即 10^4 以上，这样足以造成涂片阳性。化疗可以减少咳嗽的频率和微滴核的产生，结核菌的感染力因此有了实质性的下降。一周的化疗，可减少患者的咳嗽频率达 40% 左右，两周的化疗减少可达 65% 左右。事实说明合理的化疗可减少患者的传染性，即减少了传播的机会。

结核感染的建立还与接触者暴露于感染环境的时间长短、暴露频率以及接近度密切相关。如果机体已接种过卡介苗或以往有过结核感染或有过非结核分枝杆菌感染，便不易再发生结核感染。美国国立过敏性及传染性疾病研究中心（NIAID）指出：如与开放性肺结核患者每天接触 8h 持续 6 个月，或每天接触 24h 持续 2 个月，将有 50% 的可能被感染结核病。

（二）再生气溶胶（尘埃感染）

肺结核是通过呼吸道传播的，传统的观点偏重于尘埃带菌传染，现称再生气溶胶传染。即指因排菌肺结核患者随地吐痰，干燥后细菌随尘土飞扬（扫地、整理床铺、打扫卫生等），被他人吸入而引起感染发病。

（三）消化道传播

通过饮用未经煮沸或含菌的牛奶、咽下痰液等途径感染结核病。消化道对结核菌有较强的抵抗力，结核菌进入胃内，很容易被大量胃酸杀死，除非吃了大量结核菌，否则不容易被感染，但呼吸道则不一样，只要有 5~200 条结核菌吸入到肺泡，一旦机体抵抗力低下，即可引起发病。消化道结核多数由于饮用未经煮沸的牛奶引起。我国内蒙古有一项调查发现农牧民肺结核患者中 10.6% 为牛型结核，而他们有喝生牛奶的习惯。结核病是一个人畜共患的疾病，许多动物如猪、猫、狗、牛、羊、鹿、猴等均可患结核病。人类和这些动物经常接触，既可被患有结核病的动物所传染，也可将自身结核病传给所饲养的动物。北京动物园曾有观赏的犀牛被确诊为肺结核，它的痰液经鉴定为人型结核杆菌，说明是观众传染给它们的。

（四）垂直传播

患有结核病的母亲在怀孕期间，其体内的结核杆菌可通过脐带血液进入胎儿体内，胎儿也可因咽下或吸入含有结核杆菌的羊水而感染，从而患上先天性结核病。

感染了结核菌的人并不是都发生结核病。许多研究证明，只有 5%~10% 的人发病，90% 多的人不发病。感染后是否发病主要取决于以下三个条件。

1. 结核菌的毒力　不同地区结核菌的毒力不完全一致。一般分为强、中、弱三种。印第安人中的结核菌毒力比欧洲结核菌毒力小，据调查我国大部分省结核菌毒力是强毒种。

2. 菌量　早期感染是否发病与侵入人体内的菌量有关。与痰涂片阳性患者密切接触的人比与痰培养阳性的接触者发病率高。因为痰涂片阳性患者的排菌量大。

3. 机体的先天免疫力　先天免疫力是生来就有的，医学上称为"非特异性免疫"，系指人体对病毒、病菌的抵抗力。结核菌进入机体内是否发病与人体抵抗力大小有关。祖国医学称之为"正气内存，邪不可干""邪气所凑，其气必虚"。也就是说，只要身体强壮，抵抗力就强，就可以抵御各种致病菌的入侵。而身体之所以得病，必然是体质虚弱之故。

接触传染性空气的人（空气中含有结核菌），75%不会感染，在已感染的人中发生结核病不超过5%~10%。初次感染可诱发人体产生一种免疫力，它可抑制结核菌在体内的繁殖生长，同时可以防止再感染。此种免疫力称作特异性免疫力。人体接种卡介苗后，如同受到一次结核菌原发感染一样，可使人体对结核菌产生特异性免疫力，使人体具有抵御外来结核菌感染的作用。

结核病主要通过空气-呼吸道，其次为消化道传播、母婴传播等途径传播。飞沫传播是结核病传播的主要机制，也可以通过菌尘气溶胶、消化道和垂直传播传染结核病。在结核病的发病、疾病进展抑或消退、临床症状出现等整个过程中，有结核分枝杆菌的作用，更有机体的抵抗力及免疫状态的作用。结核病实质上是机体与体内结核分枝杆菌之间一系列抗争过程的结果。

第二节　结核病感染危险性评估

一、概述

结核病是由结核分枝杆菌引起的传染性疾病，肺结核的传播和致病，与接触过传染性肺结核患者及环境有密切关系。正确评估结核病传播的危险因素，了解医疗机构中结核病感染的高风险区域以及结核病患者就诊中各环节存在的感染因素，对确诊的结核病患者、家庭和社区进行正确的评估，达到有效控制结核病的传播。

二、结核病感染危险性评估的内容

1. 统计医疗保健机构及医疗保健机构中特定区域每年发现的传染性肺结核患者人数。

2. 统计传染性肺结核患者在本机构或本机构中特定区域的停留时间。

3. 本机构或本机构中特定区域是否存在导致空气中结核分枝杆菌浓度上升的因素，如环境通风、中央空调、痰液收集等方面。

4. 本机构对结核患者的健康教育及疑似结核病患者的健康教育内容、健康教育的方式、结核患者接受健康教育程度的评估。

5. 对医疗机构内的消毒隔离，医务人员个人防护知识教育等方面的评估。

6. 结核病感染风险发生的严重性评估。

三、医疗保健机构结核病的危险管理评估

1. 评估当地医疗保健机构对结核病管理控制，环境控制及个人防护控制感染的策略，以及结核病传播的影响因素和控制感染和预防的目的，从事结核病行政控制管理人员对相关内容是否进行有效培训和指导。

2. 评估统计医疗保健机构及医疗保健机构特定区域每年发现的传染性肺结核患者人数。

3. 评估统计医疗保健机构或医疗保健机构中特定区域是否存在导致空气中结核分枝杆菌浓度上升的因素。

如环境通风是否合理、中央空调送风方向是否正确、痰液收集方法是否正确等方面的因素。布局不合理，防护用品不到位都是医院感染结核的危险因素，肺结核作为呼吸道传染病，病区的合理划分是杜绝医院感染的关键。医疗保健机构候诊室走廊、门诊、病房、实验室和放射检查室，这些区域都相对密闭，医疗保健机构治疗环境过度拥挤，不良的空间间隔及空间的密闭性，或患者候诊时间长，增加了驻留过的人员的感染风险。所以要评估医疗保健机构中特定区域患者停留时间，发病患者数都要进行评估和统计分析。

4. 医疗保健机构从事行政感染控制管理人员，要会识别和分析医疗机构中结核病暴发的原因，以及结核病传播的影响因素、控制感染与预防的目的和措施。

对结核病房、结核门诊、生成气溶胶的医疗操作、痰标本收集、支气管镜检查、进行结核菌培养的实验室等进行危险评估，识别医护人员感染结核病的职业危险，以及在工作环境中的感染控制措施。

5. 评估医院不同部门工作人员感染结核的风险，需要特别注意三个因素。

（1）首先每年在该部门出现的感染患者数目是医务人员职业暴露量的预测因子，要牢记工作人员与感染患者接触的时间。

（2）需要考虑对高风险的工作程序（如留取痰标本或者支气管镜检查）进行风险评估，并确定执行这些程序所涉及的工作人员。

（3）在结核病、肺部疾病和传染病科室的感染风险高，且护理人员和实验室检验人员比医生和行政管理人员的感染风险更高。

6. 没有接受感染控制措施教育的患者很有可能传播或感染结核病。

缺乏适当的通气（开窗通风）会增加区域内感染的概率，缺乏或者是滥用防护具会产生感染的风险，不正确的使用感染控制措施会增加感染传播的风险，医疗机构过度拥挤及不良的空间间隔不但增加了空间的密闭性，而且候诊时间越长，暴露事件越长，感染的风险越高。

四、医疗机构中结核病感染的高风险区域

（一）结核病病房

由于结核病病房是结核病患者聚集的地方，空气中结核杆菌的密度远高于其他地方，工作在结核病病房的医务人员以及结核病患者的陪护探视人员是结核病感染的高危人员。

（二）呼吸内科或感染科病房

由于患者在尚未明确结核病诊断之前，有可能收至呼吸内科或感染科住院，因此工作在这些病房的医务人员以及陪护探视人员也可能感染结核病。

（三）急诊室及结核病专科门诊

在急诊工作的预检分诊护理人员以及结核病专科门诊工作的医务人员结核病感染的风险较高。

（四）特殊检查室

痰标本采集区、放射检查室、支气管镜检查室、肺部外科手术室等区域属结核病感染危险区域，相关工作人员有结核病感染危险。

（五）检验科

在检验科的微生物或结核实验室是属结核病感染高危险区域，从事痰涂片和结核分枝杆菌培养的人员有结核病感染高危险性。

（六）候诊室和走廊

特别是肺结核患者及其家属所处的候诊室和走廊，该区域人流量较大，人群密集，所有在此驻留过的人员均易感染。

五、医疗机构中结核病患者各环节存在的感染因素

（一）接诊环节

1. 患者到达医疗机构，接诊医务人员的暴露频率极高，有感染的风险。患者在候诊区等候接诊：未明确诊断的患者，如果不了解结核及其防控措施的相关知识，具有很大的风险。未诊断的患者、未采取控制结核感染的措施在过度拥挤的环境，感染会在医疗机构中的患者、来访者以及工作人员间传播。

2. 护理人员在接诊患者时，有症状的患者说明结核处于活动期，会对他人产生感染的风险，必须立即诊断并迅速隔离。不采取结核控制感染措施的患者可能会感染护理人员（例如面向护理人员咳嗽、打喷嚏）。

（二）检查环节

1. **放射科照相室** 通常是密闭的，而且通气很差。患者做结核诊断试验痰涂片阳性，胸片显示多个空洞，伴有频繁而强有力咳嗽的患者最具有传染性。

2. **痰标本送达实验室** 痰液必须合理采集，否则会产生很大的风险（例如到户外采集，在诱发咳痰隔离室采集）。不正确的采样可能会导致误诊，其他人可能会有感染的风险。有些医疗机构的实验室可能还承担着其他化验检查，采样的标本在送检前没有合理的保存或者储存时间过长，这种现象可能更常见。不正确的处理样本及不合理的使用检验设备，会给实验室工作人员带来很大的感染风险。

（三）住院治疗环节

1. 对疑似患结核的患者被送进病房没有进行合理有效隔离、在与其他患者没有设置隔离区域的传染病房、不合理的床边隔离也会导致交叉感染。

2. 确定涂片阳性的患者在直接监督下实施治疗，不合理的治疗会阻碍患者的

康复，同时产生耐药的风险，结核耐药性的延误诊断会导致耐药性的传播，治疗的副作用会产生治疗中断的风险，不合理的监控患者对治疗方案及感染控制措施的依从性会导致再感染。

3. 在病房的患者继续治疗，患者以及工作人员可能会随时间的推移，降低对控制感染措施的依从性，使其他人员具有感染的风险有所降低。

六、对新确诊结核病患者的评估

（一）评估患者的社会和心理需要

对新诊断为结核病的患者可能会对诊断感到紧张。因结核病是一个常被歧视的疾病，这会导致患者感到被拒绝和孤立。在开始阶段就要让患者了解他们的病情和治疗的必要性，以避免风险。要对每位患者进行全面评估，既要关注患结核病的事实，也要关注患者本身，这样才能为患者制定适合的治疗和防治方案。

（二）评估患者对结核相关知识的理解

每位患者对结核的知识的理解会有不同的水平，这取决于他们听说的和他们是否认识其他患此类病的人。关注患者最关心的领域，了解对患者需要知道的那些知识很重要，这样可以为他们提供所需的信息，纠正患者的错误。目标明确的医务人员与患者分享和解释所关注的信息对患者来说很重要，可提高患者治疗依从性。使用合适的视听材料和健康宣教材料对患者有一定的帮助，但不能取代一对一的指导，每一次对患者所提供信息的量取决于患者个体的需要和关注的问题。

七、人群聚集场所感染评估

结核病分枝杆菌交叉感染风险发生可能性评估。

1. 随着接触时间的延长、拥挤、通风不定，结核病在该地区的流行都能增加感染结核病的可能性，如人口聚集场所范围，从劳教所、军营到收容无家可归者的收容所、难民营、宿舍和疗养院等。在这些地方需要与负责处理相关卫生行政部门的负责人，对这些人口聚集场所给予相关决策和协调，需要与负责处理超越卫生部门职权范围的场所的相关决策者协调。减少人口聚集场所的拥挤，特别是劳教所，是降低结核病在这类场所传播的最重要措施之一。

2. 受感染的风险取决于吸入结核杆菌的量（随着暴露时间延长而增加）、内在的杆菌毒力，以及个人的免疫系统状态（如糖尿病、艾滋病、癌症等）。另一个危险因素是与周围认识的感染患者接触（如家庭成员和朋友），包括覆盖的人群，建筑布局、机构性质、当地结核病患病水平等。

3. 卫生医疗保健机构不同部门，如留痰室、支气管镜室、门诊、结核诊室等是高风险区域缺乏适当的通气（开窗通风）都会增加区域内感染的概率。

八、对结核病患者家庭情况进行评估

（一）认真评估患者家庭情况

确定接触者的人数，潜在的活动期病例和高危感染人群，运用良好的沟通技巧，与患者沟通对接触者追踪和调查的程序，对患者关心的问题给予适当的反馈，培训患者在家庭和朋友中识别可疑病例，鼓励其寻求帮助。

（二）教育患者及家庭成员（征得患者的同意）有关结核病的知识

在患者的记录卡上记录清楚，准确地记录确定和高风险接触者，他们的检查和采取的任何措施。医务工作者或治疗支持者对接受结核治疗的患者进行家访时，应特别观察家庭中的其他成员，通过访视其对识别症状和自愿接受调查重要性的认识，高风险的接触者将识别并接受适当的管理，记录密切接触者的人数、检查的人数、检查结果和采取的措施。

（三）巩固治疗阶段结核病患者需求的再评估

1. 患者获得的控制权和责任正在逐渐增加，对治疗越来越适应，并逐渐从其在强化治疗阶段的不适感和脆弱感中走出来。在这个阶段，重新评估患者的需求并根据新情况更新治疗计划是非常重要的，特别是如果患者正从直接监督治疗转为自我管理治疗时，重新评估患者的需求和更新治疗计划是非常重要的，否则患者会觉得他们继续治疗与否并无关紧要。造成巩固治疗阶段结核病患者治疗失败，再度有感染的危险。患者治疗后痰液涂片检查，医务人员要跟踪检查：所有最初痰液涂片阳性的患者在治疗后要求进行痰液涂片的抗酸杆菌跟踪检查，以确认治疗取得进展的成败。

2. 评估治疗效果，评估和记录每个患者的治疗效果，对于理解结核控制计划的效能是必不可少的，患者治疗结束时重新检查痰液，以确认实现"治愈"。对于指导治疗成功来说，这是比"治疗完成"要有更强指标。

3. 在评估中如果发现了潜在问题，则制定适宜的计划，并与患者定期评价该计划的进展是重要的。出现问题后，患者应该与相关的医护人员进行联络，医护人员应迅速做出反应以解决问题，并确保采取所有可能的措施来防止治疗期间可能出现的感染。由于可能需要在必要的情况下将患者转到需要的医疗机构，因此需要医护人员与其他服务机构之间保持联系，医护人员对患者要跟踪痰液检查结果，对检查结果采取相应措施，并记录治疗效果，做到结核患者治疗期间的全程管理。

九、社区结核病感染危险的评估

1. 评估社区医疗保健人员在开展结核患者监测过程中发现的疑似或确诊肺结核病例是否填写转诊单，及时将患者转区（市）结核病诊疗机构进一步检查、诊断，并作跟踪随访，直至患者落实转诊。

2. 评估社区（乡、村）医疗保健人员是否按照区（市）疾病预防控制机构的要求，对综合医院转诊不到位的肺结核患者或疑似患者，通过电话追踪、上门追踪等方式进行患者追踪，确保肺结核患者和疑似患者能够及时到结核病诊疗机构就诊。同时在《乡村医生工作手册》上填写好患者追踪转诊工作记录。

3. 评估医疗保健人员对所有涂阳肺结核患者和初治涂阴肺结核患者强化期是否实行在医护人员面视下服药为主的全程督导化疗。

患者的痰涂片转为阴性，患者一旦感觉好一些，没有了宣教和支持，他们可能就不再继续治疗。患者回到社区可能会受到别人的偏见和歧视。患者进入维持治疗阶段在社区对患者的治疗观察会更难。药物不良反应被很多医务人员忽视，会导致患者治疗的中断，这些患者易引起复发再次有感染的可能。

4. 评估社区医疗保健人员是否采取多种形式，对患者及其家属进行结核病防治知识的健康教育，提高患者的治疗依从性及家属的责任心。督促患者定期复查，掌握其痰菌变化情况争取痰菌尽早转阴，减少传播。

结核病的传播和致病与接触过传染性肺结核患者、环境有密切的关系。在结核病感染的过程中从医疗保健机构结核病的危险管理，医疗机构中结核病的高风险区域和患者就诊的各个环节存在的感染因素，对确诊的结核病患者及其家庭情况，社区和人群聚集场所的评估，了解结核病传播过程中的高危险环节，从而采取有效的措施阻断结核病的传播。

第三节　结核病的感染控制

一、概述

结核病的传播对公共卫生安全造成重大危害，加强医疗卫生机构内的结核感染预防控制工作，是目前我国结核病控制亟须解决的问题。管理控制是采取管理措施来减少暴露于结核分枝杆菌的风险；环境控制是采取工程系统来预防结核菌的蔓延，减少空气中结核分枝杆菌飞沫核浓度；个人呼吸防护是通过个人防护进一步减少和暴露结核分枝杆菌的风险。结核病的感染控制对于预防结核病传播来说是一个重要的策略。

二、结核病的管理控制

（一）结核病感染管理控制定义

结核病感染管理控制是指能减少结核杆菌传播的特定方法与工作流程，同时也是减少结核病在人群中传播的多种措施的综合。其基础是早期快速诊断、治疗和对结核病患者正确管理。

（二）结核病感染控制层级的管理

结核病感染控制三个层级的管理分为管理控制、环境控制和呼吸防护三个层级。结核病感染控制需要完善结核病控制、HIV 控制和加强卫生系统的核心活动管理。管理控制是采取管理措施来减少暴露于结核分枝杆菌的风险。环境控制是采取工程系统来预防结核菌的蔓延，减少空气中结核分枝杆菌飞沫核浓度。个人呼吸防护是通过个人防护进一步减少和暴露结核分枝杆菌的风险，管理控制也应该辅之以环境控制和个人防护，因为这些措施也有助于进一步减少结核病的传播。结核病的感染控制对于预防结核病传播来说是一个重要的策略，所有医疗机构和人群聚集的地方都应该实施结核病感染控制措施。

（三）结核病感染管理措施

1. 管理措施是有效预防与控制结核分枝杆菌传播的第一道防线，是环境控制措施和个人防护措施顺利开展的基础和前提，是最重要的控制措施。它通过应用管理控制措施来阻止飞沫的产生，从而降低医务人员及其他陪护人员暴露于结核分枝杆菌。

2. 管理措施包括加强组织领导、开展本单位结核感染危险性评估、制定结核感染预防与控制计划、建立健全感染预防与控制的制度、落实《传染病防治法》、《医院感染管理办法》及其相关技术性标准、规范，对机构中相关工作人员开展感染预防与控制、职业安全防护等技术培训和开展预防结核感染的宣传教育。通过筛选早期发现有结核病症状的患者，要及时隔离传染性患者，控制病原体传播，加强患者咳嗽礼仪和呼吸道卫生健康指导，尽量减少患者在医疗卫生机构停留时间。早期发现有结核病症状的患者及时进行分诊。早期发现有结核病症状的人（筛选）也非常重要。隔离患者的特殊标准取决于当地情况和患者数量。一般来讲，结核病可疑者必须与其他患者分开，安置在通风良好的区域，进行咳嗽礼仪和呼吸道卫生教育，并且优先诊断及时分诊。

3. 传染性结核病患者筛选后，隔离传染性患者也很重要。隔离患者的特殊标准取决于当地情况和患者数量。尤其是 HIV 感染者或者有明显的临床证据提示 HIV 感染的人，或者其他形式免疫抑制的患者都应该与传染性结核病可疑者或确诊患者隔离。

4. 培养阳性的耐药结核病患者尤其是 MDR 和 XDR – TB 或耐药结核病可疑者应该与其他患者，包括其他结核病患者隔离（优先根据耐药谱）。

5. 筛选和隔离应该以促进患者流动的方式实施。这对于控制呼吸感染很重要并且有助于控制结核病感染。筛选和隔离的联合控制措施已经成功用于结核病暴发的控制并且降低结核病在卫生工作者中的传播。这些控制措施对于尽量减少非感染者，不论可能的或者已知的耐药类型，都应该实施这些控制措施。

6. 控制结核病传播（咳嗽礼仪和呼吸道卫生）。为了尽量减少飞沫核的传播，任何有呼吸道感染的咳嗽患者尤其是结核病患者或者可疑者，都应该接受咳嗽礼仪和呼吸道卫生的教育，也就是在打喷嚏或者咳嗽的时盖住口鼻。咳嗽礼仪也能降低较大飞沫的传播，控制其他呼吸道感染。这些礼仪也适用于医疗卫生工作者、访视者和家庭成员。

7. 在评价结核病可疑者或者管理药物敏感性结核病患者时，不建议住院，除非患者病情复杂或者有并发症需要住院治疗。如果住院，不应该将有结核症状的患者安置在与易感染患者或者传染性结核病患者相同的区域。

8. 为了避免结核病院内传播（即在医院或者医疗卫生机构获得的），应该尽可能减少在医疗卫生机构停留的时间，降低诊断延迟。

9. 应该优先选择社区为基础的结核病患者管理方法，可以对家庭成员或者其他的密切接触者通过结核病感染控制的教育来实施。卫生工作者应该保证为传染性患者提供高质量的临床诊治与护理，并且尽量减少与这些患者在拥挤或者通风差的区域停留的时间。

10. 为减少结核病在人口聚集场所的传播，早期发现、隔离和适当治疗传染性患者。特别是所有长期停留机构的人群和其他人口聚集场所的人群应在进入机构前进行结核病筛查。如果任何医疗卫生工作者有提示结核病的症状和体征，他们都应该给与正确的信息并且鼓励其进行结核病诊断，尽快确诊结核病可疑者。

11. 管理控制应该辅之以环境控制和个人防护。因为有证据表明，这些措施也有助于进一步减少结核病的传播。为了确保有结核病症状的人在被快速确诊后，能被及时隔离到合适的地方进行治疗，管理控制必不可少。此外，在可能的情况下，尽量避免或减少住院，减少门诊的次数，避免病房和候诊区内的拥挤，以及优先利用社区服务来管理结核病等，都可以降低潜在的暴露危险。

12. 管理控制能够降低医疗卫生机构的结核病传染，因此管理控制应该最优先实施。管理控制是良好的感染控制的重要组成部分，要求快速诊断、隔离和治疗具有结核病症状的患者。结核病患者或者结核病可疑者的物理隔离需要合理的设计、建设或改造，以及合理使用建筑使管理控制措施更加完善。

（四）人口聚集场所的管理控制

1. 为减少结核病在人口聚集场所的传播，管理部门应开展咳嗽礼仪和呼吸道卫生相关知识教育，早期发现、隔离和适当治疗传染性患者。特别是所有长期停留在机构的人群和其他人口聚集场所的人群应在进入机构前进行结核病筛查。如果任何卫生工作者有提示结核病的症状和体征，他们都应该被给予正确的信息并且鼓励其进行结核病诊断，尽快确诊结核病可疑者。

2. 结核病可疑者和传染性患者通常要隔离，如果可能的话，应隔离在一个足够通风的区域，直到痰涂片转阴。也推荐对接受治疗的患者进行直接面视下治疗（DOT）。在短期停留人口聚集场所，如拘留所和监狱，应建立转诊系统，妥善管理患者。除了上述的管理控制措施，还应该实施其他的管理控制措施。尽量减少诊断延迟。

3. 通过使用快速诊断工具，通过降低涂片和培养的时间，开展平行调查而不是顺序调查使用痰涂片阴性诊断测算法。对于诊断为结核病的患者，尽快开始充分治疗和教育、鼓励依从性以确保完成治疗非常重要。如果需要的话，有结核病症状的患者到有知识和能力获得快速诊断评价和充分治疗的卫生系统就诊。

三、结核病感染环境控制

环境控制是在医疗卫生机构预防结核分枝杆菌感染的第二道防线，主要作用是运用工程学技术阻止空气中具有感染性的飞沫核的传播，降低空气中飞沫浓度。通常情况下，很难消除各类人群暴露于结核分枝杆菌的风险，这就需要在高危区域使用多种环境控制措施以降低空气中飞沫浓度。这些措施包括自然通风、机械通风、消毒和使用高效微粒空气过滤器等。这些技术若与工作实践以及给药控制结合起来应用是最有效的。通风可以使用自然的（开窗）、机械的，或两者混合的方法，目的是置换污染环境空气，让其他患者和医务人员吸收外界进入的新鲜空气。紫外线辐射消毒可以进一步降低空气中的细菌浓度，医疗机构的设计和建筑样式、当地的气候、机构就诊的患者数量以及机构可利用的资源都是影响环境控制的因素。

（一）医院感染分区

1. 低危险区 行政管理区、教学区、生活服务区、图书馆等。

2. 中危险区 普通门诊、普遍病房等。

3. 高危险区 呼吸科门诊、呼吸科病房。

4. 极高危险区 结核病门诊和病区、特别是耐药结核病病区、感染疾病（科）门诊和病房、特殊检查场所等。

（二）常用的环境控制措施

1. 开窗 实现最大的自然通风，稀释空气（最简单、最便宜的技术）。

2. 吊扇 在许多地方都已经使用，开窗时进一步加大自然通风。

3. 排气扇 在开窗及使用吊扇通风不足的情况下，排气扇可以提供定向的空气流通。定向气流是指引入"清洁"空气稀释室内结核杆菌的浓度再排出，从而减少传播的风险。通常在窗户上放置排气扇，在室内有感染颗粒的空气与室外"清洁"空气进行交换。

4. 排气通风系统 当区域风险较高且经费允许，排气通风系统可以防止污染的空气进入清洁区域，至少要提供 6 次/时换气。最常见的方法就是使用负压设备建立通风系统，房间通过相对周边区域的负压引入外面的空气并且排出。

5. 辅助措施 如使用高效空气颗粒过滤器（HEPA）或紫外线杀菌可能会有帮助，但不能取代上面提到的环境控制措施，除非有充足的空气流通确保感染颗粒与这些设备的接触，否则这些辅助措施的作用十分有限，而且很难现场评估其效果。

6. 消毒方式

（1）空气消毒 紫外线照射、高效过滤装置、化学消毒相对复杂花费较高。自然通风最简单并且花费最少。

（2）通风（自然和机械） 能稀释空气，是最简单、最便宜的技术，可以减少工作环境中高浓度感染性颗粒最好的方法，即空气流通能够确保空气的稀释和交换。可以通过以下方法实现：①室外风产生的气流；②室内的热源产生对流；③直接抽入空气的机械风扇；④各种各样的机械通风设备理想的情况是；新鲜的空气持续进入，然后安全排到室外，每小时要进行多次空气交换。

（3）由于气候或其他原因无法实现足够通风时，可选择性地减少空气中飞沫核浓度的措施包括试用紫外线照射杀菌，或利用空气过滤设备移走感染性颗粒。然而需要确保空气充分混合和流通，否则这些方法的效果有限。

（三）结核病感染控制区域自然通风

自然通风是一种最简单、最低廉的环境控制措施。通过打开的门窗等通路确保室内外空气流动畅通，以降低飞沫的浓度，从而控制结核感染。

存在结核病传染危险的机构及机构内的特定区域，应保持良好的通风（最好是通路相对），避免通风不畅、拥挤不堪。对于自然通风不畅的房间，可对房间进行重新设计或改造，以确保有良好的通风条件。应注意的是某一房间的通路应直接通往户外，而不是通往其他病区或候诊室。

在气候温暖和热带气候地区，卫生机构的病房和其他地点可以采用自然通风。通过打开窗户周围的空气流入房间或病房，发生自然通风（单侧或双侧自然通风）。医院、门诊、病房、房间进行最大限度的自然通风，可能是达到良好通风效果的最简单、成本最低的方法。可以使用以下各种不同的策略，候诊室、检查室及病房等应与周围的环境"开放"（例如房间有顶窗或侧窗）。安排窗户有助于更好的通风，窗户应与外面环境相通而不是与其他病房相通。

吊扇有助于空气混合及流通。由于目的是稀释和交换空气而不仅仅是混合空气，因此所有吊扇应该和开窗一起协同发挥通风的作用。咳嗽时可能增加空气中感染飞沫核浓度，因此应该在通风良好的区域收集痰标本，最好是在室外并远离其他人。由于这些区域可能邻近空气流动差的建筑物、走廊或阳台，因此应该对这些区域进行关注、评价以确保有良好的空气流通。

在很多情况下，建立交叉通风是不可能的。含感染飞沫核颗粒的密闭房间有较高的风险。有窗户的房间在窗户附近可以发生气体交换，然而，通过窗户产生的空气交换较少。在这种情况下，打开房间的其他窗户或开门可以提高空气交换，但开窗或开门并不能保证良好的稀释通风的效果。使用自然通风常遇到的问题是在天气寒冷时或在夜晚，患者或医务人员要关闭窗户。天气的改变或其他阻拦气流的结构可能会改变气流的运动模式。采用自然通风的地方，通过烟雾管或其他类似措施可以很容易评估气流方向。特别是在高风险的区域，需要使用机械或其他通风措施。

（四）结核病感染控制区域机械通风

机械通风是指使空气循环和流动的设备技术的使用，是一种较复杂、较昂贵的环境控制措施。在自然通风不良或不能进行自然通风的条件下，可采取机械通风，以降低飞沫浓度。机械通风采用窗扇、排气扇等加强室内外空气的流动，或应用负压装置造成一定区域负压状态，使空气从邻近区域吸入后直接排放到室外，从而降低区域内飞沫浓度。机械通风被用在自然通风不能产生足够的气流减少感染飞沫核浓度的情况下。在感染飞沫核高浓度区域强烈推荐使用机械通风，

（五）结核病感染控制区域高效微粒空气过滤器消毒

主要适用于有限患者的较小区域或较小且相对封闭的区域。它可以随意放置或被暂时固定在地板或天花板上，以最大限度地减少室内空间的占用，但此种方式较昂贵且必须及时对过滤器进行清洗和维护。目前认为，只在隔离房间安装空气过滤器是一个较经济有效的措施。这种装置独立于中央空调系统，价格较低，而起到的保护作用可能比对整个建筑物进行过滤还要明显。总之，空气过滤在控制结核病中的作用仍然是有限的，且受经济条件的影响。

高效微粒空气过滤器可以清洁空气，合适的过滤器可以从空气中除去很多通过空气传播的微粒，可以从空气中去除接近一半的结核飞沫核。高效过滤器的维护很重要，因为随着灰尘的聚集，风扇通过过滤器过滤的空气会越来越少。这就意味着，高效过滤器良好维护有助于清洁室内空气，前提是有充足的室内混合气体、设备的空气流速与空间大小相协调。过滤器维护不良，会降低其稀释和去除空气中感染微粒的能力。

大量传染性 MDR - TB 患者的病房/房间、支气管镜检查室、痰液诱导室、痰标本培养实验室、尸体解剖室或太平间，使用机械通气时，使用足够功率的设备确保空气进入和排出房间和区域非常重要。换句话说，如果没有空气流入，也就不会发生空气排出。尽量引导空气单向流通，从而确保患者咳出的感染性飞沫核被排出而远离他人。应该保持气流从"清洁"的区域里流入，经过医务卫生工作者、患

者，然后流出。空气流入区域应远离进风口，从而避免"短循环"，如果太近排出的废气还会造成再次感染。

（六）结核病感染控制区域空气消毒

肺结核门诊、指定的专门实验室和放射检查和病区，可根据实际情况酌情选用下述消毒措施。空气消毒应当根据实际情况选用，并必须在无人且相对密闭的环境中进行（消毒时关闭门窗），严格按要求操作，消毒完毕后方可打开门窗通风。

1. 空气消毒的方法

（1）紫外线灯照射消毒

1）可选用产生较高浓度臭氧的紫外线灯，以利用紫外线和臭氧的协同作用。一般安装紫外线灯瓦数≥1.5W/m³，计算出装灯数。考虑到紫外线兼有表面消毒和空气消毒的双重作用，可安装在桌面上方1m处。不考虑表面消毒的房间，可吸顶安装，也可采用活动式紫外线灯照射。上述各种方式使用的紫外线灯，照射时间一般均应大于30分钟，每周1~2次。

2）使用的紫外线灯，新灯的辐照强度不得低于90mW/cm²，使用中紫外线的辐照强度不得低于70mW/cm²，凡低于70mW/cm²者应及时更换灯管。

3）紫外线使用注意点：湿度－相对湿度大于70%的房间不建议使用；一般安装紫外线灯瓦数≥1.5W/m³，照射时间应大于30分钟。天花板的高度2m，空气流动6次/日，紫外线灯管质量：5000~10000小时（7~14个月），灯管清洁避免皮肤、眼睛损害。

（2）熏蒸或喷雾消毒

1）可采用化学消毒剂熏蒸或喷雾消毒，每周1~2次。

2）常用的化学消毒剂：①过氧乙酸：将过氧乙酸稀释成0.5%~1.0%水溶液，加热蒸发，在60%~80%相对湿度，室温下，过氧乙酸用量按1g/m³计算，熏蒸时间2小时。②过氧化氢复方空气消毒剂：市售品以过氧化氢为主要成分，配以增效剂和稳定剂等，一般用量按过氧化氢50mg/m³计算，采用喷雾法，在相对湿度60%~80%，室温下作用30分钟。③季铵盐类消毒液：采用双链和单链季铵盐，配以增效剂和稳定剂制成的空气消毒剂。每平方米喷1.2ml（折合药物浓度10mg/m³左右），作用30分钟。

（七）结核病感染控制区域地面和物体表面的清洁和消毒

地面、物体表面应当每日定时清洁，有污染时按以下方法消毒。

1. 地面要湿式拖扫，用0.1%过氧乙酸拖地或1000~2000mg/L有效氯消毒剂喷洒（拖地）。

2. 桌、椅、柜、门（门把手）、窗、病历夹、医用仪器设备（有特殊要求的除外）等物体表面可用1000~2000mg/L有效氯消毒剂擦拭消毒。

3. 其他物品消毒及处理

（1）每病床须设置加盖容器，装足量1000~2000mg/L有效氯消毒液，用作排泄物、分泌物随时消毒，作用时间30~60分钟。

（2）消毒后的排泄物、分泌物按照结核病防治机构和医疗卫生机构生物安全规定处理。每天应当对痰具进行高压灭菌或高水平消毒。患者使用的便器、浴盆等要定时消毒，用1000~2000mg/L有效氯消毒液浸泡30分钟。

（3）呼吸治疗装置使用前应当进行灭菌或高水平消毒，尽量使用一次性管道，重复使用的各种管道应当在使用后立即用2000mg/L有效氯消毒液浸泡，浸泡30分钟后再清洗，然后进行灭菌处理。

（4）每个诊室、病房备单独的听诊器、血压计、体温计等物品，每次使用前后用75%乙醇擦拭消毒。

（5）患者的生活垃圾和医务人员使用后的口罩、帽子、手套、鞋套及其他医疗废弃物均按《医疗废物管理条例》及《医疗卫生机构医疗废物管理办法》执行。患者出院、转院、死亡后，病房必须按照上述措施进行终末消毒。

（八）结核病感染控制的环境控制措施

1. 最好给患者一间空气流通，阳光充足的房间。如无条件者，患者可单独睡一床，经常注意开窗通风。

2. 患者被服要经常用日光暴晒消毒，患者痊愈后，房间要进行彻底消毒。

3. 患者应减少与他人接触，不要到公共场所去。

4. 患者的用品食具、痰液、呕吐物都要消毒，特别注意患者痰液要吐在纸上或痰盂里，进行焚烧或消毒后倒去。

5. 结核病患者隔离的最好方法是去肺结核专科医院住院隔离，减少对家中人员及其他人的传染机会，既有益于家庭，也有益于社会。

四、结核病的呼吸防护

结核病的呼吸防护是在医疗卫生机构预防结核分枝杆菌感染的第三道防线，是管理控制和环境控制的有效补充。主要作用是防止吸入飞沫，医务人员和患者都应接受标准原则教育和防护设备使用的培训。防护设备的选择必须对结核杆菌传播给患者或者医务工作者或者家属进行风险评估，是在管理措施和环境控制前两者不能有效降低飞沫浓度的情况下，通过让结核病患者佩戴普通口罩，医务人员佩戴防护口罩（N95口罩）等措施进行防护，保护特定人群。在医疗机构一次性口罩和手套都应该得到充足的供应。除标准防护措施，应用于空气传染疾病患者或可疑者的防护措施。包括卫生工作者佩戴口罩，将患者安置在隔离的有良好通风的区域，当患者在患者隔离区域外活动时使用医用口罩。这些应用于所有空气传染疾病的防护措施，能有效减少结核病的传播。

（一）结核病患者及家属佩戴的外科口罩

1. 外科口罩是通过阻挡大的微粒，防止微生物传播给其他人，口罩应该能够把鼻子、脸、颌部全部遮住。对结核杆菌可疑者以及结核明确诊断者离开隔离区接受检查或者治疗都应佩戴外科口罩。

2. 合适的口罩能够阻止病原微生物通过佩戴者口鼻扩散到他人，但不能防止佩戴者吸入传染性飞沫，因此佩戴合适的口罩能减少传染他人的风险。

3. 结核病患者在结防机构及医疗卫生机构就诊时，应尽可能带外科口罩，疑似或已知传染性肺结核患者在离开隔离室进入必要的医学检查科室或转诊时，都要佩戴合适的外科口罩。

4. 教会患者正确佩戴合适的口罩，是发挥预防作用的重要前提。

（二）医务人员佩戴防护性 N95 口罩

1. 防护性的口罩是一种特殊类型的面罩（N95 口罩）具有一定标准的虑过能力，于面部结合紧密，能有效地遮盖口鼻，能防止传染性结核分枝杆菌微粒的通过，起到控制和预防感染作用。

2. 有条件的机构可为医务人员提供防护性 N95 口罩来防止医务人员吸入传染性飞沫。

3. 在进行管理和环境控制的同时，与具有传染性的患者接触的医务工作者都要佩带 N95 口罩。医务人员佩戴防护性 N95 口罩，如不能一次使用必须经紫外线消毒后方可再次使用。因 N95 口罩或防微粒口罩都可以保护佩戴者本人。当访视者与传染性患者同在密闭空间时也应该佩戴微粒过滤呼吸器。考虑到使用微粒过滤呼吸器会产生歧视的风险，应该强烈关注医务工作者、患者和社区的行为改变。

4. 在治疗和护理已确诊或疑似的结核病患者（尤其是耐多药结核患者）时；对结核患者实施可能产生气溶胶的程序时；在支气管镜检查、气管插管、吸痰过程中医务工作者需要佩戴 N95 口罩。

5. 应该对卫生工作者就微粒过滤呼吸器的使用进行综合培训，因为正确的持续的呼吸器使用能够引起医务工作者显著的行为改变。同时，应该考虑包含呼吸器适合测试。

（三）N95 口罩的正确戴法及更换

1. 先将头带每隔 2~4cm 处拉松，手穿过口罩头带，金属鼻位向前。

2. 戴上口罩并紧贴面部，口罩上端头带位放于头后，然后下端头带拉过头部，置于颈后，调校至舒适位置。

3. 双手指尖沿着鼻背金属条，由中间至两边，慢慢向内按压，直至紧贴鼻背。

4. 双手尽量遮盖口罩并进行正压及负压测试。（正压测试：双手遮着口罩，大力呼气。如空气从口罩边缘溢出，即佩戴不当，须再次调校头带及鼻梁金属条；负压测试：双手遮着口罩，大力吸气，口罩中央会陷下，如有空气从口罩边缘进入，即佩戴不当，须再次调校头带及鼻梁金属条。

5. N95 口罩的使用寿命依赖工作环境与类型。当口罩受污染如有血迹或飞沫等异物，使用者感到呼吸阻力变大，口罩损毁，需要更换口罩。

6. N95 口罩适合性试验是为确保佩戴者佩戴的医用防护口罩具有一定的密闭性，包括适合性试验和敏感试验。

（四）结核病的呼吸防护措施

1. 同一病种患者，可同住一室。进入病室者应带外科口罩，必要时穿隔离衣，接触患者或可能污染物品。

2. 护理下一名患者前应洗手。

3. 患者所用食具，痰杯等应予隔离。食具每餐消毒，痰杯每天消毒更换，呼吸道分泌物应于消毒后废弃。

4. 病室空气消毒 1~2 次/天，患者有必要离开病室时，必须戴外科口罩。

5. 采用隔离标志勤洗手，使用肥皂或洗手液并用流动水洗手，不用污浊的毛巾擦手。双手接触呼吸道分泌物后（如打喷嚏后）应立即洗手。

6. 打喷嚏或咳嗽时应用手帕或纸巾掩住口鼻，避免飞沫污染他人。患者在家或外出时佩戴口罩，以免传染他人。

7. 均衡饮食、适量运动、充足休息，避免过度疲劳。

8. 当长期居住在人口聚集场所的个体疑似或确诊为结核病的患者，要给患者戴外科口罩，痰涂阳性患者实行隔离治疗。在短期人口聚集场所的个体疑似或确诊为结核病的患者，应组织适当的转诊。

结核病的感染控制对于预防结核病传播来说是一个重要的策略，结核病感染是通过管理控制、环境控制和呼吸防护三个层级进行有效的控制，有助于减少结核病的传播。

第四节　结核病感染控制的团队合作

一、概述

在结核病防治体系中的参与者不管是医院中的医务工作者，还是社区工作人员以及疾控机构都应履行责任，担负起结核病感染控制的角色，利用三位一体的结核病防控体系来有效进行结核病的感染控制。只有每一个工作人员都能履行责任，并遵循执行监控和交流相关感染控制指南的重要性，才能得以实现。

二、医疗机构中结核病感染控制的团队合作

结核病患者进入医疗机构后，从候诊、接诊及住院等各环节及区域均应作好相应的防控工作，以减少疾病在医疗机构中的传播。

（一）患者进入门诊涉及团队成员

1. 涉及团队成员　门诊导医人员。

2. 角色和责任

（1）迎接患者，提供相应指导并对患者进行登记。

（2）导医对患者的等待时间进行评估。

（3）合作　导医人员通知医生患者的到来，导医人员接待者如果面对一个需要立即照顾的紧急患者，应以恰当的方式通知护理人员或医师。

（二）患者在候诊区的团队合作

1. 涉及团队成员　导医人员、门诊医生、收费员、门诊药剂员、医技人员、住院处工作人员、护理人员、医院管理人员、医院专职感染控制人员。

2. 角色和责任

（1）住院接待员注意观察咳嗽的患者，有条件者应为潜在感染的患者提供独立的良好通风的候诊区。

（2）住院接待者、护理人员为患者提供纸巾、口罩和病员服。

（3）住院接待者、护理人员告知患者基本的咳嗽方式方法以及感染控制措施。

（4）住院接待者、护理人员给予疑似结核病的患者相应处理。

（5）住院接待者、护理人员保证所有区域最大限度的通风，有条件者可采取机械通风和紫外线照射。

（6）医院专职感染控制人员准备和发放当地语言的相关结核病健康宣传单。

（7）医院专职感染控制人员监测候诊区，确保遵循程序与指导原则，卫生间的水池应该提供洗手液，并提供描述洗手方法的图示。

（8）合作　医院管理部门与感染控制团队进行联系，感染控制团队对医院管理的不足进行反馈。

（三）患者接受结核病相关检查诊断时的团队合作。

1. 涉及团队成员　护理人员、医技人员、医院管理部门、感染控制团队。

2. 角色和责任

（1）护理人员收集痰液送检。

（2）检验科技师采血进行相关化验。

（3）放射科技师安排进行 X 线检查。

（4）HIV 专职医师提供 HIV 检查和咨询。

（5）医院管理部门在高危区域如实验室、X 线室以及痰液收集区提供警告标示。

（6）感染控制团队监管感染控制标准的遵循情况。

（7）合作　感染控制团队应在日常监管工作中发现问题时和医院管理部门联系。

（四）患者在病房接受治疗的团队合作

1. 涉及团队成员　医生、护理人员、医技人员、感染控制团队、医院管理部门。

2. 角色和责任

（1）护理人员评估患者，为患者提供相关检查（如痰液和 X 线）的解释和说明。

（2）医技人员配合医生及时对患者进行相关检查和化验，为医生提供诊疗依据。

（3）医生详细记录患者个人信息和用药史，检查结核病的症状和体征，根据检验检查结果正确开具医嘱。

（4）护理人员严格按照医嘱，正确为患者实施抗结核治疗。

（5）治疗初期，患者会产生药物的不良反应，护理人员和医生要会识别药物不良反应，并能采取适当的措施。

（6）医护人员协助患者，满足其基本照顾需求，必要时进一步提供感染控制的健康教育。

（7）医护人员必须严格执行感染控制程序，必要时向患者提供解释。

（8）感染控制团队监管感染控制标准的遵循情况。

（9）医院管理部门对医生为患者拟定的治疗方案及时评价，并进行效果观察，必要时指导医生进行调整。

（10）合作 医生、护理人员及时与患者讨论药物不良反应的问题，医生及时更换治疗方案。医院管理部门对患者在住院期间所接受的诊疗、护理工作及时督查、反馈，提出整改建议。

（五）疑似结核病患者进入病区后的团队合作

1. 涉及团队成员 医生、护理人员、医技人员、感染控制团队、医院管理部门。

2. 角色和责任

（1）护理人员告知患者医院规章制度、感染控制措施，提供有关结核病的信息，使患者认识到感染控制的重要性，确保患者理解并遵守相关制度，护理人员为患者制定护理计划。

（2）护理人员通过宣教取得患者配合，及时对患者进行相关的化验及检查。

（3）医生详细记录患者个人信息和用药史，分析患者症状和体征，根据检验检查结果正确开具医嘱。

（4）护理人员严格按照医嘱，正确为患者实施抗结核治疗。

（5）医院管理部门提供结核病诊治和护理程序。

（6）感染控制团队负责保证正确的隔离、整合患者资料（例：涂片＋和涂片－，HIV＋等隔离措施）。

（7）合作 医院管理部门对患者在住院期间所接受的诊疗、护理工作及时督查、反馈，提出整改建议。

（六）痰液标本送达实验室的团队合作

1. 涉及团队成员 护工、实验室技师、医院管理部门、感染控制团队。

2. 角色和责任

（1）护工确保痰液标本处理得当并正确转送。

（2）实验室技师遵循实验室安全指南对痰进行涂片显微镜检查，以及对涂片进行结核菌培养和药物敏感试验。

（3）医院管理部门提供安全测评和个人防护用具，并保证仪器设备处于良好工作状态。

（4）医院管理部门提供安全检测，如进行培养和药敏试验区的通风系统。

3. 合作

（1）护工送交痰液标本给实验室工作人员，检验报告及时汇报给医生。

（2）实验室工作人员仪器设备如破损立即通知医院管理部门。

（3）感染控制团队教育实验室工作人员正确处理样本和感染测评。

三、结核患者进入社区中的团队合作

1. 患者出院后回到社区，不应间断治疗，与之相关的危险因素仍然存在，此时患者多数存在治疗间断或处置不当的风险。治疗过程中患者不一定具有传染性，但如果治疗中断，患者可能存在状况恶化的风险。

2. 患者出院后恢复原来的生活方式，容易忘记自己的健康状况，对具有传染性（痰涂片阳性）的患者，社区工作者应该采取预防措施，指导患者注意咳嗽的方式。室内有人时让患者戴医用口罩防止传播，告知患者尽量减少乘坐公共交通工具的时间，避免去人群密集的场所。因此在结核患者治疗阶段，患者之间、家庭成员、社区成员、社会工作者以及医务人员的合作是至关重要的，是控制结核病感染的最有效措施。

3. 结核病的感染控制是跨学科的，涉及卫生部门和其他部门，包括卫生服务提供者，如医生、护理人员、药剂师和实验室技术人员和卫生管理及后勤工作者，如财务人员、厨师、司机和保洁员。为控制感染所采取的措施，即使是那些专门针对结核病的措施，由于涉及和实施汲取了不同领域的专业知识，而且提高了学科之间的合作，因此能够加强卫生服务。这样，一旦形成合作，一个健全的感染控制框架就可以为其他项目打下基础，并使其受惠。

4. 成功实施结核病感染控制，还需要正确的技术指南，卫生、财政、司法、劳工、公共工程和环境等部门之间的协调努力，国家不同疾病专项之间的协调，国家级和省级卫生部门之间的协调，技术合作伙伴和民间社会的努力，重要的倡导和社会动员，以消除各种广泛实施活动的障碍，各级筹集充足的资金。

5. 对于耐多药结核以及在社区接受治疗并有传染性（痰涂片阳性）的患者，应该采取预防疾病传播的措施。应建议患者注意咳嗽的方式，室内有其他人时建议患者佩戴医用口罩防止传播疾病。居住空间应最大限度通风，天气情况良好时，室外活动有益于患者健康。如果生活空间足够，患者尽量与家人分开、独自睡觉，并尽量减少乘坐公共交通工具的时间，避免去人群密集的场所。患者、家属及社区卫生工作者都有必要接受结核预防措施的健康教育。

6. 患者的预防措施尽管非常必要，但可能使患者感到羞愧，感到被社会歧视和孤立。这会产生各种经济、社会及心理问题，如失业、嗜酒和药物滥用、贫困、遗弃、独居、抑郁及社会孤立等都可能影响患者的治疗依从性。在结核联合指南、最佳实践中，针对患者变得更加独立，必须处理很多相互矛盾的优先事项这一情况，给出了详细的指导说明。因此在这一阶段，患者之间、家庭成员、社区成员、社会工作者及医务人员的合作是至关重要的，以确保鼓励患者坚持长期治疗。

7. 综合的社区治疗效果不亚于医院治疗，且能降低医疗花费、增加患者满意度。社区有不同的成员参与到患者的照顾过程中，而医院只有医务人员参与。部分患者和医务专业人员失去联系，应采取适当的策略，找到失访患者，确保他们恢复治疗。

8. 世界卫生组织推荐在整个治疗阶段维持"直接监督下的治疗"，可能涉及的个人包括家庭成员、密友和邻居，即和患者日常生活关系紧密的成员，通常是给予患者照顾和建议的主要成员。社区卫生保健工作者、志愿者和患者支持团体是监督治疗、确保治疗能够延续的重要形式。无论由谁来承担"直接监督下的治疗"，承担者本身需要充分的支持和监督，这是一项困难而艰巨的任务。这类以社区为基础的途径与门诊访视相比，更易为结核病患者提供个性化服务，消除结核患者和医疗机构的隔阂。在初级保健水平，与患者自我管理相比较，社区成员参与的治疗对患者更有益。无论如何安排患者的照顾活动，其最终责任仍属于义务工作者，并需要进行适当的指导。

9. 提高公众对结核传染性的认知。社区成员提倡抵制病耻感，给患者一个现实、可信的期望，鼓励患者寻求治疗。这样的交流可以在学校、教堂或者其他人口聚集的地方进行，其影响意义远远超出付出，所有社区的主动加入会给所有成员带来益处。为患者提供医疗的群体，无论与患者接触方式如何，都必须接受适当的感染控制的基础培训，并能够识别不良反应以及他人无意中被感染结核后的征象。

10. 社区医务工作者和其他治疗服务者根据时间投入的多少需要得到经济补偿，例如交通。其次国家结核控制项目需要为初级结核保健服务提供基础设施和经济来源，以及提供专业人员的培训、诊断服务、免费可获取的药物。

11. 国家层面上，遏制结核病合作组织或其他组织可以协调当地的伙伴关系和合作关系。可以建立与非政府组织和私家医生转介和诊断结核疑似患者的协议，并支持正在进行的治疗。

12. 在社区层面，对于提高大众认知，宣传和交流结核病相关知识是非常重要的。许多社区大多数人的文化层次低，因此，社区领导以及相关工作人员对公众进行结核病相关知识培训，让社区人员了解结核病感染控制措施的内容，掌握相关知识加强个人防护。社区卫生服务机构对结核病防治的贡献，结核病的治疗不仅仅是生物医学的治疗，更是一种社会干预。直视督导治疗的含义要远比单纯的"监督患者服药"丰富，只有当患者与督导者均认识到治愈结核对于患者和患者所在社区的价值、相互之间建立起责任联系时，直视督导治疗才能发挥最大效用，而结核病防控项目及患者所在社区同样需要在方便的时间、合适的地点为患者提供治疗，以表现对患者的尊重。因此，需要对 DOTS 策略进行修正，以适应各地的实际情况。策略的选择标准应当不单着眼于策略效果，而且同样需关注策略的适宜性和可接受性，而这些特性则是与各种社会、组织因素相关联。若项目无法满足患者需要，或是未能认识到患者的困难，则项目很难提供有效的结核病防治服务，社区卫生服务机构的贡献是结核病防控项目的重要组成部分。虽然防治结核的主要工作是由结核病防控项目来承担，但社区卫生服务机构可以通过多种方式加强对结核的有效防治，如社区卫生工作者督导患者治疗，对患者、家庭和社区进行健康教育，促进病例发现，促使政府做出控制结核的承诺等。社区卫生工作者可以接受物质激励，也可以无任何激励。每种文化氛围、每个社会和每个社区都是独一无二的，在实施 DOTS 的过程中，都有其独到优势，并面临着不同的挑战。有研究发现约 1/3 的结核病患者不能规律服药，并且难以预测何种患者的依从性差，许多国家结核病防治指南要求结核患者在工作日前往结核诊所或是健康中心服药，推荐的督导者顺序按降序排列依次为：卫生人员、社区志愿者、家庭成员，均将卫生人员督导推荐为第一选择。

四、结核病传播宣传教育的团队合作

1. 通过世界防治结核病日向社会宣传我国结核病流行现状，让患者及家属知道结核病是一种呼吸道传播的慢性传染病，是严重危害广大人民群众的身体健康的，指导人们若患有结核病，应该到当地结核病专科医院正规治疗，宣传不随地吐痰。

2. 住院患者把痰吐在有消毒液的痰盂里或吐在纸上焚烧等处理,咳嗽时应用手帕掩住口鼻,不要对着别人咳嗽或打喷嚏,房间应经常开窗,保持通风,室内温度适宜,保证环境卫生清洁。让患者及家属知道卫生部办公厅关于加强结核病防治宣传教育通知。

3. 目前我国艾滋病合并结核病患者较多,加速了结核病的传播速度。需加强对这部分患者的宣传教育,改变其不健康的生活方式,相关防治机构要定期探访,向患者介绍结核病的相关知识,如传播途径、流行特征、主要症状等,使得他们对结核病的防治有正确的认识并督导患者的行为、疏导不稳定的情绪、解决心理上的负担,使患者积极配合治疗。

4. 《中华人民共和国传染病防治法》第十八条规定:各级疾病预防控制机构在传染病预防控制中要履行开展健康教育、咨询,普及传染病防治知识的职责。作为结核病健康教育的提供方,各级结防机构和政府要担负起各自的责任,不断健全结核病健康教育机制,积极探索适合我国的健康教育模式。政府要在宏观层面保证各项健教法规的完善和具体政策的落实,使得健康教育的工作能够有法可依,并向公众很好的宣传这些政策法规。参与制定国家结核病防治健康促进策略,编写、制作健康教育材料,指导和实施健康促进工作。

5. 各部门间应相互协调,组织开展结核病防治健康促进活动,使各项健教措施落实到DOTS策略的相应环节中去,做好健康教育材料的发放工作。同时,还要做到政府监管,保证结核病健康教育的专项经费落到实处。制定详细的培训计划,对相关医务人员进行课程培训,传递科学的结核病诊断、监测和管方法,努力打造一支强大的结核病防治队伍。此外,目前还需建立一套对结核病健康教育效果进行评价的指标和体系,通过对健康教育效果的评价,总结结核病防控中的得与失,指导下一步结核病预防控制工作的开展。

(1)健康教育的方式 目前开展健康教育是从入院教育、住院教育、出院教育三个方面进行的。住院当日首诊护理人员采取一对一的方法向患者及其家属介绍病区环境、入院须知、安全注意事项、作息时间、陪护、探视及卫生制度。第二日由责任护理人员、护理人员长对患者进行相关知识教育如结核病的传播途径、易感人群的防护。主治医生、科主任介绍相关检查的目的、治疗方案、用药原则、注意事项及不良反应,患者表示了解掌握并签名。

(2)健康教育对肺结核患者的心理指导作用

1)青壮年肺结核患者:一旦确诊后往往表现以下几种心理反应:否认、消极、自卑、焦虑、恐惧等。首先否认自己患有传染病,怕别人知道后另眼相看、怕被老板炒鱿鱼、怕同事朋友远离、怕传染给家人、怕给家人带来经济负担、担心学业、前途、恋爱、婚姻受到影响等,于是就出现消极自卑,沉默不语,不愿和同事朋友相处。疾病的折磨、亲朋好友的远离,使患者更加感到孤独。

2)老年患者:以为自己老了,对治疗缺乏信心,轻视治疗,缺乏合作,导致治疗效果不满意。甚至有的老年患者,听传闻用药,看广告,迷信江湖医生治疗,不去专科医院治疗,失去治疗最佳时机,使病情加重,反而更增加经济负担和精神负担。

3）医护人员：不仅要掌握新知识、新技术、新对策，而且要掌握现代健康教育的基本理论。运用心理学原理去观察、分析和了解患者的心理活动，针对不同心理特点，有目的、有计划开展心理护理和健康教育，用生动形象的比喻、通俗易懂的语言向患者及家属解释肺结核发生、临床症状、治疗原则、注意事项以及预防措施。不要担心治不好，也不要麻痹大意，只要及时正规治疗，结核病是可以治愈的。集菌法查痰阴性情况下，也可以与家人、朋友团聚，使患者对自己所患的疾病有明确认识，适时开展健康教育及防痨宣传，消除患者各种心理障碍，稳定情绪，积极主动地配合治疗，以便取得良好的效果。

4）健康教育有助于肺结核正规治疗。结核病是一种慢性病，无论是口服用药还是静脉用药，疗程均长。有的患者求治心切、急于求成，以为打针快，对全程服药缺乏足够的信心。有些患者症状好转、出现副反应或经济困难，就自行中断用药，这样容易形成复发，导致难治性与耐多药性肺结核的产生。

（3）医护人员应不失时机对这些患者进行健康教育。

1）结核病的治疗原则"早期、联用、适量、规律、全程"。早期发现，早期用药，才能获得满意的治疗效果。联合用药可减少耐药菌的产生，药量不足、种类不够、组织内不能达到有效杀菌浓度，疗效不佳，且易产生继发性耐药。滥用药物或药量过大，不但造成浪费，极易出现不良反应。规律、全程用药是化疗成功的关键，从而使患者明白坚持治疗原则的重要性，并严格遵照化疗方案，避免遗漏和间断。

2）通过各种渠道开展健康教育，使患者对所患疾病的基本知识有所了解，树立正确的健康信念。消除患者住院治疗期间的负性心理，保障规范用药，尽早发现药物不良反应，缩短病程，使患者早日康复、减少疾病传播，对控制结核病的发病有重要意义。在实施健康教育的过程中，应注意与患者的沟通技巧，交流时声调应平和，语速适中，用词通俗易懂，应注意通过身体姿势与体态结合，并有预先的环境准备，给患者创造一个和谐宁静的氛围。

3）抗结核药物不良反应较多，故医护人员应使患者熟知药物作用与不良反应。常用结核杀菌药物有异烟肼、利福平、吡嗪酰胺、链霉素。结核抑菌药物有乙胺丁醇、卡那霉素、对氨基水杨酸钠。其中对氨基水杨酸钠、吡嗪酰胺等可引起肠胃不适，利福平、异烟肼可有肝功能损害，链霉素、卡那霉素可致听力障碍，乙胺丁醇可致视神经炎。在化疗过程中患者出现上述情况，可能是药物的不良反应，应及时与医生联系。健康教育内容可伴随治疗过程循序渐进开展，如在确诊阶段可帮助患者了解结核病的病因、症状、诊断标准。在治疗阶段指导患者正确用药、合理体位、有效咳嗽、咳痰的意义。

（4）医院及其他医疗单位开展《中华人民共和国传染病防治法》《结核病防治管理办法》和"结核病归口管理办法"的宣传，这是结核病健康教育的一个特殊内容，对加强结核患者的归口管理，从而提高患者发现率有特殊意义。其次一定要注重健康宣传效果的评价，加大健康教育的深度和广度，探索适合本地区实情、花费相对小、效果好的健康教育措施。结核病健康教育要以提高患者发现率和治愈率作为最终目标。健康教育包括如下内容。

1）肺结核的发病原因、传播途径。

2）肺结核常见的症状及始发症状，如出现相关症状，及时到结核病治疗地点进行治疗。

3）介绍肺结核的消毒隔离及如何正确留取痰液标本。

4）结核病的治疗原则：早期、联合、适量、规律、全程用药，要在专业医师指导下服用，抗结核药的使用如果不足量，不足疗程会使治疗失败，产生耐药，剂量过大，则会出现不良反应。

5）常用抗结核药物的用法、作用、不良反应及定时复查肝肾功能、血常规的目的及意义。

6）建立科学健康的生活方式，劳逸结合，适当锻炼，戒烟戒酒。

7）饮食指导。

8）心理护理。

9）出院指导。

在结核病防治体系中感染控制各团队的合作尤为重要。无论结核病患者（或疑似患者）进入医疗机构，还是进入社区中，是否具有传染性，结核病防治体系中的各级工作人员，包括医务人员、社区工作人员、疾控机构工作人员认真履行责任，担负起结核病感染控制的角色，加强协调与配合，有效进行结核病的感染控制，减少结核病的传播。

第五节 结核分枝杆菌的消毒灭菌方法

一、概述

结核分枝杆菌是一种革兰阳性需氧细菌，它是一种具有复杂细胞壁的小型棒状杆菌，细胞壁中含有大量类脂质，具有疏水性，与普通细菌相比，对物理和化学因素的作用具有比较强的抵抗力。结核分枝杆菌对干燥、低温、酸、碱的抵抗力较强。结核分枝杆菌可存在于患者的痰液中、悬浮于空气中，也可随尘埃落在物体表面，黏附在尘埃中的结核分枝杆菌可保持传染性8～10天，在干燥环境或室内阴暗潮湿处中可存活数月或数年。结核分枝杆菌的消毒灭菌方法应采取高水平的消毒或灭菌。

二、空气消毒方法

（一）通风

可选择自然通风和机械通风。自然通风是一种最简单的环境控制防护措施。通过室内外空气流通，以降低飞沫的浓度，控制结核感染。结核病房不宜安置中央空调。

负压病房是指在特殊的装置之下，病房内的气压低于病房外的气压，空气只能是外面的新鲜空气流进病房，病房内被患者污染过的空气通过专门的通道及时排放到固定的地方。

在无负压病房的条件下，可利用建筑物内外空气的密度差引起的热压或风压，促使空气流动而进行的通风换气。室内定时通风的最佳时间为上午 9 时、下午 3 时左右，一般通风时间为 30 分钟。

（二）紫外线灯照射消毒

1. 消毒原理 紫外线属电磁波辐射，其杀菌机制是使细菌 DNA 链上相邻的胸腺嘧啶形成二聚体，从而干扰 DNA 的复制、转录，使细菌变异死亡。紫外线根据波长分为 A 波、B 波、C 波和真空紫外线。消毒使用的紫外线是 C 波紫外线，其波长范围是 200～275nm。结核分枝杆菌对紫外线具敏感性，但紫外线的穿透力比较弱，难以透入固体物质内部和液体深层。因此，它常适用于室内空气和物体表面的消毒。

2. 紫外线消毒灯的要求

（1）紫外线消毒灯在相对湿度为 60%、温度为 20℃时，辐射的 253.7nm 紫外线强度应不低于 $70\mu W/cm^2$。

（2）应定期监测消毒紫外线的辐照强度，当辐照强度低到要求值以下时，应及时更换。

（3）应保持紫外线灯表面清洁，每周用酒精擦拭一次，发现灯管表面有灰尘、油污等时，应随时擦拭。

3. 使用方法及注意事项

（1）在室内无人状态下，采用紫外线灯悬吊式或移动式直接照射消毒。灯管吊装高度距离地面 1.8～2.2m。安装紫外线灯的数量为平均 $\geq 1.5W/m^3$，照射时间 ≥ 30 分钟。

（2）消毒时对环境的要求 紫外线直接照射消毒空气时，关闭门窗，保持消毒空间内环境清洁、干燥。消毒空气的适宜温度 20～40℃，相对湿度低于 80%。

（3）采用紫外线消毒物体表面时，应使消毒物品表面充分暴露于紫外线中。

（4）不应使紫外线光源直接照射到人。

（三）循环风紫外线空气消毒器（机）

采用循环风紫外线消毒器（机）可在有人的场所定时或持续对室内空气进行消毒，安全有效，对人体无害。消毒器由高强度紫外线灯和过滤系统组成，其作用原理是将室内空气吸入机器内部通过多层过滤网和杀菌能力极强的 C 波段紫外线灯管照射，有效地杀灭空气中病毒、细菌，并同时过滤掉空气中的尘埃，防止通过空气传播的各种疾病，改善空气质量。与传统紫外灯相比，其杀菌能力提高 3～4 倍，其产生的负离子能使空气清新。使用时应关闭门窗，进风口和出风口避免物品遮挡或覆盖。有条件医院应在每间病房内安置循环风紫外线消毒机进行定时空气消毒，一般 2 次/日，每次 1 小时。

（四）化学消毒剂喷雾

化学消毒剂喷雾消毒需在无人且相对密闭的环境中进行（消毒时关闭门窗），消毒完毕后方可打开门窗通风。可采用化学消毒剂熏蒸或喷雾消毒，每周 1～2 次。

常用的化学消毒剂浓度及方法如下。

1. 含氯消毒剂 对结核分枝杆菌有较强的杀灭作用。用含有效氯 2000mg/L 的消毒液均匀喷洒，作用时间 > 60 分钟。喷洒后有强烈的刺激性气味，人员应离开现场。

2. 过氧乙酸 将过氧乙酸稀释成 0.5% ~ 1% 水溶液，在 60% ~ 80% 相对湿度，室温下，过氧乙酸用量按 $1g/m^3$ 计算，加热蒸发时间为 2 小时。

3. 过氧化氢复方空气消毒剂 一般用量按过氧化氢 $50mg/m^3$ 计算，采用喷雾法，在相对湿度 60% ~ 80%，室温下作用 30 分钟。

4. 季铵盐类消毒液 采用双链和单链季铵盐，配以增效剂和稳定剂制成的空气消毒剂。按 $1.2ml/m^3$ 喷洒量（折合药物浓度 $10mg/m^3$ 左右），作用 30 分钟。

三、物体表面及地面消毒

（一）物体表面消毒

1. 紫外线直接照射消毒 可采取紫外线灯悬吊式照射或使用便携式紫外线消毒器近距离移动照射，对小件物品可放于紫外线消毒箱内照射。被消毒物品应充分暴露于紫外灯下，照射 30 分钟可达消毒目的。

2. 含有效氯 2000mg/L 消毒液喷洒消毒 含氯消毒剂属高效消毒剂，具有广谱、速效、低毒或无毒、对金属有腐蚀性、对织物有漂白作用、受有机物影响很大，粉剂稳定而水剂不稳定等特点。对一般污染的物品表面，用 1000mg/L 的消毒液均匀喷洒，作用 30 分钟以上，对经血传播病原体、结核杆菌等污染的表面的消毒，用含有效氯 2000mg/L 的消毒液均匀喷洒，作用 60 分钟以上。

3. 其他 病床、桌、椅、柜、门（门把手）、窗、病历夹、医用仪器设备（有特殊要求的除外）等物体表面可用 2000mg/L 有效氯消毒剂擦拭消毒。不宜用含氯消毒液擦拭的物品可用 75% 乙醇进行擦拭消毒。

（二）地面消毒

地面采取湿式拖扫，每日用含有效氯 2000mg/L 的消毒液进行拖地 1 ~ 2 次。

四、其他物品消毒

1. 呼吸治疗装置 使用前应当进行灭菌或高水平消毒，尽量使用一次性管道，重复使用的各种管道应当在使用后立即用 2000mg/L 有效氯消毒液浸泡 30 分钟后再清洗，然后进行消毒灭菌处理（环氧乙烷灭菌）。

2. 每个诊室、病房备单独的听诊器、血压计、体温计等物品 每次使用前后用 75% 乙醇擦拭消毒或用紫外线照射消毒。

3. 医护人员使用后的口罩、帽子、手套、鞋套及其他医疗弃物 均按医疗废物进行焚烧处理。医护人员最好使用一次性 N95 口罩，若是纱布口罩可采用煮沸消毒或高压灭菌消毒。

4. 快速手消毒 75% 乙醇能使结核分枝杆菌细胞蛋白质变性凝固起到杀菌作用。医务人员可选用 75% 乙醇或含乙醇的快速手消毒剂进行快速手卫生消毒，揉搓 2 ~ 3 分钟即可杀灭结核杆菌。

5. 高温高压蒸汽灭菌 可重复使用的医疗器具及实验室物品的灭菌，可采用高温高压蒸气灭菌法，它是最有效和最可靠的方法：在 121.3℃（1.05kg/cm²）持续 30 分钟。

五、患者分泌物及用物消毒

（一）痰液消毒

1. 含氯消毒液　每病床须设置加盖容器，装足量含有效氯 2000mg/L 消毒液，用作排泄物、分泌物（痰）随时消毒，作用时间 > 30 分钟。

2. 焚烧　患者的痰液可用密封袋装送焚烧处理。

3. 苯酚溶液　主要通过破坏结核分枝杆菌细胞膜使细胞质内容物漏出，使菌体蛋白质变性凝固而杀死细菌。2% 苯酚 5 分钟，5% 苯酚 1 分钟能杀死结核分枝杆菌培养物。用 5% 苯酚溶液与等量的痰液混合，需 24 小时杀灭结核分枝杆菌。

4. 甲醛　使菌体蛋白变性凝固，而杀死细菌。1% 甲醛处理结核分枝杆菌 5 分钟，可使细菌死亡。5% 甲醛与等量痰液混合，处理 12 小时以上才能达到杀菌目的。

（二）患者的生活垃圾

按医疗废物进行焚烧处理。

（三）患者使用后的餐具、用具

1. 湿热对结核分枝杆菌杀伤力强，80℃ 5 分钟、95℃ 1 分钟或煮沸 5 分钟即可杀死结核分枝杆菌。患者使用后的餐具、用具等耐热物品可采用煮沸方法灭菌，煮沸 5 分钟可达消毒灭菌效果。

2. 干热对结核分枝杆菌的杀伤力较弱，100℃ 干热灭菌需要 4 ~ 5 小时才能达到灭菌效果。

3. 可采用微波消毒方法，700W 功率的微波炉，高温 4 ~ 7 分钟即可达到杀灭结核杆菌效果。微波消毒的物品应浸入水中或用湿布包裹。

（四）患者使用后的棉絮

置于太阳下暴晒 2 ~ 3 小时，可杀灭结核杆菌。

六、结核病患者家庭消毒隔离方法

肺结核是慢性呼吸道传染病，主要通过呼吸道传染，其次通过被结核菌污染的食物或食具感染。肺结核治疗时间长，恢复慢，绝大多数患者急性期过后均需要在家中进行长期治疗。因此，做好肺结核患者的家庭消毒，直接关系到肺结核患者及其家人的健康。

（一）隔离

1. 排菌期间患者应单独居住，无条件者可分床睡或分头睡。

2. 患者不要近距离面对他人咳嗽、高声谈笑、咳嗽或打喷嚏；咳嗽时要用手或纸巾遮盖口鼻。在病情许可情况下，患者佩戴口罩，以减少传播机会，保护家人。

3. 患者要注意个人卫生，勤洗手，严禁随地吐痰，可将痰吐在纸上烧掉，或吐在盛有消毒液的专用加盖痰杯中浸泡后30分钟后倒入下水道。

4. 患者的餐具最好单独使用，家庭采用分餐制。

5. 患者尽量减少去公共场所。

（二）消毒

1. 居室消毒　居室每日开窗通风是最简单有效的空气消毒方法，一般早晚各开窗通风1小时，以保持室内空气新鲜；有条件时每天对居室用化学消毒液如过氧乙酸进行喷雾消毒，也可用食醋煮沸熏蒸消毒或用艾叶燃烧熏蒸消毒。消毒时室内人员必须离开房间，消毒后开窗通风0.5小时后再进入。屋内采取湿式清扫。

2. 痰具消毒　肺结核患者最好将痰吐在带盖的专用痰杯内。有条件时在痰杯内加2000mg/L含氯消毒液，每日更换1次，无条件时将痰液煮沸15~20分钟后倒弃。应急情况下将痰吐在纸上，并连同擦拭口鼻分泌物的纸张烧掉，不要随处乱扔。痰杯用流水冲净，煮沸消毒20分钟，或用含2000mg/L的有效溴或有效氯的消毒溶液浸泡30分钟。一次性痰杯用后可焚烧处理。

3. 餐具消毒　患者的餐具应该专人专用，定位单独放置。用过的餐具在开水中煮沸5分钟后晾干，剩余食物煮沸20分钟后倒弃。每天将洗漱用品在含有2000mg/L有效溴或有效氯的消毒溶液中浸泡30分钟并冲洗晾干备用。

4. 用物消毒　患者的被褥要经常在日光下暴晒消毒，一般每次直接日光暴晒2~3小时。小的物品如棉质床单、枕巾、衣服、口罩等可煮沸5~10分钟，或用0.5%的过氧乙酸浸泡消毒0.5~1小时。化纤织物只能用消毒液浸泡消毒。家具、陈设品、墙壁和地面可用含氯消毒液擦拭。门把手、水龙头、门窗、洗手池、卫生间、便池等很容易受到污染的物体表面，每天用含氯消毒液消毒，再用洁净水擦拭干净。

5. 家庭成员隔离消毒　家属直接接触排菌患者时应戴口罩；护理患者后及时认真洗手消毒，也可用75%乙醇或含乙醇消毒液擦拭双手进行手卫生消毒。

小结：通过对结核病患者周围环境中的空气、物体表面、患者用物、分泌物及排泄物等进行有效的消毒灭菌，以达到消灭传染源、切断传播途径的目的。

第六节　结核病房废物处理操作规程

一、概述

医疗废物处理是指医疗机构相关人员，对医院内部产生的对人和环境具有物理、化学或生物感染性伤害的医用废弃物品和垃圾的处理流程。它包括对某些感染性强的医疗废弃物品的妥善消毒乃至彻底清除的过程。对结核病房的废物处置更是尤为重要。

二、结核病房医疗废物收集点

1. 结核病房医疗废物的收集点可设立在污物整理间，亦可在治疗室附近设置专室。

2. 结核病房患者所产生的生活垃圾也属医疗废物，其收集点可设在盥洗间附近。

3. 收集点应设醒目标识，有医疗废物分类收集方法的示意图或者文字说明。

三、分类收集

1. 结核病房医疗废物分类（表 8 – 1）。

表 8 – 1　结核病房医疗废物分类及放置规范表

类别	特征	常见组分或废物名称	放置
感染性废物	携带病原微生物具有引发感染性疾病传播危险的医疗废物	1. 被患者血液、体液、排泄物污染的物品 2. 传染病或疑似传染病患者产生的生活垃圾 3. 病原体培养基、标本和菌种、毒种保存液 4. 各种废弃的医学标本、血液 5. 用后的一次性使用的医疗用品及器械	1. 放入黄色专用垃圾袋 2. 疑似或确诊传染病患者污物入双袋，封紧袋口 3. 病原体的培养基、标本和菌种、毒种保存液消毒后装双袋，封紧袋口
损伤性废物	能够刺伤或者割伤人体的废弃的医用锐器	1. 各种医疗锐器，如医用针头、剪刀等 2. 玻璃类：玻璃安瓿等	锐器入锐器盒 玻璃类可入黄色专用垃圾袋后再置于硬质容器中
药物性废物	过期变质或者被污染的废弃的药品	废弃的一般性药品，如抗生素、非处方类药品等	送药剂科统一处理
化学性废物	具有毒腐性、易燃易爆性的废弃的化学物品	废弃的汞血压计、汞温度计	血压计、温度计废弃后送设备科

2. 医疗废物存放要求

（1）医用垃圾　用黄色医疗废物专用包装袋在盛装前，应对包装袋或锐器盒进行认真检查，确保无破损、渗漏和其他缺陷。感染性废物和病理性医疗废物应立即丢弃至黄色医疗废物专用包装袋内；损伤性医疗废物（如针头、刀片、缝合针等）应立即丢弃至黄色医疗废物专用锐器盒内。锐器盒放置点应便于就近丢弃，运送时不得放入收集袋中，以防运送时造成锐器伤。

（2）药物性废物　应由药剂部门统一回收、集中处置。

（3）患者的体液（如胸腔积液、腹水）及其他排泄物　用2000mg/L有效氯消毒液浸泡消毒60分钟后倒入下水管道，由医院统一进行污水处理。

（4）输血器、血袋　单独收集，由血库回收统一处理。

（5）放入包装袋或锐器盒内的感染性废物、损伤性废物不得取出。

3. 可疑或确诊的传染病患者的废物需消毒处理　传染患者的废物可放入2000mg/L有效氯消毒液浸泡消毒60分钟，无法消毒且在运送中不会造成污染的物品（损伤性废物除外）用双层收集袋收集，以防收集、运送时泄漏、扩散、污染，并在收集袋上特别说明的地方写明具体情况。

4. 所有医疗废物出科室时需标明产生科室、类别、产生日期及需要特别说明的内容。

5. 所有长期存放感染性医疗废物的容器必须有盖，便于随时关启。

6. 盛装医疗废物时，不得超过包装物或者容器的3/4，应当使用有效的封口方式，使包装物或者容器的封口紧实、严密。

7. 包装物或容器的外表面被感染性废物污染时，应对被污染处进行消毒处理或增加一层包装。

小结：通过加强对结核病房医疗废物收集点的要求，规范结核病房医疗废物分类、存放要求及处置，有效控制院内感染。

第七节 医院重点部门的结核感染控制

一、概述

结核病具有感染率高、发病率高、病死率高、耐药耐多药发生率高的特征，增加了其传播和感染的概率，加强医院重点部门的管理，从部门设置规划、环境要求、物品管理、人员管理等方面，有效预防和控制结核病的感染。

二、结核病门诊的感染控制

（一）结核门诊设置

综合性医疗机构和相关的专科医疗机构应当设置传染病专用门诊，包括功能相对独立的呼吸道发热门（急）诊、肠道门诊、肝炎门诊、结核门诊等，严格设置防护分区，应设有污染、半污染和清洁区，三区划分明确，相互无交叉，严格区分人流、物流的清洁与污染路线流程，各出入口应设有醒目标志，采取安全隔离措施。呼吸道发热门（急）诊、结核门诊与肠道门诊、肝炎门诊应区域完全分隔，做到空气气流互不相通。

（二）设分诊咨询导医台

人员分工相对固定，方便患者就医；护理人员应加强对患者及陪护的教育，对咳嗽患者督促其配戴口罩，遵守咳嗽礼仪，禁止随地吐痰，减少交叉感染。

（三）通风与空气消毒

传染病专用门诊业务用房应保持所有外窗可开启，保持室内空气流通。自然通风不良的情况下，应安装足够的机械通风设施，进行强制排风。有条件的医院应采取措施形成从清洁区到污染区的室内空气压力梯度。空调系统应独立设置。诊室、候诊室在停诊后用紫外线空气循环机进行空气消毒，每日2次，每次1小时。

（四）消毒及医疗废弃物的处理

传染病专用门诊的污水、污物等废弃物应严格消毒，符合《医疗废物管理条例》《医疗卫生机构医疗废物管理办法》《医疗机构污水排放要求》《医院消毒技术规范》等卫生法规、规范、标准的要求。传染患者所接触的用物一用一消毒，体温计、用后的血压计袖带及听诊器可用含氯消毒剂溶液或75%乙醇棉球反复擦拭消毒；采血室、抢救室、处置室内的物表及地面每日用2000mg/L的含氯消毒剂擦拭。

（五）遵照标准预防规范医务人员的行为

医务人员进入污染区、半污染区前应穿戴工作服（必要时穿隔离衣）、帽子、口罩，各诊室均应配备非手触式洗手装置，严格按照规范进行洗手及手卫生消毒。

三、急诊科结核病感染控制

（一）急诊科设置规划

急诊科与普通门诊、儿科门诊分开，设单独出入口。严格遵照预检、分诊制度，发现传染患者或疑似传染病患者，做好必要的隔离和消毒。所有诊室必须设置流动水非手触式洗手装置。设立结核患者单独留观室，有条件者设负压房间。工作人员在接诊过程中必须实施标准预防、严格执行无菌操作规程及手卫生消毒规范，并做好自我防护。

（二）通风及空气消毒

各诊室应定时通风，病室及走廊每日通风 2 次，如患者或陪护人员太多或为呼吸道传染病流行季节时，可酌情增加通风次数。通风时不要直吹患者，冬季时要注意防寒（可以开走廊的窗户）。空气消毒可使用动态空气消毒机每日 2 次，每次 1 小时，并认真记录。

（三）物体、仪器表面清洁消毒

物表擦拭顺序：由清洁到污染，治疗车、抢救车和换药车诊疗桌、诊疗椅、诊疗床等用专用抹布每天清洁，被血液、体液污染后应及时用 1000mg/L 的含氯消毒液进行擦拭消毒处理。诊疗床单、诊疗巾一人一用一消毒，听诊器、血压计袖带用后及时用 75% 乙醇擦拭消毒。患者使用的吸氧装置、雾化吸入器、氧气湿化瓶、呼吸机面罩、呼吸机管道等要一人一用一消毒，用后立即消毒，并干燥保存。呼吸机的螺纹管、湿化器以及接头、活瓣通气阀等可拆卸部分应定期用消毒液浸泡消毒处理。

（四）地面清洁消毒

1. 原则 遵守由清洁区到污染区的清洁消毒顺序。

2. 地面拖洗时间 一天 2 次，每日上午 10：00 前，下午下班前必须完成，遇污染时随时拖洗。

3. 方法 保洁员每日用专用抹布进行湿式清洁、去污，必要时（有血迹污染时）及时用 500mg/L 含氯消毒剂擦拭窗台、设备带、床旁桌、床旁椅、床单位。必须做到：一桌一床一巾。用后抹布完全浸泡于有效氯为 2000mg/L 的含氯消毒剂中，浸泡 30 分钟后取出清水漂洗干净后晾干备用并作好消毒记录。

4. 拖布 不同区域的拖布分区使用。治疗室、换药室、值班室、抢救室及特殊隔离患者的病室的拖把、拖布等用具应专用，标记明确。

（1）地面无明显污染情况下，采用湿式清扫，用清水或清洁剂拖地 2 次/日。

（2）地面受到病原菌污染时，根据污染的范围及污染量采用消毒后擦拭、用含氯消毒剂进行拖地或喷洒地面、污染区用含氯消毒剂浸泡擦布覆盖擦拭后再拖洗等方法去除污染物（常用含氯消毒剂1000mg/L）。

（3）被特殊感染患者污物污染的地面，如结核杆菌、病毒性肝炎、艾滋病患者，可用含氯消毒剂浸泡消毒后再拖洗等方法去除污染物（含氯消毒剂浓度：2000mg/L）。

（4）拖布每次使用后清洗干净，各区拖布（半小时之内清洗消毒），分区悬挂晾干，干燥备用。注：悬挂拖布时，拖布头与拖布头之间应有一定间隔。

（五）病床单位保持清洁整齐

被服每周更换一次，被血液、体液污染时及时更换。病床每天做到一床一巾一湿扫；患者出院、死亡、转科、转院等均应按病种进行终末消毒。

（六）医疗废物处理

诊疗过程中产生的医疗废物按《医疗卫生机构医疗废物管理办法》和《医疗废物分类处置办法》的规定处理。

（七）隔离

1. 可疑结核感染患者应单间隔离，最好设有负压房间，严格限制探视及陪护人员，如必须探视或陪护时，必须在医务人员的指导下，采取保护措施后方可进入。

2. 医务工作人员应加强手卫生，重视自身防护，在病区内正确佩戴口罩；医务人员如患呼吸道传染病，应尽早就医，建议休息，多饮水。

3. 患者使用后的痰杯，应当按照1∶1比例向杯中注入2000mg/L含氯消毒液处理痰液30分钟，然后将痰液倒入卫生间下水道。带痰液或喷嚏的纸巾应入黄色垃圾袋焚烧。

4. 向患者及家属做好宣教工作，内容包括：①讲卫生，勤洗手。向患者说明了保持个人卫生的重要性，打喷嚏、咳嗽和擦鼻子后洗手。②用纸巾掩着口鼻打喷嚏、咳嗽，用过的纸巾妥善处理勿乱扔。③加强室内科学通风，保持空气新鲜。④呼吸道感染患者正确佩戴口罩，避免感染周围人。⑤指导患者不随地吐痰，应吐在痰盂内，且痰盂内加入1000～2000mg/L含氯消毒液。⑥探视者正确佩戴口罩。呼吸道感染者、儿童、孕妇、年迈体弱者谢绝探视。接触患者及处理呼吸道分泌物后立即洗手，与患者避免近距离接触。

四、纤维支气管镜室的结核病感染控制

（一）纤维支气管镜室的布局

气管镜室应分为内镜诊疗室和清洗消毒室。内镜诊疗室又分清洁区和检查区。清洁区放置消毒好的内镜及检查所需要的一次性用物和灭菌物品。

（二）医务人员实施标准预防

在诊疗室操作时，医务人员着装符合规范，正确佩戴口罩、帽子、防护眼罩及无菌手套；操作前后遵循手卫生规范；禁止在操作间或清洗消毒间饮食。气管镜室清洗消毒专职人员在清洗消毒操作时必须穿戴灭菌隔离衣、防水围裙及袖套，正确佩戴口罩、帽子、防护眼罩及无菌手套。医疗废物处理按规范实施。

(三) 消毒隔离防护

1. 空气消毒 空气消毒由气管镜专职清洗消毒人员负责。诊疗室及清洗消毒间于早晨做气管镜检查前通风30分钟后关闭门窗，用动态消毒机电脑程控定时4小时（夏季：9∶30~13∶30，冬季10∶00~14∶00）消毒，气管镜操作完毕后，打开门窗通风30分钟。

2. 物表清洁及消毒

（1）每日工作完毕后由专职保洁员用专用拖布清洁地面，遇有污染时，随时消毒。

（2）每周彻底大扫除一次，要求室内各物表上无灰尘、无污垢、无死角。检查床在每日诊疗工作结束后由气管镜室清洗消毒专职人员更换清洁床单，换下的床单由洗衣房人员回收，一天一换。

（3）内镜储存柜每周由气管镜室清洗消毒专职人员用专用毛巾擦拭一遍，紫外线循环风每天消毒二次，早晚各30分钟（早晨：8∶00~8∶30，晚：22∶00~22∶30），并登记在专用本上。

3. 气管镜及其附件的清洗消毒 由气管镜清洗消毒专职人员执行，诊疗医师必须熟知气管镜清洗消毒过程。

（1）操作前准备 清洗消毒间应备好消毒纱布、75%乙醇、灭菌注射用水、无菌注射器（20ml、5ml）、长、短清洁刷；戴无菌手套，在干燥台上铺无菌单，用75%乙醇将酒精灌流器灌流消毒一遍，定时2秒，用75%乙醇纱布将末冲洗池消毒1遍；戴无菌手套，从内镜储存柜中取出气管镜。

（2）操作后纤支镜及附件的清洗消毒

1）水洗：在流动水下彻底冲洗，首先用纱布将操作部清洗干净，同时把镜身擦洗干净（反复擦洗镜身3~4遍）。定时2分钟；取下吸引按钮和活检入口阀门并用清洁小毛刷彻底刷洗按钮，至清洗干净，先用水枪分别向腔内注水冲洗，然后用清洁毛刷刷洗内腔，须两头见刷头，并洗净刷头上的污物，反复3次，然后用高压气枪吹干镜身及管道内的水分以免稀释酶洗液浓度，定时3分钟。流动水清洗时，清洗池内不得有积水。

2）酶洗：将高压气枪吹干后的内镜置于1∶100的酶洗液槽中（专用量器配制5000ml水加入50ml酶液），连接灌流器，打开开关，反复冲洗管道内，定时10分钟，同时表面用纱布在酶洗液中擦洗2遍，酶洗液每清洗一条内镜后更换一次。

3）次清洗：用酶洗液浸泡清洗后的内镜在清洗池中用流动水及水枪冲洗管道及镜身表面，以去除酶洗液及松脱的污物，再用气枪吹干镜身及管道内的水分以免稀释消毒液浓度。定时3分钟。

4）消毒：将清洗干净吹干后的内镜完全浸泡于2%碱性戊二醛液内，连接灌流器，将消毒液注满内腔，持续浸泡灌流20分钟，结核杆菌、其他分枝杆菌等特殊感染者使用过的气管镜，须浸泡灌流时间不少于45分钟（2%碱性戊二醛液准备方法：在消毒池内倒入2%戊二醛15000ml原液，按说明书加入0.5%亚硝酸钠后搅匀，再加入0.3%碳酸氢钠后搅匀，将pH值调至7.5~8.5，使用期限7天，每天使用前用戊二醛专用测试卡测试戊二醛浓度，达标后方可使用并有记录。在监测戊二醛浓度前需先检查戊二醛专用测试卡是否在有效期内。超过有效期不得使用)。

5)末冲洗：戴无菌手套将消毒后的内镜，捞起沥干，在消毒的末冲洗池内，用灭菌注射用水约100ml，用灭菌水通过灌流器将内腔道持续灌流30秒或采用静脉输液方式将气管镜腔内残留消毒液冲洗干净，用约400ml灭菌注射用水将镜体表面残留消毒液冲洗干净，最后在铺无菌单的干燥台上用气枪吹干镜身和内腔面，再用75%乙醇通过灌流器将内腔道灌流1次，由清洗消毒专职人员将清洗消毒后的气管镜送入诊室内的清洁台上，以备下一个患者使用。灭菌单一人一用一灭菌。

4.当日不再继续使用的气管镜的清洗消毒　清洗方法同上，仅延长用2%碱性戊二醛液浸泡灌流时间至30分钟，清洗消毒过程结束后，按自然位悬挂于消毒内镜贮存柜内。

5.活检钳、异物钳、细胞刷的清洗灭菌　活检钳、异物钳、细胞刷使用完毕后由诊疗操作人员用酒精纱布擦拭一遍，随支气管镜一起由诊疗助手送至清洗消毒间的初洗池内，由清洗消毒专职人员在初清洗池内去除其表面血迹和分泌物后送供应室进一步清洗灭菌，灭菌方法为高压灭菌或环氧乙烷灭菌，必须做到一人一用一灭菌。

6.终末消毒　每日诊疗工作结束后，每一个清洗池内用含有效氯500mg/L的消毒液浸泡消毒30分钟后，将消毒液全部排空并擦拭干净。使用后吸引器瓶在专用池内清洗干净后用500mg/L含氯消毒液盛满浸泡消毒30分钟，用毕的吸引器管浸泡在初清洗池内消毒30分钟，方法同吸引器瓶，经消毒处理后的吸引器瓶和吸引器管全部保持干燥备用状态。

7.气管镜清洗消毒记录内容　内镜检查日期、患者姓名、内镜编号、清洗时间、戊二醛浸泡消毒起止时间、戊二醛浓度监测、戊二醛更换时间、清洗消毒专职人员签名，由气管镜室清洗消毒专职人员负责消毒并登记，由科室质控员每月检查一次并记录。

8.戊二醛储存罐　每7天更换一次，在更换戊二醛时，于前日下班前将戊二醛储存罐清洗干净并干燥备用，并登记在戊二醛更换测试专用记录本上。

（四）气管镜室清洗消毒专职人员的监督工作

1.每月对支气管镜清洗消毒效果监测一次，针对异常结果上报医院感染管理控制科，以便协助查找原因，采取整改措施，并将原始化验单和结果分析，登记在专用本上。

2.每月做诊疗室空气培养1次，并登记在专用本上。

3.每日用相应测试卡测试戊二醛和含氯消毒剂的浓度并有记录。

4.督导诊疗医师的无菌操作、规范着装及手卫生执行情况并有记录。

5.督导诊疗医师对医疗废物正确分类并有记录。

6.督导保洁员按要求对室内进行保洁及正确处理抹布和拖布并有记录。

五、手术室的结核感染控制

（一）设施布局合理，符合功能流程和洁污分开的要求

手术室分为非限制区、半限制区、限制区、办公区、区域间标志明确。手术室内应设负压手术间、层流手术间。每间负压手术间限置一张手术台。

（二）做好呼吸道隔离措施

1. 有呼吸道感染者一律不得参与手术或护理患者，严格限制手术室内人员数量，医务人员必须严格遵守无菌技术操作规程。

2. 负压手术间应用于开放性结核患者及其他呼吸道传播疾病的患者如水痘，手术通知单上应注明其痰菌情况，须使用一次性敷料，严格消毒隔离管理。参加手术人员须加穿一次性隔离衣、戴双层手套、专用手术鞋。感染手术禁止参观。负压手术间按相关规定对回风口、过滤器等进行清洁、更换。

（三）手术设备、物品的消毒

1. 手术用器械、物品的清洁和消毒灭菌按照消毒灭菌原则进行。吸氧装置、负压吸引装置等一用一更换，墙壁阀门出口、监护仪、血压计、输液泵、微量泵、麻醉机表面、麻醉用器具、袖带、听诊器等，术后用75%乙醇擦拭消毒。

2. 严格执行消毒隔离制度，手术室应保持环境安静、清洁，每台手术结束后对环境、物体表面湿式擦拭消毒。连台手术之间应对物体表面清洁消毒，未经清洁消毒不能连台手术，手术造成污染后随时用消毒液擦拭物体表面和地面。隔离患者手术通知单上应注明感染情况，严格隔离管理。术后器械及物品严格消毒，标本按隔离要求处理，手术间严格终末消毒。

3. 接送结核患者的平车应专车专用，用后随时消毒。

4. 手术所用器械使用后统一置于密闭容器中，直接送供应室清洗消毒。开放性结核病患者使用的呼吸管路必须一次性使用。

5. 医疗废物按《医疗废物处理操作规程》规范处理。

六、重症监护室的结核感染控制

（一）环境布局合理

重症监护室分治疗室（区）和监护区。各区内应设流动水洗手设施，每床床头应配备快速手消毒剂。有条件的医院应配备空气净化装置。每天进行空气消毒（循环风紫外线空气消毒机），每月进行环境监测，监测资料存档备查。

（二）人员管理

1. 工作人员进入重症监护要穿专用工作服，换鞋后进入重症监护，进入重症监护要做好基本防护：帽子、口罩、洗手，必要时加穿隔离衣。外出时应换外出服，换外出鞋。

2. 感染患者与非感染患者分开安置，特殊感染患者单独安置。开放性肺结核患者尽量做到单独隔离，最好设立负压病房。诊疗护理活动应采取相应的隔离措施，控制交叉感染

3. 严格探视管理，特殊情况需要探视时，限制探视人数，探视者需更衣、换鞋、戴帽子、戴口罩、洗手，探视时间不超过30分钟。

4. 工作人员发生感冒、肠炎或皮肤炎症等感染性疾病时，不应接触重症患者。

5. 尽量减少人员流动，严格控制入室人员。

6. 工作人员应熟练掌握消毒隔离技术，严格执行无菌技术操作规程，认真执行手卫生规范。

（三）物品管理及消毒

1. 无菌物品按照无菌物品管理规定进行管理。

2. 重复使用的物品，使用后按照《供应中心清洗消毒及灭菌技术操作规范》要求进行处理。提倡使用一次性医疗、护理用品。

3. 每个床单位固定使用血压计、听诊器、床头物品、监护仪、供氧装置和简易呼吸器等，每日用75%乙醇擦拭消毒。一用一消毒。呼吸机的螺纹管、湿化器、接头、面罩等可拆卸部分应定期更换消毒，更换时要防止冷凝水倒流。浸泡、消毒、晾干时应避免污染。

4. 送洗物被血、分泌物污染的物品应与未被血、分泌物污染的物品分开放置，分开清洗。

5. 医疗废物按《医疗废物处理操作规程》规范处理。

6. 根据《消毒技术规范》，对介入人体组织、器官的医疗器具、导管等必须达到灭菌标准；对接触皮肤、黏膜的器具应达到消毒要求，并应定期进行消毒、灭菌效果监测。

7. 地面每日湿式清扫两次，遇有污染时可用含有效氯 $500 \sim 1000 mg/L$ 的消毒液拖地或喷洒地面。2 次/日擦拭各种用品的表面，遇有污染时，必须采取严格的消毒处理。

（四）呼吸机使用的管理

1. 呼吸机外置管路及附件应达到一人一用一消毒或灭菌，有条件者使用一次性外管路。

2. 特殊感染患者使用的呼吸机管路（包括结核分枝杆菌，HIV、乙肝病毒、MRSA、MRSE 等耐药菌群感染等）应使用一次性呼吸机外置管路。必要时使用专用过滤器呼吸机的外表面应用75%乙醇擦拭，每日一次。

3. 呼吸机内置回路，应由工程师定期保养维修，时间按各厂商的要求而定，定期更换呼吸机的皮囊、皮垫、细菌过滤器等，呼吸机每工作1000 小时，应全面进行检修及消耗品的更换，并将每一次更换的消耗名称和更换时间进行登记，建立档案，以备核查。

4. 呼吸机内部可拆卸的呼气管路、传感器、呼吸机吸入端或呼出端的细菌过滤器、供气模块滤网、冷却风扇过滤器、防尘网等部件可根据厂家要求或按需进行清洗更换。

5. 呼吸机湿化罐内湿化液应为无菌蒸馏水，使用过程中应适时添加保持一定水位，湿化罐中的湿化液24 小时彻底更换一次，湿化罐及滤纸应每周更换。

6. 呼吸机的使用过程中，集水杯中的冷凝水应及时清除（有水就清除），接水杯应垂直向下，位于管路最低处，防止冷凝水倒流至气管插管或呼吸机内（冷凝水应按污物处理）。

七、产科的结核感染控制

(一) 环境布局合理

1. 严格划分无菌区、清洁区、污染区，区域之间标志明确，无菌区内设置正常分娩室、隔离分娩室、无菌物品存放间；清洁区内设置刷手间、待产室、隔离待产室、器械室、办公室；污染区内设置更衣室、产妇接收区、污物间、卫生间、车辆转换处。

2. 产科周围环境必须清洁、无污染源，应与母婴室和新生儿室相邻近，相对独立，便于管理。

(二) 应根据标准预防的原则实施消毒隔离

1. 现阶段对患有或疑似传染病的产妇，还应隔离待产、在隔离产科接产。按隔离技术规程护理和助产，所有物品严格按照消毒灭菌要求单独处理；房间应严格进行终末消毒处理。医务人员按无菌技术操作规范进行操作及用物管理。

2. 普通患者的胎盘通过产妇或家属的签字而放弃的必须放入黄色塑料袋内，按病理性医疗废物处理；传染患者的胎盘属于医疗废物，不得交由家属处理。医疗废物的交接转运必须符合《医疗废物管理条例》。

3. 工作人员进入无菌区要换手术衣、鞋、帽、口罩。接生前医务人员要采取外科洗手消毒措施。医护人员遵守标准预防原则，做好相应的防护，必要时戴护目镜。

4. 产科内应定时通风换气两次，每次 30 分钟；每日使用动态消毒机进行空气消毒两次，每次 1 小时；地面应湿式清扫，遇污染时即刻消毒（用 1000～2000mg/L 的含氯消毒液擦拭）。每接生完一位产妇后，对产床进行擦拭消毒（用 1000～2000mg/L 的含氯消毒液擦拭），对各类监护仪器设备的做好清洁与消毒。尽量一次性使用医疗卫生用品；重复使用的物品如湿化瓶、止血带、吸引器瓶可用有效氯为 2000mg/L 的含氯消毒剂中浸泡 30 分钟后，用清水漂洗干净后晾干备用，也可由供应室消毒后备用。每周彻底进行一次室内卫生处置与消毒，每月进行一次室内环境监测，登记并保存记录。

5. 根据具体情况定期进行环境卫生学监测。指标：室内空气菌落数应 $\leqslant$ 200cfu/m^3；物体表面菌落数应 $\leqslant$ 5cfu/cm^2；医务人员的手菌落数应 $\leqslant$ 5cfu/cm^2。

6. 婴儿用眼药水、油浴巾、治疗用品等，应一婴一用，避免交叉使用。遇有医院感染流行时，应严格执行分组护理的隔离技术。

7. 地面的清洁与消毒　①每日地面清洁两次，在早晨及下午通风时完成，由辖区保洁员执行。②拖地的顺序：先分娩室、隔离分娩室、待产室、医生办公室等，每室都有专用拖布，拖布、扫把、抹布分开放置（悬挂于卫生间，并有标记，悬挂拖布之间保持 20～30cm 距离，不得混放、拖布头互相不得接触，不得触及他处。每拖洗一个房间均需更换清水，由辖区保洁员负责。

8. 产科手术标准预防　①手术过程中有可能出现血液、体液喷溅的操作时必须戴防护眼罩，使用过的眼罩由操作护理人员负责用清水清洗干净后沥干，浸泡于 75% 乙醇中消毒 30 分钟，干燥备用。②手术操作中使用的锐器由操作者放入事先准备好的弯盘内，由操作护理人员负责归类。③清洗器械时需正确佩戴口罩、帽子、手套、防水围裙及防护眼罩，不直接用手接触锐器。

（三）探视人员管理

产科一般不允许探视，必须探视时，探视者必须在产科工作人员的指导下，着装合格后方可探视。

八、新生儿室医院结核感染控制

（一）环境布局合理

新生儿室应相对独立，分设新生儿病房、新生儿监护室、隔离室、沐浴室、治疗室等，严格管理。布局合理，严格划分无菌区、清洁区、污染区，区域间标识明确。工作人员进入病室要戴口罩、更换拖鞋。非本室人员不得随意进入。

（二）工作人员及探视人员管理

工作人员入室要求衣帽整齐，更换拖鞋。非本室人员不得随意进入。如需进入时必须戴口罩、帽子、鞋套，穿隔离衣。工作人员如患上呼吸道感染应戴口罩，如患结核、肠炎、痢疾、肝炎或皮肤感染应调离新生儿室，防止交叉感染。护理操作时应穿隔离衣、戴口罩、帽子。接触患者及每次操作前后（如更换敷料、穿刺等）必须洗手，严格无菌操。工作人员严格遵守手卫生制度。

（三）严格执行消毒隔离制度

坚持每日清洁制度，定时开窗通风，保持桌面、窗台、墙面等处的清洁整齐，每周大扫除、动态消毒机对空气进行消毒。新生儿出院后对床单位终末消毒。空气、物体表面和医护人员手监测每月一次。凡院外分娩新生儿，未消毒接生的不得进入母婴同室与高危新生儿同室。产妇为乙肝表面抗原阳性，新生儿进入病室应进行床旁隔离，洗澡护理使用单独操作台。早产儿暖箱每周更换后彻底消毒，水槽每日更换无菌水。婴儿粉、眼药水等单独使用，一婴一份。婴儿盛奶器、小匙用后清洗干净，压力蒸汽灭菌。

九、供应室的结核感染控制

（一）环境布局合理

严格划分污染区、清洁区及无菌区、存放区和生活区，采用由污到净的流水作业方式布局，各区必须分开，有实际屏障相隔，人流、物流不许逆流。人流、空气流由清洁到污染，物流由污染到清洁，单向流程设置，不得交叉和逆行。对无菌、清洁与不清洁的物品应分别放置。并设置无菌与污染两个窗口。

（二）人员管理

工作人员做好个人防护，应根据工作岗位需要配备相应的个人防护用品，包括护目镜、口罩、面罩、帽子、防护手套、防水衣（围裙）及防护鞋。在污染区工作时要穿隔离衣、防护围裙、口罩，必要时戴护目镜、戴胶皮手套。

（三）工作流程合理

消毒灭菌包括回收、分类、清洗、包装、消毒或灭菌、发放各环节。有完善的工作流程和技术操作规程，分工和职责明确有质量标准，按照要求开展有效的质检。

1. 回收 回收可重复使用医疗器械和物品的过程中，应使用密闭的回收车，以尽量减少污染物品和器械对环境的污染和工作人员的伤害。回收后布送洗衣房清洗，物品进行分类，不得徒手操作。对回收车用毕后要进行消毒处理。

2. 清洗 包括初洗、酶洗、冲洗、精洗，全过程按顺序完成，洗过物品不能交叉摆放。

3. 包装物品 包装材料符合要求，布包装层数不少于两层。要求干燥不湿，无碳化，无洞，清洁，不超重不超大。一用一换洗。应用自动启闭式或带通气孔的器具装放（不得用铝饭盒与搪瓷盒）。包内物品齐全，体积、重量符合要求（用下排气式压力蒸汽灭菌器的物品包，体积不得超过 30cm×30cm×25cm；用于预真空和脉动真空压力蒸汽灭菌器的物品包，体积不得超过 30cm×30cm×50cm。金属包的重量不超过 7kg，敷料包不超过 5kg）。

4. 消毒或灭菌 待灭菌包外贴包外化学指示胶带或卡，有物品名、灭菌日期、失效期、消毒员等标记。手术包中心部位必须放置包内化学指示卡，包装后物品应4 小时内进行灭菌处理。

5. 质检 从回收到发放均按要求做好各个环节的质检工作。

6. 灭菌后物品存放 应存放在无菌物品储存区，离地≥20cm，离天花板≥50cm，离墙≥5cm 的架子上或柜橱中，标识清楚，有效期内存放，一次性使用的无菌医疗用品应拆除外包装后才可进入无菌区内存放。

7. 发放 灭菌后物品经过检查确认质量合格后方可发放，无菌物品应使用密闭、专用的发放车。

（四）消毒灭菌设备的管理

高压灭菌器及清洗机要定期检查，保养。鉴定灭菌及清洗效果，发现故障或未达到灭菌、清洗效果时，应即及时维修找出原因，对维修工作要有记录。

（五）无菌间的管理

无菌间有专人负责，控制进出无菌间人员。无菌间内物品摆放分类整齐，无过期物品，卫生符合要求，台面、柜内无灰尘。

（六）灭菌监测

1. 工艺监测每锅进行，入锅装载符合规范。根据物品的性质和类别选用压力蒸汽灭菌、环氧乙烷灭菌、干热灭菌或低温灭菌，掌握灭菌过程中的各种参数，如：压力、温度、时间、装载量等，记录资料齐全。

2. 化学监测每包进行，手术包和其他大包应进行中心部位的化学监测。其他灭菌包每锅放置标准包，包内必须放置包内化学指示卡，监测灭菌效果，有记录登记本。

3. 预真空压力和脉动真空压力蒸汽灭菌器每天灭菌前进行 B－D 试验，检测空气排除效果。

4. 生物监测每月进行，灭菌器重新启用和维修后也要进行生物监测。

5. 定期对无菌区空气、物体表面、工作人员手进行监测（空气细菌总数≤200cfu/m³、物体表面细菌总数≤5cfu/cm²、工作人员手细菌总数≤5cfu/cm²），结果符合规范要求，有记录。

6. 使用的消毒剂、监测用的化学指示物、菌片在有效期内使用，证件齐全。

7. 包装区、无菌间每天用动态消毒机进行空气消毒。

十、病理科的结核感染控制措施

（一）环境布局合理

医院病理科至少应当设置标本检查室、常规技术室、病理诊断室、细胞学制片室和病理档案室；三级综合医院病理科还应当设置接诊工作室、标本存放室、快速冰冻切片病理检查与诊断室、免疫组织化学室和分子病理检测室等。其他医疗机构病理科应当具有与其病理诊断项目相适应的场所、设施等条件。对有感染的病例如要开展快速病理切片诊断，临床必须提前一天到病理科预约并提示患者感染的种类。

（二）人员管理

工作人员须穿工作服、戴手套，必要时穿隔离衣，检查标本时不得触摸检查台以外的器具。在个人防护上，要求穿隔离衣，戴手套操作，出实验室时应将隔离衣脱下；在可能接触病原时要戴一次性使用的手套，但不要戴手套摸暴露的眼睛、鼻子和皮肤和接触清洁表面（如电话等），脱去手套后要洗手；取材进行操作时，要进行面部保护，如套口罩、眼罩、面罩等。要有泡手消毒缸和洗眼台。

（三）严格执行无菌技术操作规程

术中执行快速病理切片时，对于刀具和锐器要有警示，要用专门存放锐器的容器盛装。标本、病理单应分开放置在规定区域内。使用后的器械送供应室消毒灭菌，若传染病标本使用过的器械，先用含氯消毒剂浸泡30分钟后送供应高压蒸汽灭菌。各种废弃标本应分类无害化处理。丢弃的病理标本半月清理一次，由有资格的保洁公司回收消毒处理。每天工作前后，操作室须用消毒剂擦拭检查台、桌面等物体表面。患者的病理报告属传染性疾病的，对有感染的病例如要开展快速病理切片诊断，临床必须提前一天到病理科预约并提示患者感染的种类，应做好传染病登记工作，并及时报感染管理科。

十一、实验室的结核感染控制措施

（一）环境布局合理

1. 实验室区域划分为清洁区，半污染区和污染区。清洁区包括储藏室、培养基和试剂室等；半污染区指卫生通道；污染区包括标本存放处理室、临床生化检验室、临床微生物检验室、临床免疫检验室等。实验室门能自动关闭并有明显标示，工作时应关闭实验室门限制人员进出。非实验室人员不得进入实验室。

2. 实验室内有良好的通风，空气最好单向流动。每天对空气、各种物体表面及地面进行常规消毒。试验前须开启紫外线灯对实验室和操作区域进行照射消毒1

小时以上；试验结束后，开户紫外线灯进行照射消毒2小时以上。

3. 实验室内应带冲眼器的漱洗池，最好在门附近，设有流动水洗手设施，设干手设施或一次性纸巾，并配有洗手液、消毒液等。

（二）人员管理

1. 工作人员须穿工作服，戴工作帽，必要时穿隔离衣、胶鞋，戴口罩、手套。

2. 按"标准预防原则"做好防护。

（1）有关结核临床样本的操作均应在生物安全柜或其他物理抑制设备中进行，并使用个体防护设备，严禁在开放的工作台上进行操作。

（2）为防止结核样本的溅出或雾化危害，必须使用面部保护装置（护目镜、面罩、个体呼吸保护用品或其他防测出保护设备），通常使用N95口罩。

（3）处理已知或怀疑含有结核杆菌的临床样本时，必须戴手套，防止皮肤直接接触。如可能发生样本的溢出或测出，宜戴双层手套。如果手套有可见污染，必须更换。有皮肤损伤的工作人员进行样本处理时应戴保护性手套。戴手套的手不得触摸暴露的皮肤、眼睛和鼻。工作结束后除去手套，立即洗手，必要时进行手消毒。

（4）标本采集人员的防护　医务人员采集咽拭子等特殊标本时，应穿防护服，戴一次性口罩、帽子、一次性医用橡胶手套。痰标本需留置在特制的痰盒内（直径4cm，高2cm的光口盖密闭的塑料盒），并放置在专用的痰标本运送箱内，运送过程中切勿倒置，严防痰液外溢。由专人送至痰检实验室，标本送达后，痰标本运送箱及时用乙醇等化学消毒剂或高压方法彻底消毒。

（三）严格执行无菌技术操作规程

1. 采血必须一人一针一管一巾一带，严格执行手卫生消毒。重复使用的物品做到一用一消毒。

2. 样本的采集、接收时不得污染容器的外部，运送过程中防止容器破碎和外溢，以防止交叉感染。

3. 尽量少用注射器、针头和其他锐器或机械吸取器，必须使用时，应注意防止意外刺割伤。

4. 应经常保持工作台的清洁，如发生样本污染，应停止工作，立即洗手，戴一次性手套清洁污染区。

5. 工作结束后，清理实验台，用75%乙醇或3%~5%苯酚擦洗实验台面。

（四）意外事故及处理

1. 实验过程中，操作台或地面的污染，如菌液溢出，打破结核分枝杆菌培养皿和药敏管等，应立即喷洒消毒液，待消毒液彻底浸泡30分钟后，进行清理。清理后的物品，高压灭菌。

2. 实验过程中，如污染物溅落在身体表面，或有割伤、烧伤、烫伤、感染动物咬伤等情况，应立即进行紧急处理：皮肤表面用消毒液清洗，伤口以碘酒消毒，眼睛用无菌生理盐水冲洗。事故的情况应报告实验室主任和上级领导。

3. 实验过程中，如发生气溶胶污染，应立即关闭实验室，用消毒液喷雾和紫外线照射污染的区域，24 小时后再进行终末消毒。

4. 进行毒菌操作后，有疑似症状出现时，应立即向实验室主任报告，观察就医。

（五）污染物处理及消毒

1. 试验用试管，吸管及其他器械，需装载加盖不漏地容器内，经高压灭菌后，拿出实验室。

2. 培养物及污物，经高压灭菌后，拿出实验室。

3. 出实验室时应先用消毒液浸泡手套 5 分钟，依次除去口罩，眼镜，防护服，鞋。

4. 实验室内，未经消毒的污水禁止直接排入公共排水系统。医疗废物处理按规定执行。

（六）生物标本保管安全要求

结核分枝杆菌菌株必须由专人负责，按照卫生部（1985）《中国医学微生物菌种保藏管理办法》规定执行。应在 4℃ 专用冰箱内保存，并要求双人双锁，有严格的菌株领取和销毁制度。

小结：本节内容阐述了医院门诊、急诊科、纤维支气管镜室、手术室、重症监护室、产科等十个重点部门的结核病感染控制措施，从科室设置规划、环境要求、物品管理、人员管理等方面进行了详细的讲述，对有效预防和控制结核病的感染起到了积极的推动作用，实用性和可操作性强，对临床工作有一定的指导意义。

（孟桂云　杨凤勤　陈国庆　高翠红　李彦春　陈俊霞）

参 考 文 献

1. 李亮. 耐多药结核病流行与控制. 中国疾病预防控制中心结核病防治临床中心. 中国结核病防治规划实施工作指南，2008：1 - 2.

2. 何广学，熊勇超，侯月云，等. 国内外结核感染控制现状与对策. 结核病与肺部健康杂志，2012，1（1）：52 - 54.

3. 何广学，熊勇超，赵建忠，等. 各级医疗卫生机构结核病感染控制现况调查. 中国感染控制杂志，2012，11（4）：247 - 251.

4. 唐神结，高文. 临床结核病学. 北京：人民卫生出版社，2011.

5. 严碧涯，端木宏谨. 结核病学. 北京：北京出版社，2003.

6. 马玙，朱莉贞，潘毓萱. 结核病. 北京：人民卫生出版社，2006.

7. 王秀华. 肺结核患者的社会支持. 中华护理杂志，2007，42（2）：143 - 145.

8. 肖东楼. 我国结核病防治工作稳步推进. 结核病健康教育，2007.1：4.

9. 王丽娟. 实用结核病护理学. 北京：科学出版社，2009.

10. 唐神结. 耐药结核病防治手册. 北京：人民卫生出版社，2009.

11. Marquis BL，Huston CJ. Leadership roles and managemente functions in nursing，3rd ed. Philadelphia：Lippinincot，2000.

12. WHO/AFOR（2005）．Do no harm：injection safety in the context of infection prevention and control guide，WHO，Geneva.

13. WHO（2000）．Guidelines for establishing DOTS－PLUS pilot projects for the management of multidrug－resistant tuberculosis（MDR－TB），WHO，Geneva.

14. 王黎霞，成诗明，徐敏，等．加强结防机构与医院的合作提高肺结核患者发现试点报告．中国防痨杂志，2007，29（6）：479－482.

15. 李建伟，钟球，黄桂清，等．医疗系统转诊在肺结核患者发现工作中的作用．中国防痨杂志，2007，29（4）：312－314.

16. 谭守勇，伍小英．耐多药结核病的防治．广东医学，2010，31（15）：1913－1915.

17. Guideline for Isolation Precautions：Preventing Transmission of Infectious Agents in Healthcare Settings，2007.

18. 肖东楼，赵明刚，王宇，等．中国结核病防治规划实施工作指南．北京：中国协和医科大学出版社，2009.

19. 丁国英，封子秀，刘思新．加强医院感染控制与环节管理．中华医院感染学杂志，2008，18（3）：403－405.

20. 钱培芬，倪语星．医院感染监控与管理．北京：军事医学科学出版社，2008.

21. 鄢秀英．结核患者自我保健知识．四川：四川省科技出版社，2011.

22. 李梅．产科护理管理在控制医院感染中的作用．求医问药，2012，10（7）：776－777.

23. 张弛，张翠玲．结核专科医院对耐多药结核患者的院感管理．中国实用医药，2012，7（30）：261－262.

24. 商春文．医务人员如何预防结核病的院内感染．中国实用医药，2012，7（29）：266.

25. 王素萍．多耐药结核病的医院感染管理．中华医院感染学杂志，2010，20（9）：1294－1295.

第九章 结核病患者的健康教育

结核是一种慢性传染病，既有传染病的特点，又有慢性病病程长、治疗复杂、病情反复的特点。因此，健康教育在结核病的防治中扮演着重要角色。

第一节 健康教育概述

一、健康教育的定义

世界卫生组织（WHO）在历年正式文献中有若干关于健康教育的论述。1954年，WHO在《健康教育专家委员会报告》中提出："健康教育和一般教育一样，关系到人们知识、态度和行为的改变。一般说来，它致力于引导人们养成有益于健康的行为，使之达到最佳的健康状态。"1969年，WHO又在《健康教育规划及评价专家会议报告》中提出："健康教育工作的着眼点是人民群众和他们的行动。总的说来，健康教育的共同目的在于引导并鼓励人们养成并保持有益于健康的生活方式；合理而明智地利用已有的保健设施；自觉地实行改善个人和集体健康状况或环境的活动。"WHO健康教育处前处长慕沃勒菲（Moarefi）博士提出："健康教育是帮助并鼓励人们获得健康的愿望；知道怎样做以达到健康的目的；人人尽到自己或集体应尽的责任；并知道在必要时如何寻求适当的医疗帮助。"

综上所述，健康教育是通过有计划、有组织、有系统的社会和教育活动，通过信息传播和行为干预，帮助个人和群体掌握卫生保健知识，树立健康观念，促使人们自觉地采纳益于健康的行为和生活方式，消除或减轻影响健康的危险因素，预防疾病、促进健康和提高生活质量。

二、健康教育的目的及任务

（一）健康教育的目的

健康教育是一种有计划的教育介入，其对象包括患病者、高危人群和健康人群。目的是为服务对象提供健康信息，促使其采取有益于健康的行为，去除不良的生活方式和行为，加强遵医行为，预防疾病，促进健康。

1. 达到知、信、行的统一 包括传授知识、转变观念/态度、相信科学、改变不良行为；为患者提供健康信息，使患者采取有益于健康的行为，去除不良的行为和生活方式；帮助患者了解自身健康问题的性质，疾病的发生发展和转归；帮助患者了解控制疾病的重要性，加强自我管理和遵医行为；发挥患者及家庭的作用，预防疾病，促进健康。健康教育绝不仅仅是提供健康知识和信息，还应整合相关信息，并为患者提供可行的实施步骤。

2. 个人和家庭为健康共同承担责任 通过健康教育应使学习者能够认识到，维护和促进健康不仅仅是政府或医护人员的责任，更重要的是个人及其家庭的责任。疾病谱与死因谱的改变亦进一步提示人们，自我保健意识是十分重要的，健康的钥匙掌握在每一个人手里。

（二）健康教育的任务

1. 主动争取和有效促进领导层和决策层转变观念，从政策上对健康需求和有利于健康的活动给予支持，并制定各项促进健康的政策。

2. 促进个人、家庭和社区对预防疾病、促进健康、提高生活质量的责任感。通过为群众提供信息，发展个人自控能力，以帮助人们改变不良生活方式和行为习惯，排除各种影响健康的危险因素，使人们在面临个人或群体健康相关的问题时，能明智、有效地做出抉择。

3. 创造有益于健康的外部环境。健康教育和健康促进必须以广泛的联盟和支持系统为基础，与相关部门协作，共同努力逐步创造良好的生活环境和工作环境。

4. 积极推动医疗部门观念与职能的转变，使医疗部门的作用向着提供健康服务的方向发展。

5. 在全民中尤其在广大农民中深入开展健康教育。教育和引导人民群众破除迷信，摒弃陋习，养成良好的卫生习惯，提倡文明、健康、科学的生活方式，培养健康的心理素质，提高全民的健康素质和科学文化水平。

三、健康教育相关理论及方法

健康教育是一个跨领域的学科，涉及医学、教育学、心理学、传播学等学科。

（一）传播理论

1. 传播的概念 传播是一种社会性传递信息的行为，是个人之间、集体之间以及集体与个人之间交换、传递新闻、实事、意见的信息过程。传播有以下特性。

（1）社会性 信息传播是人们建立相互联系、维系社会生活和社会关系的一种纽带。人必须有所归属，人不能离开他人而生存。一个人如果脱离了社会，不进行传播活动，就不会是一个完整的人。

（2）普遍性 无论是从人类发展的历史来看，还是从个体的发展进程来看，人类传播行为无处不在，无时不在，是与生俱来的。

（3）工具性 它是人类检测、适应、改造环境的工具。健康信息传播是健康教育用于帮助、指导人民群众提高健康知识水平和自我保健能力，进而预防疾病、促进健康的工具。

（4）共享性 信息交流的目的是为了使传播双方分享某种观点、知识、新闻、实事，分享某种情感等。健康教育就是希望广大人民群众能接受健康观念，采纳健康的生活方式，否则便失去了传播的意义。

（5）互动性 传播不是一种单向行为，而是人与人之间的相互作用、相互行为。这一点在人际传播中表现得更为明显。

2. 传播模式 美国著名传播学家哈罗德．拉斯维尔（H. D. Lasswell）于1948年提出如下的传播模式。

谁 传者	说什么 信息	通过什么渠道 传播途径	对谁 受者	取得什么效果 效果

（1）传者 指传播信息的人或机构。传者是相对于受者而存在的，二者互相依存，又可以互相转换角色。这种角色转换是信息沟通和产生共识的基础，是社会性传播活动的保证。从事健康教育的人就是"传者"，具有收集信息、加工制作信息、选择传播渠道、收集与处理反馈信息的职能。

（2）信息 指传者所传递的内容。信息用一定符号表达对人与事物的判断、观点、态度以及情感。健康信息是指与人的健康有关的信息，泛指一切有关人的身体、心理、社会适应能力的知识、技术、观念和行为模式。作为健康信息应具有符号通用、科学性、针对性、适用性、指导性和通俗性的特点。

（3）传播途径 指信息传递的方式和途径。传播途径是多种多样的，对传播效果会产生影响。根据信息传递的特点，传播途径可分为口头传播、文字传播、形象化传播、电子媒介传播和综合传播等类型。

（4）受者 指信息通过各种途径所到达并被接收的个人或群体。在传播信息时，必须考虑受者的心理特点和动机。受者有求新心理、求真心理、求近心理和求短心理。受者接受信息的动机有消遣、填充时间、社交需要、心理需要、寻找情报、解决疑难等。受者对信息的选择性接受、选择性理解和选择性记忆是信息传播过程中的主要干扰因素。

（5）效果 指受者接受信息后，在情感、思想、态度和行为等方面发生的反应。健康信息的传播效果分为四个层次：知晓健康信息、健康信念认同、态度转变和采纳健康行为。

3. 人际传播 也称为人际交流，是指人与人之间的一种直接的信息沟通的交流活动，主要通过语言来完成，也可以通过非语言的方式进行，如动作、表情、信号等。人际传播可分为个人与个人之间、个人与群体之间、群体与群体之间三种形式。人际传播是健康教育最重要、最基本的途径之一。常用的有健康咨询、讲座、小组活动、个别指导等。

（1）人际传播的特点 人际传播一般不需要任何非自然媒介；交流的双方可以互为传者和受者；人际传播有益于提高传播的针对性；人际传播的速度慢，信息量相对较小。

（2）人际传播的技巧 说话技巧、提问技巧、倾听技巧、反馈技巧和观察技巧。

（3）大众传播 指职业性的传播机构和人员通过广播、电视、电影、报纸、期刊、书籍等大众媒介和特定传播技术手段，向范围广泛、为数众多的社会人群传递信息的过程。大众传播具有需要借助非自然的传播技术手段，面向全社会人群，扩散距离远、覆盖区域广泛、速度快，传播对象大体确定，传播是单向的。

（二）学习理论

学习理论主要研究人类与动物行为特征和认知心理过程，试图解释和阐明学习的心理活动过程和规律以及有效学习的条件。在其发展过程中形成了众多流派。

1. 行为主义学习理论 注重可观察的行为，强调刺激、反应和强化等在人们行为习得中的作用。但过于强调学习的外部环境作用，忽略了影响学习的许多内部因素，如认知、情感、个性特征等。在健康教育中，行为主义学习理论可用于以下方面。

（1）组织目标教学 在健康教育过程中，明确学习者的起点行为和终点行为，在此基础上制定具体、精确的教学目标。

（2）形成积极的学习行为 提供刺激帮助学习者避免或消除某些已经形成的有碍于学习的消极条件反射。

（3）正确应用强化理论 对学习者的良好学习行为给予正强化，如表扬、奖励，使其继续保持。在健康教育过程中，应尽量使用正强化，避免负强化。

2. 认知学习理论 对学习的研究侧重介于刺激与反应之间的心理过程，借外显的行为变化来推测导致这种变化的内在机制或过程。认知心理学家不满足于行为主义只研究外部事件，认为在个体与环境的相互作用上，是个体作用于环境，而不是环境导致人的行为，环境只是提供外在刺激，至于这些刺激是否受到注意并导致行为改变，取决于学习者内部的心理结构。学习的基础是学习者内部心理结构的形成或改组。认知学习理论在健康教育中的应用如下。

（1）重视健康教育过程的设计，充分发挥学习者的潜能，掌握学习方法，学会自己发现知识。

（2）帮助学习者建立自信心，激发学习的内部动机，使之主动参与探究学习。

（3）重视对教学内容的组织与呈现方式，按照由简到繁的原则组织教学内容，使之适合于学习者认知发展水平。

（4）采用有效的教学策略，如生动的临床案例、富有感染力的见解、直观鲜明的教具和教学媒体等，吸引、保持学习者的注意力。

3. 社会学习理论 指通过观察环境中人的行为以及行为结果来进行学习。人的思想、情感和行为，不仅受直接经验影响，而且还通过观察别人的行为表现及其后果进行学习。

（1）在帮助学习者掌握某些保健技能时，应采用示教的方法，突出技能的主要特征，吸引学习者的注意，提供详细的言语解释，在学习者运用技能的过程中，给予及时指导，纠正错误。

（2）在健康教育的过程中，教育者本身就是一个榜样，应该身体力行健康生活方式、健康促进行为。同时，应该重视学习者之间的互相影响。可以请自我保健做得好的患者，介绍经验、教训，促进其他人模仿。

4. 人本主义理论 该理论强调情感、态度和价值观在学习中的重要作用，学习是人自我实现的过程。要关心和尊重人的尊严、人的各层次需要，充分重视人的主观能动性、自身价值和创造性。学习者是学习活动的主体。

人本主义理论强调教育者和被教育者之间的信任关系，重视课堂气氛，鼓励学习者参与教学活动，接受学习者具有个体差异，在教学活动中教师是帮助者和促进者。

（三）成人学习的特点

1. 学习以具体经验为起点 成人拥有丰富的经验，因此对新知识、新观念的接受比较谨慎，教育者不能一味灌输，要注意激发兴趣和动力。

2. 具有自我指导的深刻需求 成人学习有很强的目的性，迫切的需要是学习的主要动力之一。能立即解决实际问题的知识和技能，更能引起成人的学习兴趣。

3. 具有自我整合的能力 成人的学习，经过由浅入深的认识，将所学、所见整合为相关的知识，将学习系统化。教师必须因势利导提高学习者的整合能力。

4. 理解力强，遗忘速度快 成人学习者理解能力强，能具体、深入地看问题，具备独立思考与解决问题的能力，但成人的听力、视力和记忆力都开始下降，教育者要运用一些记忆策略，如图文联想法、分类整理等，让学习者运用多种感官强化记忆。

（四）健康教育方法及技巧

1. 常用的健康教育方法 为了获得良好的健康教育效果，健康教育工作者必须采用恰当的教学方法，才能满足不同人群的健康教育需求。健康教育应贯穿人的一生，属于终生教育。健康教育对象的年龄、性别、教育程度、文化背景、经济状况、学习习惯等情况十分复杂，应采取多种多样的方法进行。具体的健康教育方法有以下几种。

（1）语言教育方法 指由专业人员通过语言的交流与沟通，向患者、家属、社区居民等讲解及宣传健康知识，增加学习者对健康知识的理性认识。其特点是简便易行，一般不受客观条件的限制，不需要特殊的设备，随时随地均可进行，具有较大的灵活性，包括讲座、谈话、咨询、座谈等。

（2）文字教育方法 通过一定的文字传播媒介并借助学习者的阅读能力来达到健康教育目标的一种方法，如读书指导、标语、墙报等。其特点是不受时间和空间条件的限制，简便易行，既可针对大众，又可针对个体，而且学习者可以对教育内容进行反复学习，花费上也比较少。

（3）形象教育方法 利用形象艺术创作健康教育宣传材料，并通过人的视觉的直观作用进行健康教育的方法。常以图画、照片、标本、模型、音像资料等形式出现，通过视听刺激进行信息和知识传递，能为学习者提供生动有趣、贴近生活的画面，从而使健康教育更加丰富多彩。

（4）实践教育方法 是指通过指导学习者的实践操作，达到掌握一定的健康护理技能，并用于自我、家庭或社区护理的一种教育方法。通过教育者的示教，学习者不仅能看到示范的物品、教育者的动作与表情，还能听到教育者的解说。学习者在教育者的帮助指导下进行回示，可增加学习者对某项技能操作的熟练度。例如，糖尿病患者自测血糖、注射胰岛素方法的示教与回示。

（5）电化教育方法 是运用现代化的声、光等设备，向学习者传送健康信息的教育方法，如广播录音、电影电视、计算机辅助教育、网络教育等。电化教育的特点是将形象、文字、语言、艺术、音乐等有机地结合在一起，形式新颖，形象逼真，为学习者所喜闻乐见。但此法的运用对物资设备与人员专业技术条件有较高的要求。

（6）综合教育方法　将语言、文字、形象、电化、实践等多种健康教育方法适当配合、综合应用的一种健康教育方法。例如，举办健康教育展览或通过电视举办知识竞赛等。综合教育方法具有广泛的宣传性，适合大型的宣传活动。

（7）其他教育方法　包括案例学习、角色扮演、参观等。

2. 健康教育的技巧

（1）循序渐进　在开始健康教育前，先与患者/家属寒暄，询问一些生活起居事项，吸引他们的注意力。这样不仅拉近了护患之间的距离，使患者更易于接受护士的建议和指导，也容易记住学习内容。

（2）健康教育内容适当　内容要符合学习者的学习能力和学习需求，每次授课的时间不要太长，内容不要太多。成年人平均 1 次只能记住 5 ~ 7 点内容，为增加患者的记忆，每次教育指导应限于 3 ~ 4 点内容。

（3）小组教育与个别教育相结合　对有相同健康问题及需要的患者，将他们组织在一起，对相关知识和技巧掌握的方法进行示教，对面临不同健康问题的个体给予个别指导。

（4）因人而异选择沟通技巧　根据患者的年龄、教育背景、职业、性别、病情，选择适当的沟通方式。对文化层次高、适应能力强的患者，可给他们提供书面的资料或可查找资料的线索，鼓励他们自己学习。而对于文化水平较低，理解能力较差的患者，则以口头讲解、指导为主。

小结：健康教育是针对不同的对象，采用不同的方法，传播保健知识、技能，以促进人们健康的过程。在这个过程中，要用到其他领域的理论。

第二节　健康教育程序

一、评估

（一）评估内容

1. 学习需求　患者/家属想知道什么？需要学习什么？对所学习的内容是否有充分的主客观准备？

2. 学习者的知信行

（1）知识　患者已经了解了什么？有哪些错误认识？

（2）态度　是否有信心？健康信仰是什么？是否处于恐惧、气愤或排斥的情绪状态？

（3）行为　患者是否掌握了自我检测、自我保健的技能？有哪些有益健康或有害健康的行为/习惯？

3. 学习能力　患者/家属的受教育程度、理解能力，有无影响学习的因素，如视力、听力障碍，认知障碍等。

（二）评估方法

有多种方法用来评估患者/家属的学习需求、学习能力等。例如，采用观察法了解患者的健康行为、自我保健行为；采用问卷调查法评估患者的健康知识水平、健康信念、学习需求、有无认知障碍；采用仪器测量视力和听力水平。

二、确定问题

1. 列出教育对象现存或潜在的健康问题。

2. 选出可通过健康教育解决或改善的健康问题。

3. 分析健康问题对教育对象健康所构成的威胁程度。

4. 分析开展健康教育所具备的能力和资源。

5. 找出与健康问题相关的行为因素及环境因素和促进教育对象改变行为的相关因素。

6. 确定健康教育的重要问题并排序。

三、计划

（一）设立目标

健康教育的目标应明确、具体、可完成、可测量。患者和家属应参与目标的制定。

1. 认知目标 对健康信息的理解和接受。

2. 情感目标 健康相关态度的形成或改变。

3. 技能目标 掌握和运用操作技术的能力。

（二）教育计划

1. 目标人群 需要改变健康行为的人，如患者；对患者有影响的人，如家属、医护人员；可能影响健康教育计划的人，如决策者、经济资助者。

2. 教育策略 根据评估结果和设立的目标，选择教育的内容、方式、教材以及师资。

3. 教育场所、时间 根据目标人群的特点，干预方式选择适合的场所，如医院的病房、门诊，社区居民活动中心等。

4. 教育效果的评价计划 对评价的指标、方法、工具、时间等做出计划。

四、实施

（一）健康教育实施的原则

健康教育实施过程中，应始终坚持科学性、针对性、保护性、阶段性、程序性的原则。

（二）实施前的准备

1. 教育者需进一步熟悉和理解教育计划。

2. 准备实施教育所必需的知识和技能。

3. 合理安排人力、物力、时间等资源。

（三）实施

在这个阶段，工作重点是落实计划中的措施，确保教育目标的实现，解决问题。实施过程中，需要注意以下问题。

1. 教育者与学习者之间是平等的关系，教育或指导是协助，是提供帮助与支持。

2. 注意教育技巧，使学习者乐于接受，最终采纳有利于健康的行为，关键在于转变态度，自愿接纳。

3. 注意学习者的反馈，必要时对教育计划进行调整。

五、评价

（一）评价的目的

了解教育效果，完善和修改教育计划以满足学习者的需求。

（二）评价的功能

1. 导向功能 通过评价目标、指标和内容体系为核心的导向机制的引导，为教育者和学习者指明教与学的努力方向，使健康教育不断完善。

2. 调控功能 通过对教学活动进行全面监测，获得信息，判断是否达到目标，并反馈给教育者，有针对性地采取措施进行干预，修正教学内容或方法，保证教育目标的实现。

3. 鉴定功能 通过一定评价标准，判断教育者的教学水平、学习者的成绩是否达到、在多大程度上达到规定的标准。

4. 激励功能 通过适时、客观地评价教育者的教学工作，可以使其明确教学工作的努力方向；通过对学习者的评价，可以提高其学习积极性和学习效果。

（三）评价类型

1. 形成性评价 是在健康教育过程中进行的评价。通过及时了解健康教育进展情况，发现方法、计划和进程中的问题，及时反馈，通过调控促进健康教育不断完善。

2. 总结性评价 是在相对完整的教学阶段结束时，对教育目标达成的程度做出结论性评价。

3. 绝对性评价 以某一预定的目标为客观参照，找到被评价者在客观标准所处绝对位置的评价。绝对评价用来评价学习者是否达到了预定的目标。

4. 相对评价 以学习者群体的平均水平为参照，确定被评价的学习者在群体中的相对位置。

（四）评价指标

1. 反映个体或人群健康知识水平的指标 如调查人群在健康教育前后相关知识知晓率的提高。

2. 反映人群健康状况的指标 发病率、患病率、死亡率、平均期望寿命、少年儿童生长发育指标等。

（五）评价方法

包括观察法、访谈法、问卷法、检查考核法、流行病学调查法、模拟法及自我评价等。

小结：健康教育程序是一个发现问题、确定问题、解决问题的过程。按照这个程序实施才能保证健康教育是科学安全的、有针对性的，才能达到预期的目标。

第三节　急诊结核病患者的健康教育

随着医学模式转变和人们对健康重视程度的提高，健康教育已深入到医疗服务的各个领域。急诊结核病专科由于其服务群体和工作内容的特殊性，决定了对急诊结核患者健康教育开展的必然性与艰难性。急诊就诊的结核患者多数合并有急症，甚至有生命危险，他们对结核病的危害感触最深。健康教育在急诊贯穿于分诊、治疗及抢救全过程，应用护理程序，根据急诊结核患者的特点和护理工作的流程，建立结核病健康教育工作流程，通过护理干预的手段，可使他们更加自觉地采取健康行为，积极配合医生，规律治疗，提高疗效、减少结核病复发，有效控制结核病在人类的传播。

一、评估急诊结核病患者健康教育需求及能力

1. 评估患者的急性症状程度、诱因及急需解决的问题。
2. 评估患者的就诊类型即流水患者、留观患者及抢救患者。
3. 评估患者的年龄、职业、文化程度。
4. 评估患者心理状态及情绪。
5. 评估患者结核病的类型、所处阶段及对所患结核病相关知识的了解程度。

二、制定急诊结核病患者健康教育计划

急诊结核病患者病情重，病种复杂，情绪不稳定，部分患者具有传染性。健康宣教需要选择时机、方式及场合。因患者在病情及心情比较好的状态下，才易于接受知识。教育者需要熟练掌握专业知识和交流技巧才能取得患者的信任，使患者对自己所患疾病的发生、发展与平常的生活习惯、饮食卫生、情绪、预后及如何预防等相关知识有一个正确的理解和认识。所以护理人员在制定健康教育计划时要结合急诊结核病健康教育的特点，制定出切实可行的教育计划。通过实施达到健康教育的目的。

（一）急诊结核病患者健康教育工作特点

1. 健康教育对象的特殊性　急诊患者个体差异大、症状急迫、停留时间短、情绪易激惹、具有传染性，给健康教育工作的实施带来一定难度。

2. 教育者工作的特殊性　急诊护士承担着各种紧张复杂的抢救护理工作，急诊的突发性、时间的紧迫性及健康教育的时限性在一定程度上阻碍了健康教育的进程。

3. 教育者素质的高要求性　要求护士不但要熟练掌握结核病及其合并症的诊断、治疗护理和预防措施，还要求会运用沟通技巧和语言艺术，在很短时间内对各类患者进行健康教育。

4. 信息相传的优势性　急诊科是社会公众接触医院的第一环，是各类患者、家属陪伴及健康、亚健康人群聚集的场所，其流量大、信息传播快，可充分利用

"义务推销"正面宣传的作用，扩大各种健康知识的有效传播。

（二）急诊结核病患者健康教育目标

1. 使患者了解所患急症的急救处理措施及配合要点。
2. 尽快让患者急性期症状得到纠正或缓解。
3. 满足患者需求减少医患纠纷。
4. 改变患者不良的健康行为习惯。
5. 提高患者的依从性。
6. 缩短患者留观天数。

三、急诊结核病患者健康教育实施

（一）进行岗位分工

依据急诊各岗位特点安排相关健康教育内容，完成各岗位患者的健康教育工作。

1. 急诊流水患者健康宣教　流水患者在急诊停留时间短，就诊后立即离开，急诊分诊护士要合理安排患者就诊，了解患者需求并尽快解决，对患者提出的问题及时给予面对面的解答，还可引导患者观看宣传板、电视，阅读宣教手册及发放健康教育处方，了解结核病相关知识，完成本区域结核患者健康教育任务。

2. 急诊留观患者健康宣教　急诊患者根据病情需要留院观察，护士要主动将患者领至床旁，为患者介绍急诊留观环境、医护人员情况、作息与陪住制度、支付费用方式及注意事项、便民措施、消毒隔离注意事项等；完成留观患者各项评估，填写留观患者健康评估表，内容包括患者一般资料、留观经过、症状体征、既往史、过敏史、皮肤情况、管路情况、有无烟酒嗜好、对所患疾病相关知识的掌握情况。通过对以上内容的评估和记录，为下一步健康教育提供了依据。对患者关注的健康问题，制定具体可行的计划，做到分阶段、有重点、有针对性地进行，使患者及家属印象深刻、感同身受，激发了其参与实现目标的积极性，增强自我护理意识和预防疾病复发的主动性。

3. 急诊抢救患者健康宣教　急诊抢救的患者都处于危重状态，护士的主要任务是抢救患者、执行医嘱、完成护理操作技术，对意识清楚有接受能力的患者在治疗护理中可告知患者配合要点及注意事项，对意识不清或无接受能力的患者可先告知家属，待患者病情平稳后再进行健康教育。

4. 设立健康教育宣教岗　进行专职健康宣教工作，在人人参与健康教育工作基础上，安排具有较强理论知识、沟通技巧和富有爱心的护士担任健康教育巡视护士，专门负责急诊健康教育活动。通过巡视病情、了解需要，多询问、多交流积极主动获取潜在的服务需求信息，有的放矢地实施健康教育，使健康教育的受益范围有效扩展，避免护士因忙于急救治疗和基础护理而没有时间进行健康教育。

（二）制定规范的结核病健康教育手册

根据急诊工作特性及急诊结核患者的特点，制定规范化的结核病健康宣教手册，利用健康宣教处方、宣教板、电视视频等采取不同形式的教育方法，以在有限的时间内最大限度地满足急诊各类人群的健康教育的需求。健康宣教手册应包含以下内容。

1. 介绍各种结核病及其合并症　如肺结核、肠结核、结核性脑膜炎、结核性胸膜炎、咯血、肠梗阻、昏迷等的病因、临床表现、诊断、治疗、治疗用药、注意事项、转归及康复知识。

2. 结核病的消毒隔离知识　结核病的传播方式与预防方法，居家消毒与隔离、结核病患者痰的消毒方法及防护口罩正确使用等。

3. 治疗用药及药物副作用　结核病的治疗原则、不正规治疗的危害、各种抗结核药的服药方法及副作用、定期复查的意义等。

4. 生活指导　饮食休息及日常生活中注意事项。

（三）加强健康教育者培训

急诊的特点决定了护士必备全面的专业素质及切合实际的教育计划内容和实施方法。

1. 确立急诊健康教育服务的主体意识　通过外出学习参观、专题讲座、情景模拟等多种形式进行健康教育理念、理论技能及服务礼仪的学习培训，充分调动科内护士的积极性和潜力，激发爱岗敬业、团结上进的工作热情。

2. 加强专业理论知识培训　急诊科护士获取专业知识的途径大多来自工作实践、院内活动，缺乏系统的专业培训，这种单纯依靠工作年限的增长、工作经验的积累来提高业务水平的现状，不利于急诊科护士整体素质的提高，护士自身专业水平的不足，势必影响健康教育质量。护士大多没有时间系统接受健康教育培训，而较多的急诊护理管理者又认为护士只需熟练掌握基础护理操作、急救护理技术，忽视对护士语言表述能力和沟通能力的培养，从而影响忽视健康教育的效果。管理者要制定教育计划，定期对护士进行急诊及结核病专业理论知识培训与考核。安排护士参加急诊认证学习班，使护士取得急诊专业护士资格，提高急诊护理队伍专业理论水平。

3. 急诊健康教育技巧培训　掌握一定的传播技巧、采取正确的教育方法和途径、选择合适的时机是作好健康教育的基本条件。依据急诊结核患者健康教育特点，培训护士在进行宣教时应遵循以下原则：

（1）通俗性原则　即健康教育语言、形式、通俗易懂，易接受。由于患者起病急，情绪不稳定，老年患者较多，及患者的文化程度、背景不同，健康教育的内容中少用或尽量不用医学术语，遇到必须使用医学术语时，则深入浅出，并辅以相应解释，使健康教育达到最佳的效果。

（2）随机性原则　健康教育时注意因人而异，因地制宜，由于患者的年龄、职业、文化程度及所患疾病病种不同，我们在进行健康教育时非常注意针对不同的患者采用不同的教育形式，教育内容，视患者的具体情况而定。

（3）短暂性原则　急诊患者的观察期较短，急性病症得到缓解即可出院、门诊随访，而病情较重的患者经过短期的观察后，视病情收治入院或手术治疗，这就需要护士能合理安排工作，既不影响患者治疗，又不延误患者的健康教育工作。

（4）综合性原则　急诊留观患者中以老年患者居多，而大多数老年患者同时患有两种甚至更多的慢性疾病，宣教护士要向患者传授具有综合性的最新最有效的健康教育内容，来消除患者因病重而产生的厌烦心理和自弃情绪。

（5）强化性原则　针对急诊留观患者中年龄相对老龄化及家属比较多的特点，我们采取了反复强化的宣教方式，在健康教育过程中，同时注意观察患者的意识、表情，来判断患者是否明白。

（6）礼貌性原则　针对急诊留观患者的起病急、情绪不稳定，患者不能及时进行角色转换的特点，在健康教育过程中，应表现出对患者充分尊重和友好、真诚相待、耐心负责的态度，决不能自以为是或用说教的语言，切忌生硬等语气。

（四）建立急诊健康教育互动服务

设急诊健康教育互动记录本——将健康教育记录表格化，表格包括：健康教育护士和患者的姓名、健康教育重点内容、评估效果、反馈意见、患者或家属签名等项目。护士在治疗过程中选择合适时机向患者讲解健康知识，并详细解答患者提出的问题，将健康教育内容简明扼要填写在健康教育本上。待患者病情缓解复述教育内容，护士再根据情况进行教育补充，最后由患者或家属浏览加深印象后反馈意见并签名。此措施既增加了患者和家属的参与性，又有效保证了健康教育的落实。

四、急诊结核病患者健康教育效果评价

（一）教育对象评价

1. 与患者交谈的方式　责任护士、护士长采用与患者交谈的方式了解和检查健康教育执行的程度和质量。

2. 发调查表　定期向患者发放意见征询表，通过收集信息，对存在问题分析原因、修正制定措施、促进管理。

（二）教育者自我评价

1. 集体交班时提问，在交班时不定期请责任护士介绍所属留观患者的基本情况，检查责任护士对患者的了解程度、工作责任心和工作能力。

2. 科内每月召开健康教育质量讲评会，共同探讨健康教育活动中存在的问题。对好的经验进行切磋、推广，不足的地方提出整改措施；同时对表现出色者和欠佳者分别给予表扬、批评。

第四节　门诊肺结核患者的健康教育

医院的门诊是医院面向社会的重要窗口，不仅承担对患者疾病的诊治任务，同时也承担对患者健康教育的责任，尤其是对肺结核患者。由于肺结核是一种慢性传染病，肺结核的治疗不仅疗程长，且多数肺结核患者的治疗是在门诊进行，因此，对肺结核患者进行健康教育，更体现其重要性和必要性。通过健康教育，让患者得到肺结核的治疗和防控知识，养成良好的卫生习惯，避免传染病在社会以及在家庭的传播和交叉感染，促进患者康复，促进医患关系和谐。

一、评估门诊肺结核患者健康教育需求及能力

1. 评估患者年龄、知识层次、文化背景及获取结核病防治知识的需求。
2. 评估患者的健康状况（包括营养状况）。
3. 了解患者个人工作、生活和卫生习惯。
4. 评估患者对疾病的认识和心理状态。
5. 评估患者目前疾病和身体整体状况，如症状、体征和相关的检查结果情况。
6. 评估患者对肺结核病的消毒隔离知识了解和掌握程度。

二、制定门诊肺结核患者健康教育计划

（一）肺结核相关发病和治疗知识的讲解

让患者了解肺结核的发病原因、症状体征、诊断治疗，以及肺结核治疗为什么是早期、联合、适量、规律、全程的原则，提高患者治疗的依从性。

（二）介绍抗结核药物的作用及不良反应

由于漫长的治疗、用药的不适，患者难以坚持全程治疗。所以，让患者知道哪些表现是药物的不良反应，以便及时发现和治疗，保证用药过程的安全和顺利。同时，克服身体不适，积极配合，坚持完成规范治疗。

（三）对患者容易出现心理反应的问题进行介绍

对患者容易出现心理反应的问题进行介绍，如传染病报告卡的填写是否能给患者造成在社会上和工作上的不良影响；肺结核病一旦让别人知道，是否会遭到歧视；患上肺结核病会引发心情不悦，不愿再融入社会等各种心理问题。通过健康教育，调整患者心理状态，坚定战胜疾病的信心。

（四）介绍消毒隔离知识

具体讲解在家庭生活、社会活动中应怎样做消毒隔离，让患者掌握知识的原理和实际操作方法。

（五）休养知识介绍和指导

讲解和教与饮食起居和锻炼方法，让患者知道根据自己的病情怎样劳逸结合，指导患者怎样合理膳食。

三、门诊肺结核患者健康教育计划实施

门诊的工作特点，决定了门诊健康教育工作存在一定的难度。如门诊患者的流动性大；在院停留的时间较短；患者急切的就诊心态；综合情况和求知欲的差异等等。因此，门诊健康教育计划的实施应采取多种形式、因人、因病、因需、因时，伴随医疗活动的全过程，主动的、不失时机地，以通俗易懂、易接受的健康教育语言，做门诊肺结核病患者的健康教育。

（一）健康教育形式

1. 讲课 以大讲堂和小讲课的形式向就诊患者做肺结核病的相关知识讲座，同时，回答患者提出的各种问题。

2. 宣传板 以挂板形式向患者宣传肺结核病相关知识内容，让患者候诊等待时间得到防治知识的学习。

3. 视频 以电视滚动播放的形式向就诊患者传递肺结核病相关知识的影像，让患者形象地了解相关信息及防病治病的方法。

4. 图文资料 以健康教育处方的形式向就诊患者介绍肺结核病相关病症知识，让患者根据自己的病症索取相关有针对性的健康教育处方。

5. 个体教育 对特殊肺结核病患者，如耐多药和广泛耐药肺结核病患者，尤其在心理、治疗、家庭生活、消毒隔离等方面，针对个体情况进行教育。

（二）健康教育要点

1. 肺结核病知识 首先以多种形式，通俗易懂、生动形象的给患者讲解肺结核病是一种慢性传染病，多数患者的病史较长，往往与许多疾病相关，与生活环境、生理因素也有一定关系。结核菌传播是空气传播，排菌的肺结核患者通过咳嗽、打喷嚏、大声叫喊、谈话等，将含有结核菌的微滴核传播到空气中而传染给他人；讲解肺结核病的临床症状、所需要做的相关检查等。讲解各项检查的相关事宜，让患者能够接受和配合。对初诊患者，需重点讲解有关检查的重要性和留取标本的正确方法，如，为什么要做这些检查，在各项检查的前后应注意的事项，怎样配合才能正确、顺利、安全地完成各项检查。对复诊患者，需重点讲解再次做各项检查的必要性，让患者明白和理解，同时能够很好地配合。

2. 治疗用药知识 肺结核病是具有传染性的慢性疾病，需要较长的治疗用药时间，有些患者症状好转或症状消失，认为疾病痊愈，开始不重视按时服药，或忘记服药，或自行停药。同时，抗结核药物有较大的副作用，有些患者不知道有哪些副作用和表现。所以，详细介绍抗结核药物的治疗原则，遵医嘱坚持用药，在家中可采用闹铃提醒方式避免遗忘服药；讲解用药的基本常识，以及药物的作用和副作用，让患者知道抗结核药物的服用时间、如何观察药物的副作用及表现、为什么定期进行肝肾功和血常规的检查，尤其对初治的肺结核病患者更要细致地讲解，以此提高患者治疗的依从性，获得满意的治疗效果。

3. 心理疏导知识 由于肺结核病所具有的特点和治疗的特殊性，患者在心理上会产生不同程度的烦躁、自卑、焦虑和悲观，情绪会因心理变化而低落。对于门诊患者，心理疏导不仅需要我们做，也需要患者家属做，告诉家属心理疏导的必要性和方法，如果能教会患者自我疏导，将会产生不同寻常的效果。通过有关疾病各方面知识的讲解，以及有关实例的介绍和分析，帮助患者能够正确对待疾病；同时让患者了解疾病治疗的过程，解除各种疑虑；通过与家属的沟通，帮助患者正视疾病带来的经济、生活、人际等方面的困扰，使其减轻心理压力，因长期心理压力，将会引起机体神经体液调节紊乱、免疫力下降，导致病情恶化、复发或迁延不愈。有一个良好的心态是建立信心促进康复的基础，所以，心理疏导知识的宣教是非常必要的。

4. 消毒隔离知识 指导患者和家属如何做好预防传染和怎样进行消毒。

（1）口罩的使用 现在越来越多的人健康意识逐渐增强，知道戴口罩可以防止呼吸道传染病。但在医院等公共场所戴口罩更多的是健康人，实际上最需要戴口罩的应该是肺结核病患者，尤其是排菌的肺结核病患者，因为他们是传染源。向患者和家属讲解肺结核的传播途径，患者在公共场所、在与人交谈时都应戴口罩，减少飞沫核的传播；家属与患者密切接触时也要戴口罩，减少被传染的机会。

（2）痰液的处理　肺结核的传染源主要是排菌的肺结核患者的痰。特别强调禁止随意吐痰，禁止随手乱扔痰纸。患者将咳出的痰液吐在纸里，如果在医院，将痰纸扔到黄色垃圾桶内；如果在家中，将痰纸放入固定耐热的容器（如带盖的铁痰盂）中焚烧处理；如果在外面，将痰纸放入垃圾袋中，带回家处理。这是直接杀灭结核菌，减少传播的最简单、最经济、最有效的方法。

（3）习惯的养成　宣传养成良好习惯的重要性，讲解肺结核病患者如果在排菌期，1次咳嗽可使具有传染性的微滴核增加到3500个，1次喷嚏可排放高达100万个飞沫核。同时，患者排出的结核菌落到衣物、被褥、地面，干燥后随尘土飞扬被人们吸入而受感染。因此，传染性肺结核患者在咳嗽、喷嚏、大笑、大声谈话时一定要以纸巾蔽住口鼻，以减少含有结核菌的飞沫排到空气中，用后的纸巾不要随手丢弃，应集中焚烧处理。

（4）空气的清洁　开窗通风使空气流通，是减少室内空气中菌量的有效方法，每天不少于2次，每次不少于半小时，通风不好的房间可安装换气扇或空气消毒机。天冷时通风要注意为患者保暖，或暂时避开通风的房间，以免发生受凉感冒。

（5）接触的防护　有条件的家庭，如果患者的病情不需家属长时间陪伴，一定要做到分室居住；但如果没有条件做到分室居住，要做到分床或分床头睡；餐具要单独使用，并定期（每周）煮沸消毒；衣物和被褥定期晾晒，阳光紫外线消毒；物品和地面每天清洁。

5. 生活休养知识　让患者知晓结核病是慢性消耗性疾病，养成良好的日常作息和饮食卫生习惯非常重要。患者可根据身体情况适当运动，劳逸结合；饮食要营养搭配均衡，不仅要高热量、高蛋白和富含维生素，还要增加含钙食物的摄入，糖尿病患者注意碳水化合物的入量和含糖食物的摄入。讲解的同时，可举一些运动方式和具体食物供患者参考。对于吸烟饮酒的患者，告诉他们禁烟戒酒的必要性。

四、评价门诊肺结核患者健康教育效果

利用患者候诊和为患者治疗的机会，采取问候与交流的方式，评价患者对我们所做宣教知识的理解和了解的程度；通过接受结核病防治知识的宣教，评价患者与家属实际掌握和做到了多少，还存在哪些误区；评价患者通过健康教育，身心状况和恢复情况。针对具体患者和具体问题，设定具体健康教育目标，通过多种方式，克服门诊健康教育的不便因素，达到肺结核病门诊健康教育的效果。

第五节　住院肺结核患者的健康教育

随着社会的不断发展，健康教育工作在维护患者身心健康，促进患者康复中发挥着越来越重要的作用。住院肺结核患者一般病情较重，在院时间长，心理状况复杂，医护人员应根据其生理、心理特点，及不同的住院时期，有针对性地安排健康

教育活动，使患者了解并掌握结核病防治知识和自我保健技能，树立战胜疾病的信心，改变不良卫生习惯，使患者的行为向有利于结核病康复的方向发展。通过健康教育，达到提高患者治疗依从性，增强心理调节与社会适应能力，促进疾病康复，降低疾病的复发率、死亡率，促进治愈的目的。

一、住院教育

（一）评估

1. 评估患者年龄、知识层次、文化背景及学习需求。

2. 评估患者的健康史，掌握患者既往健康状况及个人卫生习惯。

3. 评估患者心理状态

4. 评估患者身体状况，对现病史进行评估，包括患者的症状、体征及痰菌检查情况。

5. 评估患者消毒隔离知识的掌握情况。

6. 评估患者营养状况。

（二）教育目标

1. 满足患者学习需求。

2. 患者了解完成肺结核规范治疗的重要性，掌握药物治疗的知识。

3. 患者能够调整心理状态，树立战胜疾病信心。

4. 患者能克服身体不适，积极配合医生，坚持完成规范治疗。

5. 患者掌握消毒隔离知识。

6. 患者营养状况良好。

（三）教育计划与实施

护理人员要运用恰当的沟通技巧，建立和谐的医患关系，构建良好的交流平台，在此基础上，根据评估结果制定健康教育计划对患者实施有效的健康教育。

1. 健康教育要点

（1）心理指导　患者患病后难免会感到焦虑和担心，且由于医学知识所限，患者在就医过程中心理往往处于弱势，情感处于低潮。医务人员根据患者的年龄、性格、知识层次、文化背景用真诚、平和、关切、和蔼的沟通态度与患者进行沟通，实施有针对性的心理疏导，提供心理支持手册供患者阅读参考，消除不良心理对治疗的影响，使患者建立良好的遵医服药行为。

（2）疾病知识指导　讲解结核病的发生发展过程，传播方式、易感因素以及预防继发感染的意义，讲解留取痰标本的意义和方法，并指导患者正确留取痰标本。讲解各种检查前后的注意事项及需要配合的内容，使患者安全顺利地完成检查。

（3）消毒隔离指导　指导患者注意保持室内空气新鲜，尽量采用自然通风方式进行通风。将痰吐到纸内包好并放入不透水的容器中，由医务人员按要求消毒处理。在大声说话、咳嗽、喷嚏时要用纸巾遮掩并及时洗手。在与家人、医务人员交流时或到检查科室做检查时应主动佩戴口罩。指导家属尽量减少探视，探视时佩戴防护口罩。

（4）咳嗽咳痰、咯血的指导　讲解保持呼吸道通畅的重要性，鼓励患者有痰及时咳出。对痰液黏稠不易咳出者，指导多饮水或配合使用雾化吸入稀释痰液，强调遵医嘱按时口服化痰药。对长期卧床者，讲解定时翻身、叩背对松动痰液利于咳出的作用。咯血患者指导密切观察咯血量，对痰中带血或少量咯血者，嘱其绝对卧床休息。咯血量大于100ml时，提示有窒息的危险，注意防范。教育患者保持口腔清洁，每次咳痰或咯血后要用清水漱口，减少口腔细菌的滋生，预防口腔黏膜的感染。

（5）饮食指导　肺结核为慢性消耗性疾病，且良好的营养状态对结核病的恢复起着至关重要的作用。向患者讲解保持良好营养状态对疾病恢复的重要性。鼓励正常进食，如无合并症建议食用高热量、高蛋白、高维生素及含钙丰富的食物，忌食油炸、辛辣的刺激性食物。特别要禁止吸烟、喝酒、避免降低抗结核药物的疗效或延长疗效。对食欲减退者，为患者提供喜好之食品，对肺结核合并糖尿病患者给予糖尿病饮食。

（6）用药指导

1）用药常识指导：介绍结核病的治疗原则为"早期、联用、适量、规律、全程"。早期发现，早期用药，才能获得满意的治疗效果。联合用药可减少耐药菌的产生，药量不足、种类不够、组织内不能达到有效杀菌浓度，不仅疗效不佳，且易产生继发性耐药。滥用药物或药量过大，不但造成浪费，且极易出现不良反应。规律、全程用药是化疗成功的关键，讲解用药基本常识，使患者明白坚持治疗原则的重要性，并严格遵照化疗方案，避免遗漏和间断。讲解所用药物的作用、副作用，指导患者正确用药，做到发药到手，服药到口。强调服药期间为减轻药物对肝脏的损害，绝对禁止饮酒。指导患者密切观察用药后的不良反应，发现不适及时告知。

2）药物副作用监测指导：告知口服利福平可使尿、便、汗液、眼泪和唾液变为红色或橘黄色，还可引起恶心、呕吐、腹泻和类流感症状。出现这些情况不要紧张，是药物正常代谢现象。异烟肼的主要副作用是外周神经炎，特别是糖尿病、慢性肾衰竭、营养不良和嗜酒者更为明显。口服吡嗪酰胺者易出现关节痛，并可能影响正常的肝功能，告知患者如出现皮肤、巩膜发黄，右季肋部触痛应及时报告。应用乙胺丁醇和链霉素时，可产生视神经炎，导致视力障碍，指导患者注意视力改变。链霉素有耳毒性的作用，提醒患者注意听力改变。

（7）生活指导　指导患者养成良好的生活习惯，活动以不感疲劳为宜，活动后要适当休息，重症恢复期患者活动要循序渐进。高质量充足的睡眠对调节人体免疫力具有重要的作用，讲解睡眠的重要性，指导患者要保持每日睡眠8小时，以保证足够体力。

2. 工具及方法

（1）利用多种媒介开展健康教育　①宣传栏/墙报：宣传栏通常可定期更换内容，注意做到标题醒目、内容简洁通俗，字体字号易于阅读，内容形式图文并茂。宣传栏的高度和光线应适宜阅读。由于患者住院时间较长，宣传栏的重点应使患者了解住院治疗期间的重点知识，还可设"答疑解惑栏"，针对某些患者的学习需求做出相应指导性解答，可作为宣传栏的另一个板块。②发放宣传材料：发放肺结核患者健康教育宣传手册，发放肺结核患者社会支持手册等。③有条件的医院可在病房安装视频播放设备，向患者播放结核病的相关知识教育短片或视频节目。

（2）面对面教育　对于住院的患者，由责任护士向患者进行健康教育，给予从入院到出院的全程指导，将健康教育渗透到工作中的一点一滴，可以个别讲解，也可以以病室为单元讲解，讲解时注意患者的反馈，注重实效。健康教育要注重个体化和反复性以增强记忆。①开展健康教育讲座：可为痰菌转阴的患者举办健康教育讲座，由医务人员向患者讲解有关肺结核相关知识，并对患者在治疗过程中产生的各种问题进行解答，尽可能通过交流消除患者的疑虑，提高患者的依从性，使其积极配合治疗。②开展患者小组活动：提供一定的场所，使患者通过与其他患者之间的相互交流，分享治疗期间的心得体会，并可通过相互鼓励而获得心理上的支持，从而配合医生完成治疗。

（四）评价

评价患者对结核病相关知识的掌握程度，如结核病治愈的关键、结核药的主要不良反应，能否主动配合药物治疗；患者掌握消毒隔离知识情况，如结核病的主要传播途径、患者房间和衣服如何消毒、如何与健康人隔离；心理护理后患者的心理状况有无改善，是否能以积极的心态对待疾病；健康教育后患者能否做到科学膳食、规律生活。对于健康教育未能实现的部分目标，应寻求原因并采取相应的对策，努力使所有患者都能达到教育的预期目标。

二、出院教育

患者已完成1~2个月的住院治疗，即将回归家庭开始继续期的治疗。患者离开了医院，脱离了医护人员的照护与指导，此时医务人员应给予患者一个恰当及时的出院教育，它将直接关系到患者继续治疗期服药的依从性及疾病的预后。

（一）评估

1. 评估患者及家属对继续治疗期的学习需求。

2. 评估患者自我管理能力及家属的照护能力及家庭继续治疗可能存在的困难。

3. 评估患者及家属居家治疗时用药及消毒隔离知识掌握情况。

4. 评估患者的心理状态。

5. 评估患者的营养状态。

（二）教育目标

1. 满足患者及家属的学习需求。

2. 在家属的配合下，患者对后续治疗能发挥良好的自我照护能力，建立信心，完成后续治疗。

3. 患者及家属掌握居家治疗的用药及消毒隔离知识。

4. 患者能够保持良好的心理状态。

5. 患者能够保持良好的营养状态。

（三）教育计划与实施

在出院前的1~2天医务人员应将前一阶段的治疗结果告知患者，并详细交代出院转诊及后续管理的注意事项、定期取药、药物副反应应对、本院的详细地址及联系电话等，同时强调坚持完成治疗的重要性，鼓励患者建立信心，配合治疗。

1. 健康教育要点

（1）预防知识指导　再次向患者及家属强调坚持规律、正规抗结核治疗是治疗成功的关键。详细介绍各种药物可能出现的不良反应及处理方法。帮助患者建立正确的遵医行为，坚持按规定疗程完成治疗，切记自行停止治疗。指导患者养成良好的生活习惯，合理休息与适当活动相结合积极预防呼吸道感染，如有感染及时就诊抗感染治疗。恢复期坚持每天做腹式呼吸操，以提高呼吸肌耐力，并做到禁烟、酒。

（2）家庭护理指导　向患者家属讲解家庭成员在情感与行动上的支持对患者疾病恢复的重要作用，以取得家属的合作。指导患者及家属掌握正确的隔离方法，注意科学隔离，如分室居住或分铺睡眠，痰要吐到纸上后焚烧，或吐入盛有10%漂白粉液的痰杯中进行消毒，不要与婴儿亲吻等。嘱家属给患者加强营养，调理膳食。宜吃滋阴养肺的食品，忌吃香燥伤阴耗气之物；宜吃清淡益气食品，忌吃辛辣刺激性食物；宜吃新鲜乳类、禽蛋、瓜果和豆制品，忌烟酒。

（3）复诊指导　交代出院后定期复查胸片、CT、痰菌及各项生化检查，以观察用药效果，判断有无影响药物治疗的不良因素。

2. 工具与方法　在出院教育过程中主要采用面对面语言教育的方法及发放出院记录单及出院联系卡等纸质媒介的健康教育工具。

（四）评价

患者出院后，一部分患者在其归属地结核病防治机构继续进行治疗管理。一部分患者会在结核病医院门诊继续复查进行后续治疗。对于患者出院后的目标评价可通过随访记录进行评价。评价患者能否主动规律药物治疗；患者及家属居家消毒隔离执行情况，如分室居住、患者房间和衣服如何消毒、如何与健康人隔离；居家治疗时患者的心理状况如何，情绪是否稳定，是否能以积极的心态对待疾病；居家治疗患者的营养状态，能否做到科学膳食、规律生活（表9-1）。

表9-1　肺结核患者标准健康教育路径表

实施时间	教育内容	教育工具和方法	完成人
入院第一天	□入院护理评估（生理和心理状况） □环境及人员介绍 □肺结核患者知识、信念、行为评估 □讲解并示范标本留取的正确方法	1. 入院评估单 2. 肺结核患者知、信、行调查问卷 3. 心理测评问卷 4. 面对面语言教育 5. 动作示范	主管护士： 责任护士：
入院2~7天（第1周）	□心理指导 □消毒隔离指导 □用药指导 □饮食指导	1. 观看健康教育短片 2. 发放健康教育手册 3. 健康教育宣传栏 4. 面对面语言教育	主管护士： 责任护士：

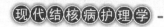

续表

实施时间	教育内容	教育工具和方法	完成人
入院 8~14 天（第 2 周）	□特殊检查前后指导 □用药指导 □生活指导 □呼吸功能指导	1. 健康教育宣传栏 2. 面对面语言教育 3. 动作示范	主管护士： 责任护士：
入院 15~21 天（第 3 周）	□心理指导 □健康教育专题讲座 □针对未掌握的内容进行强化、指导 □询问患者存在的疑惑并给予解答	1. 心理支持手册 2. 健康教育宣传栏 3. 面对面语言教育	主管护士： 责任护士：
出院前 1 天	□对患者知识、信念、行为进行评价 □预防知识指导 □家庭护理指导 □复诊指导	1. 肺结核患者知、信行调查问卷 2. 出院记录单 3. 出院联系卡	主管护士： 责任护士：

（赵　红　聂菲菲　于燕华　吴　平）

参 考 文 献

1. 蔡丽萍. 急诊开展健康教育的影响因素及对策. 护理与康复，2011，10（5）：382－384.

2. 雷轶芳. 深化开展急诊科特色健康教育工作的做法. 中国社区医师，2012，14（314）：395－396.

3. 田苗冉，曹爱利，李永玲. 浅析急诊留观患者健康教育的开展情况. 中外医疗，2009，26：110.

4. 王立辉. 急诊留观患者的健康教育. 中国当代医药，2012，19（29）：130－131.

5. 严碧涯，端木宏谨. 结核病学. 北京：北京出版社，2003.

6. 冯满雄，杨玉珍，钟志阳. 门诊肺结核患者健康教育的效果评价. 海南医学，2010，21（10）：122－124.

7. 董红，焦卫红，徐志兰. 住院肺结核患者心理状态与社会支持的相关性研究. 实用护理杂志，2004，40（5）：782－783.

8. 傅瑜，游永红. 肺结核是如何传染的. 结核病健康教育，2007，1（1）：33－34.

9. 王柳行，曹志友. 健康教育与健康促进教程. 北京：中国中医药出版社，2009.

10. 黄津芳. 住院患者健康教育指南. 北京：人民军医出版社，2011.

11. 慕迎成，孟桂云. 结核病感染控制与护理. 北京：人民军医出版社，2013.

12. 王黎霞. 耐多药肺结核防治健康促进实用手册. 北京：中国协和医科大学出版社，2011.

13. 刘英. 肺结核患者的健康教育. 健康教育，2011，19（11）：2004.

14. 郑修霞. 护理教育学概论. 北京：北京医科大学出版社，2002.

15. 姜安丽. 护理教育学. 北京：人民卫生出版社，2007.

16. 夏莹，陈琰，吴菊芬，等. 班杜拉社会学习理论对慢性阻塞性肺疾病患者呼吸训练依从性的影响. 护士进修杂志，2011，26（2）：137－138.

17. 侯晓倩，赵兴国．成人学习特点及其学习策略生成的途径探讨．成人教育，2009，267（1）：42 – 43.

18. 马骁．健康教育学．北京：人民卫生出版社，2006.

19. 刘建芬，黄惟清．社区护理学．北京：中国协和医科大学出版社，2010.

第十章 结核病患者的心理护理和社会支持

结核病是一种以呼吸道传染为主要传播途径的慢性传染性疾病，因病程较长、药物的不良反应、长期治疗的经济压力、社会成员的疏远等因素，给患者的身心带来巨大的痛苦，这些问题引起部分患者体内神经体液调节紊乱、免疫力下降，导致病情恶化、复发或迁延不愈，严重影响患者的心理健康和生存质量。

第一节 概 述

一、心理健康与心身疾病

（一）心理健康的概念

不同的国家、民族、学科，甚至包括不同的学者对心理健康的理解不尽相同，目前尚缺乏公认的定义。WHO 定义心理健康是情绪和心理的良好状态（astate of e-motional and mental well－being），而不仅仅是没有心理问题或心理疾病。

心理健康是个体整体健康（holistic health）的重要组成部分，在个体的健康与疾病中起着重要的作用，同时也是个体良好心理素质的具体表现。随着社会经济和文化的发展，生活方式的改变和生活节奏的加快，给人们带来了更多的心理压力和痛苦，人们的心理健康问题日益突出，心理障碍或精神疾病也给社会带来了严重的疾病负担，故对人们的心理健康问题的早期发现、早期干预非常重要，对提高现代社会中人们的生存质量意义重大。精神医学家 Menninger 认为心理健康包括消极性心理健康、积极性心理健康两个方面。消极性心理健康包括自卑、焦虑、抑郁、孤独、恐怖、强迫、疑病、冲动、愤怒、敌对、猜疑等，而积极性心理健康包括幸福、快乐、满足、愉快、自信、友好、信任等。

（二）心身疾病的概念

心身疾病，是指心理社会因素起重要作用的具有持久的躯体病理形态变化的一类疾病。据国内外多项调查资料表明，心身疾病患者占综合医院各科患者总数的25%～30%；在医学心理咨询门诊中，心身疾病患者一般占就诊者总数的2%～4%。在疾病的发生、发展和转归中，既有生物因素，同时也有心理社会因素的影响，其中心理社会因素具有主导或重要作用；在临床症状方面，既有躯体症状，又有心理症状。国内外研究认为，在以往的印象中，人们普遍接受的心身疾病包括如溃疡性结肠炎、消化性溃疡、偏头痛、支气管哮喘、类风湿性关节炎、甲状腺功能亢进及神经性皮炎等。

（三）肺结核属于心身疾病

随着心身医学研究的发展，心身疾病的概念在不断更改，范围在不断扩大，肺结核同样是一种心身疾病。朱林等采用五态性格测验、生活事件体验调查、社会支持调查等方法来研究社会心理因素与青年肺结核发病关系发现：肺结核的发病与社会心理因素密切相关，此结论也证实肺结核病属于心身疾病，是一种生物－心理－社会性疾病。尽管肺结核是由结核杆菌引起的传染性疾病，但在疾病的发生、发展、转归过程中，社会心理因素起着重要的作用，因其可影响神经内分泌系统和免疫系统的功能。这就提示医护工作者在重视疾病治疗，改善症状和生理指标的同时，也应重视心理社会因素在疾病的发展和转归中的影响，加强心理治疗和心理护理，从而促进疾病的治愈。

这是由于肺结核病的呼吸道传染性，使人们普遍对肺结核病有惧怕心理，不愿与肺结核患者过多的接触，对患者有冷落、疏远、歧视现象，患者很容易产生自卑心理，再加上工作、学业受影响甚至中断，均可使患者出现敏感、消极、焦虑、抑郁等心理症状，尤其是复治肺结核患者病程长，需长期规则治疗，需承受可能的药物不良反应，治疗过程需与家人和外界隔离，因此患者可产生心理障碍和人际交往减少。随着医学模式的转变，人们重视了社会心理因素对一些疾病的影响，结核病是以变态反应为主的慢性传染病，其发生、发展与转归在一定程度上取决于机体免疫功能的变化，经常性消极情绪可导致体内神经体液调节紊乱，致使免疫力下降，有时消极情绪给患者造成的痛苦和危害比肺结核引起的器质性损害更为严重和持久，从而使结核菌生长活跃，使病情得不到控制甚至加重病情，进一步影响到疾病的转归。

心理治疗和心理护理应贯穿于药物治疗的全过程，以缓解患者的心理症状。开导患者不要悲观自鄙，多与外界接触，以便获得更多的经济和情感支持。应根据患者的心理特征，针对性地做好心理治疗和心理护理，使患者以积极、合作、乐观的心态配合治疗和护埋。

二、心理护理

（一）心理护理

心理护理是指在护理活动过程中，护士通过各种方法和途径，积极地影响患者的心理活动，帮助患者在自身条件下获得最适宜的身心状态。

"心理护理"的概念，已成为现代护理模式的核心概念。随着人类学、社会学、心理学的发展，医学模式已由简单生物学模式向着生物－心理－社会医学模式转变，心理护理是对现代医学模式最好的诠释与实践。心理护理即强调运用心理学的理论和方法，更要求护士紧密结合护理专业的临床实践，致力于对患者治疗过程中的心理问题进行甄别、研究及解决，减少一切不利于患者身心健康的消极影响，为忍受疾病的患者提供心理支持。

（二）心理护理的基本要素

心理护理的基本要素主要含四个要素：护士、患者、心理学理论与技术、患者的心理问题。这四个要素互相依存，缺一不可。其他因素如患者亲属、患者之间、其他工作人员也可以影响心理护理效果，包括起推动作用或干扰作用，但不起决定作用。

第二节　心理护理程序及方法

心理护理程序的思维模式与过程紧紧围绕着整体护理而进行，它是一个综合的、动态的含有决策和反馈功能的完整过程，是科学确认、解决患者心理问题的护理工作方法。

一、心理护理评估

（一）心理护理评估

护理领域的临床心理问题评估是依据护理心理学理论，排除精神疾病和严重精神异常人群，遵循心理评估的原理，融合心理学、医学、护理学、社会学等综合知识与技能，对有心理问题或心理障碍的临床患者做出心理特征的判断和鉴别。

评估是实施心理护理的首要环节，它的核心是广泛收集资料，将患者现存的或潜在的心理社会问题和异常心理信息有机地结合起来，为下一步进行系统分析和提出护理问题做好充分准备。

对新入院的患者，评估的范围包括入院资料、患者对健康状况的感知、营养与代谢、排泄功能、活动与锻炼、睡眠与休息、感知和认知、认知自我、角色关系、承受应激能力、价值观与信仰和医院环境。

通过访谈法、观察法、有条件的可以采用心理卫生评定量表采集患者全方位的心理信息。心理卫生评定量表有康奈尔医学指数、症状自评量表、自测健康评定指数等评定方法。其中症状自评量表（附表1），由 Derogatis 编制，此量表包括 90 个项目，划分为 10 个因子：躯体化、强迫症状、人际关系敏感、抑郁、焦虑、敌对、恐怖、偏执、精神疾病、其他。此量表在国内外已广泛应用于临床，具有较好的信度和效度。

（二）心理护理评估的作用

1. 筛选干预对象　几乎所有的患者在疾病的诊治过程中都会出现程度不同的心理失衡、心理偏差或心理危机，但其表现形式不同。医护人员通过观察、访谈、测评等定性或定量的方法，对患者心理状态实施综合性评估，根据评估结果进一步制定干预方案。将患者的心理反应按轻度、中度、重度划分临床心理干预等级，采取有针对性的干预措施，避免盲目性。

2. 提供干预依据　临床心理评估不仅要把握患者的心理反应的强度，还要分析患者心理反应的影响因素。因为同样的表现形式，其影响因素却不尽相同。例如：焦虑、抑郁、恐惧、愤怒等负性情绪，可能受到疾病认知、就医环境、社会支持、人格特征等不同因素影响。只有确定患者发生的心理反应的主要原因，才能有的放矢地制定干预对策，有效降低患者负性情绪反应强度。

二、提出护理问题

护理问题是指针对个人、家庭或社区现存的健康问题以及生命过程的反应所下的判断。下面是北美护理学会有关心理社会方面的护理诊断（表10－1）。

表10－1　与心理社会因素有关的护理诊断

1 社交障碍	18 社区对立无效	35 思维过程改变
2 社交孤立	19 防卫性应对	36 知识改变
3 语言沟通障碍	20 防卫性应对	37 记忆障碍
4 有孤立的危险	21 不合作	38 功能障碍性悲哀
5 角色紊乱	22 选择冲突	39 预感性悲哀
6 有父母不称职的危险	23 精神困扰	40 创伤后反应
7 父母角色冲突	24 睡眠形态紊乱	41 精力不足
8 父母不称职	25 调节障碍	42 无能为力
9 有照顾者角色障碍的危险	26 焦虑	43 有婴儿行为紊乱的危险
10 照顾者角色障碍	27 恐惧	44 婴儿行为改变
11 家庭作用改变	28 绝望	45 决策冲突
12 母乳喂养无效	29 自我形象紊乱	46 决定性需求健康行为
13 家庭失能性应对能力失调	30 自尊紊乱	47 潜在性暴力行为
14 家庭妥协性应对能力失调	31 自我认同紊乱	48 无效性否认
15 家庭对应：潜能性	32 感知改变	49 性生活形态改变
16 社区对应：潜能性	33 条件性自我贬低	50 性功能障碍
17 个人对应无效	34 长期自我贬低	51 强奸创伤综合征

三、实施心理护理计划

心理护理计划是解决患者心理问题，使其恢复心理健康所采取护理措施的行为过程。实施心理护理计划首先要针对患者的每项护理问题确定目标，目标有短期的，也有长期的。短期目标是在达到长期目标过程中的阶段性目标，长期目标是最终要达到的目的。护理人员在制定计划目标时要与实际相结合，护理人员首先向患者及家属说明制定措施和目标的意义，然后根据患者的具体问题向患者推荐多种有效的措施，使患者积极参与到实施中来。

护士在实施心理护理的过程中，要始终把建立良好的护患关系放在重要位置，用有效的沟通技巧和周到耐心的服务赢得患者的信任，取得患者的合作。

四、评价心理干预效果

评价：对患者的主观感受、生理指标、心理痛苦是否得到缓解、身体康复进程是否加快等进行综合评价。在针对患者特点实施心理干预后，要通过患者情绪表现，评价干预措施是否有效。如果患者负性情绪反应强度降低不明显或更加严重，应及时修订、补充更为有效的干预对策，而进入下一个护理干预的循环。

第三节　结核病患者的心理问题及干预

结核病是一种慢性呼吸道传染病，一旦确诊，患者常担心别人知晓自己患该病而受到歧视。对于有传染性的排菌患者，整个治疗过程需要与家人、同事、朋友等隔离，自然而然会产生孤独的心理。肺结核病程长，患者需要承受可能出现的各种药物不良反应，尤其是初治失败而进入复治阶段的患者需要更长时间的药物治疗。另外，经济学调查显示，结核病的患者群体相对经济条件比较差，因此患者还要面对较大的经济压力。的确，肺结核病的发生、发展对患者及其周围人群将产生很大的心理压力，其疾病的转归直接影响患者及其亲友的家庭和社会生活。

一、肺结核患者的常见心理问题及干预

（一）心理问题

1. 焦虑　肺结核具有传染性、迁延性，长期的慢性消耗可导致体质下降，可造成患者疲乏无力、食欲不振、睡眠质量下降等，患者多会出现不同程度的焦虑。患者易为病后的家庭和社会生活、工作和学习能力问题担忧，为疾病对前途是否产生影响而忧虑。焦虑主要表现为失眠、紧张、害怕、焦虑。

2. 孤独　肺结核主要是呼吸道传染病，周围人群因害怕被传染会冷落和疏远患者，随着时间的延长同传染病患者的接触频率下降，会使患者感到生活范围、社会关系等受到各种限制。多数患者患病期间十分关注亲友、同事对自己的态度，对人际交往产生紧张情绪，往往采取回避的态度。

3. 自卑、自怜　由于病程长，尤其是初治失败的患者，感到自己给家庭和他人带来累赘和不幸，对生活失去热情。患者常常产生自怜、自卑的心理，常想："为什么我得这种病？"，内心有无限的委屈与怨恨需要发泄。他们会产生自责心理，感觉自己给家里和周围带来了负担，自己是个没用的人。听到别人低声细语，就以为在议论自己的病情，对别人的好言相劝也半信半疑，对治愈没有信心、恐惧不安。

4. 主观感觉异常　患肺结核后，患者角色强化，过分认同疾病状态，会导致其把注意力转向自身，对外界声音、光线、温度也异常敏感。能感觉到自己的呼吸、心跳，对体位、姿势等高度关注，一会儿觉得枕头低、一会儿觉得被子沉、一会儿觉得床单皱等。甚至出现错觉，如总感觉时间过得慢，好像度日如年。对悦耳的声音也会反感等。

5. 退化心理

（1）长期患病后，患者表现为依赖性强，无所适从、情绪波动、易激惹、情感脆弱、易受伤害等心理特征。有的患者对躯体方面的微小变化颇为敏感，常因小事而勃然大怒，责备医务人员未精心治疗，埋怨家庭未尽心照顾。

（2）表现为过度以自我为中心，将一切事物和人际关系是否有利于自我存在为准则。

（3）兴趣缺乏，表现为对许多事情失去兴趣，过分的关注自身。

（二）心理护理干预

1. 情感支持　肺结核患者与正常人一样，渴望和他人交流，被人理解。因此，医护人员、家属等要尊重其人格，主动与患者建立真诚信任的治疗性人际关系，理解患者的处境，关心他们所关心的，接受他们所体验的，鼓励他们将内心的痛苦倾诉出来，如果患者出现伤心流泪的情况，尽量不要阻止，让其将负性情绪宣泄出来。同时在不违背医疗原则的前提下，尽量满足患者的需求，安慰疏导患者，合理安排家属、朋友探视，使他们受到乐观、热情、健康生活态度的感染，消除其焦虑、抑郁、孤独、恐惧的情绪，使其感到一种归属感。

2. 医疗信息　告诉患者现代的治疗手段能治愈绝大多数肺结核，使患者建立战胜疾病的信心。肺结核具有传染性、迁延性，尤其是初治失败的患者，患者需要了解与自身疾病有关的资料，尤其是如何治疗及治疗的不良反应，需要了解如何保持舒适及日常生活中的知识、技能和方法。所以，医护人员应及时向患者提供有关疾病知识，告诉患者防止传播的重要性，并指导患者防止传染的技巧。

3. 心理支持　对排菌的患者需要进行隔离治疗，使患者产生孤独、恐惧、绝望心理，甚至拒绝治疗，他们迫切需要家庭和社会强有力的支持。医护人员应高度重视家庭对患者的影响作用，主动与家属联系，告诉他们恰当的隔离措施和预防即可预防被传染，鼓励家属多来探视患者，提供关怀和支持。鼓励患者之间的沟通可减少孤独感。

4. 创造轻松的康复环境　包括物理和人文环境。如病房的环境、同病房患病的严重程度、患者之间的关系、医患及护患之间的关系，都要有利于患者的身心健康。鼓励患者之间的交流沟通，互相倾诉自己的感受和想法，缓解内心的苦闷与不安。患者保持乐观的情绪能提高机体的抗病能力，也可使药物发挥最大效能。

二、住院肺结核患者心理特征及干预

（一）焦虑反应

1. 影响因素

（1）认为自己的疾病严重，因为肺结核是"痨病"，可能永远不能治愈，由此产生对疾病的焦虑及不安。

（2）对医生的诊断及治疗方案，对护理措施等产生恐惧心理，因治疗效果不明显而怕被诊断错误，治疗方法不当，会带来副作用。

（3）对住院环境的不适应，生活不习惯、原有的生活规律被打乱，如睡眠时，与多人同住一室，而且还有护理人员在旁边观察，引起失眠、焦虑和不安。

（4）对结核病传播及消毒隔离知识缺乏，对日常的生活无所适从。

2. 护理措施　患者的焦虑反应会给正常的治疗和护理带来负面影响，因此应高度重视。

（1）细致观察患者的焦虑反应及表现，了解焦虑产生的原因。

（2）尽可能早地让患者了解他的疾病诊断、诊治方案、程序、各种检查及治疗方法的必要性及可靠性、安全性等，打消其顾虑。

（3）使患者受到尊敬，耐心地向患者介绍医院的环境，帮助患者建立和谐的病友关系，使患者在一个温暖、亲切、受关怀的环境中安心治疗，减轻焦虑不安的反应。

（4）提示医护人员讲授疾病的病因、疾病传播的特点，需要介绍隔离的重要性和必要性，以减轻或消除住院患者因不适应而产生的焦虑心理。

（二）孤独感

1. 影响因素　一个人生病而离开了家庭和工作单位，住进医院，周围接触的都是陌生人。肺结核是呼吸道传染病，需要与外界隔离，患者常常担心别人知晓自己患该病而受到歧视。以上造成患者产生孤独感。

2. 护理措施　护理人员应该理解患者的这种心理，应采取相应的护理措施消除患者的孤独感。

（1）主动关心患者，以亲切和蔼的态度向患者做好入院健康教育等，使患者尽快熟悉病区的环境。做好住院期间的健康教育，如检查、治疗的安排等。

（2）将患者介绍给同室病友，使其尽快与大家熟悉起来，建立和谐的病友关系。

（3）夜间值班多巡视患者，增加患者的安全感，减少孤独感。

（4）适当安排患者开展文化娱乐活动，读书看报，听收音机、看电视等。

（5）允许家属探视及陪住，随时与患者家属保持联系，请家属抽空来探视。

（三）敏感、疑虑及防御心理

1. 相关因素

（1）患者不能很快地进入患者角色的转换，不适应"一切听从摆布"的住院环境，被隔离后自尊心受到伤害，因此，对医护人员产生疑虑、敏感、不满、抱怨，甚至敌意。

（2）患者在患病后，往往以自我为中心，关心自己疾病的微小变化，对自己的饮食起居都要与疾病相联系，对自己身体的微小变化都产生敏感及疑虑。

（3）对周围人的冷暖不关心，但关心周围人对自己的态度，也往往与自己的疾病相联系，认为别人的言行都与自己的疾病有关，尤其是在疾病严重时多见。

（4）对于多次复发、感染耐药结核或迁延不愈的肺结核患者，往往产生心理不平衡感，而对周围人，包括家属，同事及医护人员产生不信任，敌视心理，常会为一些小事产生激怒、冲突，过分地挑剔等，这是防御心理的表现。

2. 护理措施

（1）要及时向患者介绍他的病情、诊断及治疗方法，提供康复措施、预后等信息，时常征求患者的意见及要求，并向患者提出希望，鼓励患者积极、主动地参与治疗及康复活动等。

（2）护理人员在与患者接触时，态度明朗，回答问题明确，不要吞吞吐吐，欲言又止，含糊不清。如果要与家属交谈时，如能让患者参与、聆听，最好当面谈，不给患者一种避开他、不让他知道的局面，引起患者多疑。如果的确是不准备让患者知道，必须单独交谈的，应该另约时间，不让患者知道有过这次谈话，对谈话内容双方保密，以免患者疑虑误解。

（3）护理人员要经常、及时地倾听患者的意见，要给予耐心、细致、主动的关怀与照顾，征求他们的意见，加以改进。如果是一些暂时无法解决的问题要加以解释，或者表示可以向领导反映他们的意见等，使患者有安全感，信任感，安心地住院治疗。

（4）护理人员要尽可能多些时间，主动与患者交谈、接触，把患者诉说的各种不适感的症状听完。要尊重患者，由于患者或家属的结核病知识有限，不一定说的都是主要症状，但却是第一手资料，要从中得出疾病的症状，也要对不重要的症状，给患者一个耐心的科学的解释，使患者信服，并解除顾虑。

（5）反复住院的患者，常常会顾虑出院后复发而不愿按期出院。医务人员要帮助患者整理一套切实可行的院外预防复发的措施，可同时与家属一起协商，共同督促执行。同时指出住院与在家休养的优缺点，树立出院后在家休养的信心，解除顾虑，安心出院，并在家庭环境中一方面治疗，一方面进行锻炼。

第四节　肺结核患者的社会支持

社会支持对影响人们身心健康的社会心理因素之一，具有缓解压力和直接影响患者身心健康和社会功能的作用，进而影响生存质量，因此我们应高度关注肺结核患者的社会支持状况。

一、社会支持的概念

我国一般将社会支持定义为：来自社会各方面包括家庭、亲属、朋友、同事、伙伴、党团、工会等个人或组织所给予精神上和物质上的帮助和支援。社会是指以个体（被支持者）为核心，由个体和他人（支持者）通过支持性行为所构成的人际交往系统。它包括三个维度：客观支持、主观支持、支持的利用度。

二、社会支持的测量

社会支持评定量表是肖水源设计的（附表2）。社会支持从性质上可以分为两类，一类是客观的、可见的或实际的支持，包括物质上的直接援助和社会网络、团体关系的存在和参与。这类支持独立于个体的感受，是客观存在的现实。另一类是主观的、体验到的情感上的支持，指的是个体在社会中受尊重、被支持与理解的情感体验和满意程度，与个体的主观感受密切相关。对社会支持水平的评价，肖水源提出还应包括个体对支持的利用情况，因为个体对社会支持的利用存在着差异。该量表有10个条目，3个维度，分别为客观支持（3条）、主观支持（4条）和社会支持的利用度（3条）。量表设计合理，条目易于理解无歧义，具有较好的信度和效度。计分方法：第1~4条目，8~10条目，每条目只选一项，选择（1）、（2）、（3）、（4）项分别计1、2、3、4分。第5条目分A、B、C、D四项计总分，每项从无到全力支持分别计1~4分。第6、7条目如回答"无任何来源"则计0分，回答"下列来源"者有几个来源就计几分。总分为10个条目计分之和。得分越高，说明社会支持水平越高；得分越低，说明社会支持水平越低。

三、社会支持的作用

通过对不同疾病的大量研究表明社会支持与患者的生存质量有关，如杨艳杰等运用 WHOQOL – 100 和社会支持评定量表对 352 例癌症患者进行调查评估，结果表明社会支持和生存质量存在显著的正相关。黄萍等通过对白血病患者社会支持与生存质量的相关性研究，得出同样的结论。另外，刘明、Gulick、Courtens、颜美琼等的研究都表明社会支持对生存质量有较大的影响。现有的研究结果都表明，社会支持越大，生存质量越高。可能因为社会支持有助于身心健康，而身心健康直接关系到患者的生存质量。

四、肺结核患者的社会支持现状

（一）肺结核患者的社会支持现状分析

调查研究显示肺结核患者社会支持较常模人群低下。原因之一是人们对肺结核病缺乏全面的了解，认为结核病"防有措施、治有办法"，已不构成对人群健康的威胁，因此忽视对肺结核患者的关注与支持。此外还因为肺结核病的呼吸道传染性，工作中会经常听到："一进你们医院我就害怕、我都不敢呼吸、我会不会被传染上肺结核"，人们存在害怕被传染的心理，对患者有疏远、冷落现象。肺结核患者由于被隔离、分餐等措施，自身在社会中受尊重、被支持、理解的情感体验和满意程度减弱，容易产生自卑心理，形成孤独、封闭的人格特征。

（二）痰结核菌阴性和痰结核菌阳性患者社会支持的分析

研究表明痰结核菌阴性和痰结核菌阳性患者社会支持均下降，是由于人们对肺结核的传染性认识不够全面，片面认为只要是肺结核就有传染性。实际绝大多数是痰菌阳性的患者通过咳嗽、打喷嚏排出的结核菌进入他人的呼吸道，才会造成传染，而痰菌阴性的患者很少成为传染源。

（三）复治组与初治组社会支持的分析

研究表明许多慢性病随着病程的推移，社会支持会逐渐减少。复治肺结核为治疗不当和耐药等各种原因造成的初治失败的肺结核病，随着病情的反复和病程的延长，会给家属带来沉重的生活和心理负担，家庭支持能力逐渐下降，致使患者的社会支持水平有所下降。

（四）老年肺结核患者的社会支持的分析

研究表明老年患者也是社会支持的弱势群体。是由于老年人社会功能的下降，使其社会支持系统处于减缩趋势，因此造成社会支持下降。

五、提高社会支持的护理对策

（一）帮助患者、家属等正确了解认识结核病

护理人员应利用有效的宣传方式，进行广泛的宣传。让患者、家属、同事等社会各方面了解结核病的流行状况和严重程度。可开展讲座，发放宣传手册、设立宣传栏等，结合看录像、幻灯、多媒体等文字图片形式以增加感性认识。

通过广播、电视等媒体进行宣传，如请专家到电台、电视台进行讲座，还可树立影视名人为"结核病宣传大使"，让社会各方面提高对肺结核患者的关注度，给予患者更多的经济支持和情感支持。

（二）指导患者及其家属、朋友等正确认识肺结核病的传染性

采取讲解和发放宣传手册的方法，让患者及其家属、同事等知道痰菌阴性的患者不是传染源，痰菌阳性时只要做好必要的呼吸道隔离，如戴口罩就可以减少传染的发生。在家属咨询中很多人害怕发生消化道传染，让其知道经消化道传染的病例很少见。

（三）督导患者正确服用抗结核药物

多数患者知识层次低，对抗结核治疗的相关知识严重缺乏。护士通过反复讲解、发放健康教育材料、开设健康教育咨询门诊等方式，让患者知道抗结核药物的使用原则及不遵医嘱服药的后果，尤其是经短期治疗后症状减轻或消失的患者，加强教育和管理，说明症状改善不是治愈的客观标准，减少因不规则化疗或中断化疗而导致治疗失败及产生耐药性，最终造成迁延不愈甚至危及生命的严重后果。

对患者进行全程督导服药。住院的患者护士要进行看服，在家治疗的患者，家属应配合医护人员督导患者进行正确规范的化疗。

（四）关注患者的心理状况

肺结核病的呼吸道传染性，加上病程长，药物副作用多，患者常出现消极、焦虑、抑郁、孤独、自卑等心理。让患者知道长时间的心理压力会影响机体免疫力，导致病情恶化而不利康复。护士应帮助患者树立战胜疾病的信心，如为其列举治疗成功范例，使其从孤独和自卑中走出来，增加与外界的接触沟通，主动接受家人、亲戚、朋友的帮助，增加更多的倾诉渠道和帮助途径。

（五）做好患者的生活指导

通过讲解和发放健康教育手册的方法，提示患者应按时服药、定期复查。教育患者应做到心情开朗，注意科学膳食，提高机体的免疫力。指导患者及家属做好消毒隔离工作，有痰吐在纸里并做焚烧处理，被褥应常晒，房间每日定时开窗通风，餐具要单独使用并定期消毒。建议各个结核病医院和结核病防治所设立咨询电话，随时回答患者的问题并定期做电话随访，将健康教育贯穿始终。

（六）关注复治肺结核患者的社会支持

调查表明肺结核患者家庭经济水平低，91.9%的患者无医疗保障而需自费治疗，而复治患者需要支付比初治更多的治疗费用，因此呼吁政府应加大结核病防治的经济投入，如给予复治患者经济支持的特殊政策等，从而使他们获得有效的治疗。

（七）关注老年肺结核患者的社会支持

护理人员应关注老年患者，指导其充分利用社区资源，以获得更多的理解与支持。同时呼吁政府机构增加经济投入，完善社会保障机制，提高老年患者的社会支持水平。

六、护理人员的责任

针对肺结核患者的社会支持现状，护理人员应为其提供疾病知识和心理支持，使患者认识到大多数结核病是可以治愈的，使其树立战胜疾病的信心，尤其是对社会支持水平较低的复治患者和老年患者，应给予高度重视。护理人员还应调动患者的家属、亲属、同事、朋友等各个方面都来帮助肺结核患者，提高治疗依从性，提高治疗的效果，同时改善患者的心理健康状况，促进疾病的治愈，不断提高其生存质量。

附表1　症状自评量表（SCL－90）

指导语：以下表格中列出了有些人可能有的病痛或问题，请仔细阅读每一条，然后根据最近一星期以内（或过去_____）下列问题影响你或使你感到苦恼的程度，在方格内选择最合适的一格，画一个钩，如"√"。

从无、轻度、中度、偏重到严重：

1. 头痛□□□□□
2. 神经过敏，心理不踏实□□□□□
3. 头脑中有不必要的想法或字句盘旋□□□□□
4. 头晕或晕倒□□□□□
5. 对异性的兴趣减退□□□□□
6. 对旁人责备求全□□□□□
7. 感到别人能控制您的思想□□□□□
8. 责备别人制造麻烦□□□□□
9. 忘记性大□□□□□
10. 担心自己的衣服整齐及仪表的端正□□□□□
11. 容易烦恼和激动□□□□□
12. 胸痛□□□□□
13. 害怕空旷的场所或街道□□□□□
14. 感到自己的精力下降，活动减退□□□□□
15. 想结束自己的生命□□□□□
16. 听到旁人听不到的声音□□□□□
17. 发抖□□□□□
18. 感到大多数人都不可信任□□□□□
19. 胃口不好□□□□□
20. 容易哭泣□□□□□
21. 同异性相处时感到害羞不自在□□□□□
22. 感到受骗，中了圈套或有人想抓住您□□□□□
23. 无缘无故地突然感到害怕□□□□□
24. 自己不能控制的大发脾气□□□□□
25. 怕单独出门□□□□□

26. 经常责怪自己□□□□□

27. 腰痛□□□□□

28. 感到难以完成任务□□□□□

29. 感到孤独□□□□□

30. 感到苦闷□□□□□

31. 过分担忧□□□□□

32. 对事物不感兴趣□□□□□

33. 感到害怕□□□□□

34. 您的感情容易受到伤害□□□□□

35. 旁人能知道的您的思想□□□□□

36. 感到别人不理解您、不同情您□□□□□

37. 感到人们对您不友好、不喜欢您□□□□□

38. 做事必须做很慢以保证做得正确□□□□□

39. 心跳得很厉害□□□□□

40. 恶心或胃部不舒服□□□□□

41. 感到比不上别人□□□□□

42. 肌肉酸痛□□□□□

43. 感到有人在监视您、谈论您□□□□□

44. 难以入睡□□□□□

45. 做事必须反复检查□□□□□

46. 难以作出决定□□□□□

47. 怕坐电车、公共汽车、地铁或火车□□□□□

48. 呼吸有困难□□□□□

49. 一阵阵发冷或发热□□□□□

50. 因为感到害怕而避开某些东西、场合或活动□□□□□

51. 脑子变空了□□□□□

52. 身体发麻或刺痛感□□□□□

53. 喉咙有梗塞感□□□□□

54. 感到前途没有希望□□□□□

55. 不能集中注意力□□□□□

56. 感到身体的某一部分软弱无力□□□□□

57. 感到紧张或容易紧张□□□□□

58. 感到手或脚发重□□□□□

59. 想到死亡的事□□□□□

60. 吃得太多□□□□□

61. 当别人看着您或谈论您时感到不自在□□□□□

62. 有一些不属于您的想法□□□□□

63. 有想打人或害怕他人的冲动□□□□□

64. 醒得太早□□□□□

65. 必须反复洗手、点数□□□□□

66. 睡得不稳不深□□□□□

67. 有想摔掉或破坏东西的想法□□□□□

68. 有一些别人没有的想法□□□□□

69. 感到对别人神经过敏□□□□□

70. 在商店或电影院等人多的地方感到不自在□□□□□

71. 感到任何事情都很困难□□□□□

72. 一阵阵恐惧或惊恐□□□□□

73. 感到公共场合吃东西很不自在□□□□□

74. 经常与人争论□□□□□

75. 单独一人时精神很紧张□□□□□

76. 别人对您的成绩没有作出规定恰当的评价□□□□□

77. 即使和别人在一起也感到孤单□□□□□

78. 感到坐立不安心神不定□□□□□

79. 感到自己没有什么价值□□□□□

80. 感到熟悉的东西变成陌生或不像是真的□□□□□

81. 大叫或摔东西□□□□□

82. 害怕会在公共场合晕倒□□□□□

83. 感到别人想占您的便宜□□□□□

84. 为一些有关性的想法而苦恼□□□□□

85. 您认为应该因为自己的过错而受到惩罚□□□□□

86. 感到要很快把事情做完□□□□□

87. 感到自己的身体有严重问题□□□□□

88. 从未感到和其他人很亲近□□□□□

89. 感到自己有罪□□□□□

90. 感到自己的脑子有毛病□□□□□

附表2　社会支持评定量表

下面的问题用于反映您在生活中所获得的支持，请按各个问题的具体要求，根据您的实际情况填写，谢谢您的合作。

1. 您有多少关系密切、可以得到支持和帮助的朋友？（只选一项）

（1）1个也没有

（2）1～2个

（3）3～5个

（4）6个或6个以上

2. 近一年来您：（只选一项）

（1）远离家人，且独居一室

（2）住处经常变动，多数时间和陌生人住在一起

（3）和同学、同事或朋友住在一起

（4）和家人住在一起

3. 您与邻居：（只选一项）

（1）相互之间从不关心，只是点头之交

（2）遇到困难可能稍微关心

（3）有些邻居很关心您

（4）大多数邻居都很关心您

4. 您与同事：（只选一项）

（1）相互之间从不关心，只是点头之交

（2）遇到困难可能稍微关心

（3）有些同事很关心您

（4）大多数同事都很关心您

5. 从家庭成员得到的支持和照顾（在合适的栏内打"√"）

	无	极少	一般	全力支持
A 夫妻（恋人）				
B 父母				
C 儿女				
D 兄弟姐妹				
E 其他成员（如嫂子）				

6. 过去，在您遇到急难情况时，曾经得到的经济支持或解决问题的帮助的来源有：

（1）无任何来源

（2）下列来源：（可选多项）

A. 配偶

B. 其他家人

C. 朋友

D. 亲戚

E. 同事

F. 工作单位

G. 党团工会等官方或半官方组织

H. 宗教、社会团体等非官方组织

I. 其他（请列出）

7. 过去，在您遇到急难情况时，曾经得到的安慰和关心的来源有：

（1）无任何来源

（2）下列来源：（可选多项）

A. 配偶

B. 其他家人

C. 朋友

D. 亲戚

E. 同事

F. 工作单位

G. 党团工会等官方或半官方组织

H. 宗教、社会团体等非官方组织

I. 其他（请列出）

8. 当您遇到烦恼时的倾诉方式：（只选一项）

（1）从不向任何人倾诉

（2）只向关系极为密切的 1～2 人倾诉

（3）如果朋友主动询问您会说出来

（4）主动诉说自己的烦恼，以获得支持和理解

9. 当您遇到烦恼时的求助方式：（只选一项）

（1）只靠自己，不接受别人帮助

（2）很少请求别人帮助

（3）有时请求别人帮助

（4）有困难时经常向家庭、亲友和组织求援

10. 对于团体（如党团组织、宗教组织、工会、学生会等）组织活动，您：（只选一项）

（1）从不参加

（2）偶尔参加

（3）经常参加

（4）主动参加并积极活动

（王秀华　王　倩）

参考文献

1. 崔义才，董俊玲，孙振晓，等. 肺癌患者心理健康状况与个性、生活事件、社会支持的相关性分析. 中国行为医学科学，2001，10（1）：33－34.

2. 董红，焦卫红，徐志兰. 住院肺结核患者心理状态与社会支持的相关性研究. 实用护理杂志，2004，40（5）：782－783.

3. 胡永年. 医学心理学. 北京：中国医药科技出版社，2000.

4. 刘明，高睿，王金侠. 肾移植患者社会支持与生存质量相关性研究. 中华护理杂志，2005，40（2）：141－143.

5. 王秀华，王丽娟，于艳华，等. 肺结核患者社会支持水平的调查分析及护理对策. 中华护理杂志，2007，42（2）：143－145.

6. 王颖，张银玲. 护理心理学. 北京：中国医药科技出版社，2005.

7. 徐波，马双莲，薛岚. 肿瘤护理学. 北京：人民卫生出版社，2007.

8. 颜美琼，Linchong Pathiba. COPD 患者社会支持与生存质量的研究. 中国临床医学，2000，7（2）：237－238.

第十一章　常见诊疗技术的配合与护理

第一节　结核菌素试验技术与护理

一、目的

1. 为接种卡介苗提供依据。
2. 为测定免疫效果提供依据。
3. 用于诊断与鉴别诊断。

二、用物准备

1. 治疗车上层　医嘱单、注射单、消毒治疗盘、无菌治疗巾、1ml 注射器、结核菌素稀释液（纯化蛋白衍生物 PPD）1 支、1ml 注射器 1 支、快速手消毒液。

2. 治疗车下层　医疗垃圾桶、利器盒。

三、护理评估

1. 评估患者病情、意识状态、自理能力及合作程度。
2. 了解患者既往病史，如各种传染病恢复期，发热、器质性心、肝、肾疾病的急性期；神经及精神异常者；其他预防接种不足两周者；严重皮肤病患者；有活动的结核病灶患者；以上患者不能或暂时不能进行结核菌素试验。
3. 了解患者结核病史、过敏史、用药史、不良反应史。
4. 评估患者全身及注射部位局部的皮肤状况。

四、操作要点

1. 护士操作时应严格按照防护措施执行，戴医用防护口罩、一次性圆帽，遮住全部头发，穿隔离衣，戴手套。
2. 核对患者与药物。
3. 1ml 注射器抽取结核菌素稀释液 0.2ml（10IU）置于无菌盘内，携用物至床旁。
4. 操作前核对腕带，再次确认患者身份，清洁患者拟注射部位皮肤，协助患者采取适当体位，选择左臂屈侧中部皮肤无瘢痕无破溃部位，暴露注射部位，绷紧皮肤，注射器针头斜面向上与皮肤成5°角刺入皮内，注入 0.1ml 结核菌素稀释液，使局部呈 6~8mm 皮丘，皮肤变白并显露毛孔。
5. 迅速拔出针头，勿按压注射部位，再次核对患者。注射器、棉签按医疗垃圾处理，针头投入利器盒。

6. 整理用物，洗手、签字并记录。

五、健康教育

1. 告知患者结核菌素试验的目的、方法及配合要点。

2. 告知患者结核菌素试验判定时间为 48~72 小时，提前或推迟时间会影响结果判断的准确性。皮试后出现喉头发紧、胸闷憋气即刻通知医护人员，等待皮试结果期间若局部水疱、浸润、溃疡或发热等任何不适，应通知医护人员。

3. 告知患者注射后不能用手摸或压穿刺部位，不要沾水，以免发生感染。如有局部红肿、疼痛、发痒，属于正常反应，不能抓挠，以免局部皮肤破溃引起感染。如果出现水疱或水疱破溃时及时通知医护人员及时处理。局部亦不得涂抹药物、香水、清凉油或肥皂水清洗，避免对试验结果的判断。

六、注意事项

1. 消毒皮肤时动作轻柔，忌用含碘消毒剂消毒皮肤，避免影响结果的判断。

2. 由 2 名护士观察试验结果。48~72 小时分别判断、记录皮试结果，准确测量皮肤硬结的横径和纵径，得出平均直径（mm）=（横径 + 纵径）/2。分别记录硬结及红晕的面积，告知主管医师、患者及家属并标注。

3. 备好抢救药物与设备，及时处理过敏反应。

4. 玻璃及塑料对结核菌素稀释液有吸附作用，抽取后 1 小时内用完，否则效价降低影响效果。

5. 局部皮肤反应处理

（1）水疱　如水疱较小用 1% 甲紫涂抹即可；如水疱过大，则用无菌注射器将液体抽出，以无菌纱布包扎。

（2）淋巴管炎　局部热敷，减少前臂运动，如有继发感染，遵医嘱给抗生素治疗。

（3）溃疡　轻者以甲紫涂抹创面，如溃疡面大且并发感染，可用利福平软膏局部涂抹，用无菌纱布包扎，每 2 天换药 1 次，直至创面愈合。

（4）如果患者确诊结核病，即应开始规律抗结核治疗。

第二节　结核性脑膜炎患者腰椎穿刺技术配合与护理

一、目的

1. 降低脑压，缓解疼痛。

2. 测脑压，抽取脑脊液进行实验室检查。

3. 椎管内注入药物，治疗结核性脑膜炎。

4. 脑脊液置换。

5. 了解椎管有无梗阻。

二、用物准备

1. 治疗车上层　安尔碘、2%利多卡因 1 支、无菌棉签、砂轮、一次性无菌腰穿包 1 个、快速手消毒液。根据需要备试管、培养瓶、酒精灯、注射药物等。

2. 治疗车下层　医用垃圾桶、利器盒。

三、护理评估

1. 告知患者及家属腰椎穿刺术的目的。需采取的特殊体位，术后注意事项，取得患者的配合；核对是否签署腰椎穿刺同意书。

2. 评估患者有无头痛、呕吐症状，评估既往颅内压值。

3. 评估患者神志、双侧瞳孔大小是否等大等圆、生命体征、肢体活动情况，有无颈项强直，合作程度。

4. 评估患者穿刺部位皮肤有无破溃感染。

5. 协助患者排空大小便。

四、操作要点

1. 医护人员操作时应严格按照防护措施执行，戴医用防护口罩、护目镜、一次性圆帽，穿隔离衣，戴手套。

2. 必要时根据医嘱术前 30 分钟快速静脉滴注 20% 甘露醇 250ml 降低颅内压，以避免因脑脊液压力差过大诱发脑疝形成。

3. 协助患者去枕侧卧于硬板床沿，背部与床面垂直，头向前胸部屈曲，双臂抱膝紧贴腹部，使脊柱尽量后凸以增宽椎间隙，便于进针。

4. 协助医生皮肤消毒、铺洞巾并核对药物。穿刺点一般为第 3～4 腰椎棘突间隙或第 4～5 腰椎棘突间隙。两侧髂嵴最高点连线与脊柱中线相交处为第 4 腰椎棘突，其上为第 3～4 腰椎间隙，其下为第 4～5 腰椎间隙。

5. 医生局部麻醉成功后，协助测脑压、收集脑脊液（CSF）2～5ml 后应立即送检；如需做培养时严格按照无菌操作留取标本；根据需要协助医生抽取药液，进行椎管内注药。

6. 观察患者呼吸、脉搏、面色，穿刺后有无头痛、呕吐、穿刺点出血等，有异常及时通知医生处理。

7. 术后穿刺针眼无菌敷料覆盖。

五、健康教育

1. 腰椎穿刺前做好解释工作，向患者说明腰椎穿刺的重要性和必要性、操作方法、操作中可能出现的情况，以及如何配合，使患者消除紧张情绪。

2. 腰椎穿刺的体位必须正确，告知患者在医生操作时不能动，以防止针尖损伤神经或针头断裂造成严重后果。

3. 指导患者术后去枕平卧 4～6 小时，卧床期间不可抬高头部，可适当转动身体，以免引起术后低颅压头痛。

4. 指导患者术后多饮开水（忌饮浓茶、糖水）常可预防低颅压头痛。保持穿刺部位的纱布干燥。

六、注意事项

1. 严格掌握禁忌证

（1）疑有明显颅内压增高者、已有脑疝先兆者。

（2）可疑颅内占位病变，脊柱结核者。

（3）休克等危重患者。

（4）穿刺部位皮肤软组织有炎症。

（5）有严重的凝血功能障碍患者。

2. 腰椎穿刺术后患者平卧时间较长，护士需加强患者生活护理。

3. 严格按照无菌操作原则操作，术中严密观察患者的呼吸、脉搏、血压，如有异常应立即停止穿刺，采取相应的处理措施。

4. 鞘内给药时，应先放出等量脑脊液，然后再等量转换性注入药液。

第三节　结核病患者胸腔穿刺技术配合与护理

一、目的

1. 大量结核性胸腔积液，行胸腔穿刺抽液，缓解呼吸困难。

2. 气胸患者胸腔穿刺抽气，促进肺复张。

3. 留取胸腔积液标本，提供诊断依据。

4. 胸腔内注入药物，预防胸膜粘连。

二、用物准备

1. 治疗车上层　治疗盘、安尔碘、75% 乙醇、一次性胸腔穿刺包（胸腔穿刺针，棉球，5ml，50ml 注射器，乳胶手套，洞巾，纱布，镊子）、胶布；快速手消毒液；需注药者根据医嘱备药。

2. 治疗车下层　量杯、医用垃圾桶、利器盒。

三、护理评估

1. 评估患者呼吸困难程度、胸闷、咳嗽、咳痰症状。

2. 评估患者对胸穿术认知水平，讲解术中配合重点，如穿刺过程中不能说话、不能剧烈咳嗽，有不适举手示意。

3. 评估既往有无麻醉剂过敏史。

四、操作要点

1. 医护人员操作时应严格按照防护措施执行，戴医用防护口罩、一次性圆帽，穿隔离衣，戴手套。

2. 操作前核对患者一般资料，如床号、姓名、穿刺部位等。

3. 常规情况下，可结合 X 线及超声检查进行定位。无超声设备的条件下进行胸膜腔穿刺抽液时，在胸部叩诊实音最明显的部位进行穿刺。常选择肩胛下角第 7~9 肋间、腋后线第 7~8 肋间、腋中线第 7~8 肋间或腋前线第 5~6 肋间。气胸抽气一般选择患侧锁骨中线第 2 肋间或腋中线第 4~5 肋间。

4. 根据病情，协助患者采取适当体位（坐位时，患者反坐于靠背椅上，健侧臂平放于椅背上缘，头枕臂上，穿刺侧臂过头顶；卧床患者可取半卧位，患侧前臂置于枕部）。

5. 协助医生皮肤消毒、戴无菌手套、铺洞巾，协助医生抽吸麻醉药进行局部麻醉，麻醉成功后医生行胸腔穿刺。

6. 穿刺前，穿刺针相连的乳胶管处于夹闭状态，注射器吸满胸腔积液后分离注射器前继续夹闭乳胶管，护士持无菌血管钳固定胸腔穿刺针，避免穿刺针随呼吸移动损伤胸膜。分离注射器后将胸腔积液沿量杯壁注入量杯，以免产生大量泡沫，如此反复进行。如有大量泡沫，可注入量杯少量酒精，用以消除泡沫（酒精可降低泡沫的表面张力）。

7. 穿刺过程中观察患者面色、呼吸、脉搏，有异常及时通知医生。

8. 胸腔积液抽净后，采用无菌技术抽取胸腔内注入的药物，二人核对，协助医生胸腔内注药。

9. 胸穿结束，医生消毒穿刺点，覆盖无菌纱布及透明贴膜，按压穿刺点。安置患者，处理用物，记录胸腔积液量，留取标本，粘贴化验条码后及时送检。

五、健康教育

1. 操作前告知患者与家属胸穿的目的与注意点，争取患者与家属的配合，并签署手术同意书。

2. 操作前指导患者操作过程中不能咳嗽、说话，以免胸腔内压力变化，穿刺针划伤胸膜，造成气胸，患者咳嗽剧烈，术前可口服镇咳药物。

3. 穿刺后患者需卧床休息，避免剧烈咳嗽或运动过度，防止出血。

4. 穿刺后保持针眼处无菌，24 小时内不能沐浴。

六、注意事项

1. 穿刺抽液过程中患者如出现心悸、冷汗、胸部疼痛、剧烈咳嗽应立即停止操作。

2. 穿刺抽液速度不宜过快，首次抽液不宜超过 700ml，以后每次不应超过 1000ml。

3. 胸膜反应的紧急处理　多由于患者过度紧张所致，患者出现头晕、面色苍白、大汗、心慌、胸闷、剧烈咳嗽、呼吸急促，应立即停止操作，安抚患者，取舒适体位，吸氧，监测生命体征，遵医嘱给予建立静脉通路，多数情况患者症状可自行缓解，如症状加重，遵医嘱予以抢救药物。

4. 复张性肺水肿的紧急处理　大量胸腔积液被抽出后，肺组织迅速复张导致肺水肿，表现为抽液后立即出现剧烈咳嗽、胸痛、呼吸急促、烦躁不安、眩晕，咯大量粉红色泡沫痰。应给予紧急处理，氧气吸入，50%乙醇湿化吸入，减低肺泡内泡沫的表面张力，必要时行机械通气治疗。

5. 胸腔积液内放入含氯消毒片，按 2000～5000mg/L 的浓度消毒浸泡 ≥60 分钟。

6. 禁止患者及家属自行处理胸腔积液，胸腔积液如不慎溅出应及时标注范围，以免踩踏，即刻使用经 2000～5000mg/L 的含氯消毒液浸泡后的拖把擦拭。

第四节　结核病患者胸腔闭式引流术配合与护理

一、目的

1. 保持引流通畅，维持胸腔内压力，预防纵隔移位及肺脏受压。

2. 结核病患者开胸术后引流渗液与排除积气。

3. 观察胸腔内情况，重建负压使肺复张。

4. 便于观察胸腔引流液的性质、颜色、量。

二、用物准备

1. 治疗盘、安尔碘、75%乙醇、剪刀、启瓶器、胶布、记录单、胸腔闭式引流术签字同意书、快速手消毒液。

2. 无菌持物钳、无菌纱布、无菌剪口纱布、无菌凡士林纱条、无菌胸带、无菌生理盐水 500ml、一次性无菌治疗巾、一次性无菌手套、一次性无菌引流管、一次性无菌引流袋、无菌贴膜。

3. 一次性无菌水封瓶（单联、双联或三联根据病情选择），内盛无菌生理盐水 200～300ml，引流瓶内引流管下端插入水面下 3～4cm。

4. 胸腔闭式引流切开包　内有套管穿刺针、玻璃接头、血管钳、纱布、缝合针及线、手术刀、持针器等。

5. 如使用中心静脉导管引流，另备一次性中心静脉导管包。

6. 治疗车下层　医用垃圾袋、利器盒。

三、护理评估

1. 评估患者呼吸困难程度，胸闷、咳嗽、咳痰情况；评估患者及家属心理状况。

2. 评估患者既往病史，有无高血压；评估患者目前身体状况，出、凝血时间。

四、操作要点

1. 医护人员操作时应严格按照防护措施执行，戴医用防护口罩、一次性圆帽、穿隔离衣、戴手套。

2. 操作前核对所有无菌物品有效期，检查有无破损、漏气，打开胸腔引流装置的包装，取出引流瓶连接管正确连接备用。

3. 将生理盐水加入胸腔引流瓶内（生理盐水用量以引流管没入 3～4cm 为宜），在引流瓶的水平线上注明日期和水量。

4. 根据病情采取坐位或半卧位。协助医生消毒皮肤、铺洞巾、利多卡因局部麻醉，医生置管成功，若有胸腔积液或积气排出（引流管负压波动），即缝合固定引流管，引流管口包裹无菌凡士林纱条，剪口纱布固定引流管，协助连接胸腔引流瓶，胸带包裹。

5. 观察患者面色、生命体征、引流成功后引流瓶内负压波动情况。

6. 胸腔内置入中心静脉导管引流时，协助连接引流袋，穿刺点根据情况可使用无菌贴膜固定。

7. 术后护理

（1）引流管与引流瓶妥善固定　将胸腔引流管与水封瓶连接管紧密连接，胸腔引流瓶置于安全处，打开引流瓶底部支撑架，增加引流瓶稳定性，引流瓶位置低于胸腔60cm。搬动患者时，先使用两把血管钳夹闭引流管，搬动完毕松开血管钳。

（2）保持引流通畅　①避免胸带包扎过紧、避免引流管打折、避免胸壁切口过小、避免引流管插入过深或过浅。②鼓励患者咳嗽，呼吸训练，置管后胸壁切口疼痛可遵医嘱给予镇痛药。③挤压胸腔引流管，自近端向远端挤压引流管。

（3）引流瓶更换

1）备好新的引流瓶，将治疗巾垫于引流管下适当处，取两把血管钳双重夹闭引流管适宜处。

2）取无菌纱布包裹胸腔引流管与引流瓶连接管的连接处，分离胸腔引流管，将引流瓶连接管前端向上提起，使引流液全部流入胸腔引流瓶内，消毒胸腔引流管管口，连接备用的新引流瓶。

3）将换下的引流瓶内胸腔积液倒入胸腔积液处理桶按比例放入含氯消毒片消毒处理；引流瓶放入黄色医用垃圾袋内扎紧袋口，按照传染性医疗垃圾处理。

4）引流装置应保持密闭和无菌，保持胸壁引流口处的敷料清洁干燥，敷料渗出液较多应及时通知医师更换。

（4）每日准确记录引流液量、颜色、性质。若引流量突然增大、颜色改变，即刻通知医生。

五、健康教育与注意事项

1. 告知患者尽可能采取半卧位，鼓励患者咳嗽，深呼吸及变换体位，并告知正确咳嗽、深呼吸、变换体位的方法，通过咳嗽震动肺及胸腔，利于胸腔积液引流。指导患者下床活动时，引流瓶的位置应低于膝盖且保持平稳，保证长管没入液面下。

2. 告知患者出现如下意外时的紧急处理方法

（1）胸腔引流管自胸壁伤口脱出，立即用手顺皮肤纹理方向捏紧引流口周围皮肤（注意不要直接接触伤口），并立即通知医护人员紧急处理。

（2）水封瓶破裂或连接部位脱节时，要立即夹闭或反折两次近胸端引流管，通知医护人员紧急处理。床旁备血管钳，必要时急用。

3. 术后出血量多于 100ml/h，呈鲜红色，有血凝块，同时伴有脉搏增快，提示有活动性出血的可能，及时通知医师。

4. 患者外出检查前须将引流管夹闭，漏气明显的患者不可夹闭胸腔引流管。

5. 拔管后缝合切口，引流口无菌纱布覆盖，贴透明贴膜，压迫 10 分钟。注意观察患者有无胸闷、憋气，皮下气肿，伤口渗液及出血等症状，有异常及时通知医生。

第五节　结核病患者纤维支气管镜检查护理技术与护理

一、目的

1. 用于多种难以确诊的气管、支气管、肺部疾病的直视检查或取样活检，以协助诊断。

2. 用于清除气道内分泌物、支气管内止血、取出异物、激光治疗等。

3. 留取高质量痰标本、组织标本，提高痰集菌阴性结核病患者诊断率。

4. 镜下给药，治疗支气管内膜结核。

5. 支气管扩张术，治疗肺不张。

二、用物准备

1. 气管镜室准备　纤维支气管镜、吸引器、冷光源、活检钳、细胞刷、喉头喷雾器、麻醉药、镇静药、治疗用药、抢救药和物品、心电监护仪、吸氧装置。

2. 病房准备　漱口水、止血药物、吸引器、吸氧装置、急救设备；病历、胸片或 CT 片、纤维支气管镜检查签字同意书。

3. 患者准备　黄色痰袋、痰纸、术前 6 小时禁食、禁饮，取下活动义齿。

三、护理评估

1. 评估结核患者有无麻醉药过敏史；有无高血压、心脏病史；有无出血倾向；有无鼻息肉、鼻中隔偏曲；有无青光眼病史；有无精神异常史。

2. 评估患者术前 6 小时有无禁食、禁饮，有无义齿，术前排空大小便。

3. 评估患者及家属有无紧张、焦虑，给予心理疏导。

四、操作要点

1. 严格对内镜及附件规范化清洗消毒，杜绝交叉感染。乙肝、艾滋病等传染性疾病应使用专用内镜。

2. 医护人员操作时应严格按照防护措施执行，戴医用防护口罩、护目镜、一次性圆帽，穿隔离衣，戴手套。

3. 操作前核对患者床号、姓名等一般资料。

4. 表面麻醉前嘱患者咳出气管内分泌物，清理鼻腔和咽部后予以表面麻醉。

5. 协助患者取去枕仰卧位，头部后仰，肩部垫一软枕，下颌略抬高，不能平卧者，可取坐位或半坐卧位。

6. 配合医生经纤维支气管镜滴入麻醉药。

7. 操作中密切观察患者的面色、生命体征、血氧饱和度、气道压力、气道阻力等。

8. 做好标本的采集及送检工作。

9. 协助医生气管内给药。

10. 有意外发生，协助医生紧急处理。

11. 操作完毕，安抚患者，仔细消毒内镜。

五、健康教育

1. 术前做好检查前的健康教育，告知检查目的，术前6小时禁食禁水，避免检查中呕吐物的误吸。

2. 术中告知患者检查的安全性；检查过程中配合医生的重要性，教会患者全身放松，自由呼吸，有分泌物勿乱吐，不能耐受时，可举手示意，不可咬镜、抓镜管。

3. 术后患者回病房途中应将痰液吐于痰纸，放入黄色痰袋。禁食、禁饮2小时，2小时后饮少量温开水无呛咳后可进温凉流质或半流质饮食，以免食物误入气道造成吸入性肺炎。

4. 术后鼓励患者咳出痰液及血液，若咯血量增加，及时通知医生。正确留取化验标本，术后半小时内减少说话，使声带得以充分休息，如有声嘶或咽部疼痛，可给予雾化吸入。

六、注意事项

1. 纤维支气管镜检查的禁忌证　严重心肺功能不全，呼吸衰竭，心绞痛，严重高血压及心律失常者；严重肝、肾功能不全、全身状态极度衰竭；出、凝血机制障碍者；哮喘发作或大咯血者；主动脉瘤有破裂危险者。

2. 术后密切观察患者呼吸道出血情况，注意观察有无发热、声音嘶哑或咽喉部肿痛，胸痛等不适症状。

3. 检查床旁除配置必要的抢救药物及设施，还要提前配制1%麻黄碱，另外应备有垂体后叶素、巴曲酶、酚磺乙胺等止血药物，以便及时抢救大咯血。

第六节　结核病患者咳嗽咳痰指导技术与护理

一、目的

1. 指导结核病患者有效咳嗽咳痰，促进痰液排出，保持呼吸道通畅，利于疾病恢复，同时指导痰液正确处理从而防止结核病的传播。

2. 正确留取各种化验标本，如检查痰液中的细菌、致病菌、24 小时痰标本查找结核杆菌。

二、用物准备

1. 内装有含氯消毒液的加盖容器如痰杯、痰缸或痰纸、快速手消毒液。
2. 贴有条码的留取化验标本的标本盒，痰培养标本需备无菌痰盒、漱口溶液，24 小时痰标本备专用集菌瓶。

三、护理评估

1. 评估患者病情、意识状态、合作能力、咳痰能力、影响咳痰的因素。
2. 评估咳嗽的发生时间、诱因、性质、频率、与体位的关系、伴随症状、睡眠等。
3. 评估患者咳痰的难易程度，观察痰液的颜色、性质、量、气味和有无肉眼可见异常物质等。
4. 了解患者既往痰液结核杆菌涂片、痰培养和药物敏感试验等检验结果。
5. 评估患者心理 - 社会反应、全身状况以及有无伴随症状如咳嗽胸痛、发热、呼吸困难等。

四、操作要点

1. 医护人员操作时应严格按照防护措施执行，戴医用防护口罩、护目镜（必要时戴面罩）、一次性圆帽，穿隔离衣，戴手套，必要时带双层手套（内层 PE 手套、外层乳胶手套）。
2. 调节室内温度（18～20℃）、湿度（50%～60%），指导结核病患者咳嗽时应处于下风口或背对着入风口，不能直对着他人，必须用纸巾掩住口鼻，禁止随地吐痰。
3. 指导结核病患者深呼吸和有效咳嗽的方法：协助患者取正确体位，上身微向前倾，缓慢深呼吸数次后，深吸气至膈肌完全下降，屏气数秒，然后进行 2～3 声短促有力咳嗽，张口咳出痰液，缩唇将余气尽量呼出。循环 2～3 次，休息或正常呼吸几分钟后可重新开始。
4. 指导患者变换体位利于咳痰，胸痛不敢咳嗽的患者，咳嗽时协助轻压胸部，减少牵拉痛，疼痛剧烈遵医嘱予以止痛药物后 30min 进行咳痰。气道湿化利于黏稠痰液咳出。
5. 住院结核病患者免费提供黄色痰袋，指导患者将痰液吐在纸上，放入黄色痰袋中，后置入带盖的黄色医疗垃圾桶内，医院按医疗垃圾统一送指定医疗垃圾处理单位处理，禁止患者及家属自行处理痰液。
6. 留取化验标本，化验单条码贴于标本盒上，核对后放于密闭标本运送盒内连同化验单及时送检。
7. 护士洗手，记录。

五、健康教育

1. 指导患者掌握正确的咳嗽、咳痰方法。

2. 指导患者正确处理痰液，防止结核病的传播。住院结核病患者与医护人员交谈应佩戴外科口罩。结核病患者进入公共场所应佩戴外科口罩，同时教会患者正确佩戴口罩的方法，防止飞沫传播。

3. 有窒息危险的患者，备好吸痰物品及急救药品，做好抢救准备。

第七节　结核病患者胸部叩击和体位引流 排痰技术与护理

一、目的

协助结核患者有效排痰，促进痰液排出，防止窒息，同时减少结核病的传播。

二、用物准备

1. 可以调节床头床尾高度的床及垫枕。

2. 机械震动器或排痰机、弯盘、黄色痰袋、痰纸、化验标本容器。

3. 必要时备吸引器、急救药品、监护仪。

4. 快速手消毒液。

三、护理评估

1. 评估结核病患者生命体征、呼吸型态、速率，听诊其肺部以确定分泌物积聚的部位。

2. 评估患者及家属对胸部叩击与体位引流排痰技术的了解程度、合作能力，有无气胸、肋骨骨折、咯血及心肺功能状况。

3. 评估皮下脂肪的厚度。

四、操作要点

1. 操作准备　医护人员操作时应严格执行防护措施，戴医用防护口罩、护目镜、一次性圆帽，穿隔离衣，戴手套，必要时带双层手套（内层 PE 手套、外层乳胶手套）。

2. 胸部叩击排痰　在餐前 30 分钟或餐后 2 小时进行，防止食物反流，进入呼吸道。胸部叩击手法：患者侧卧位或坐位，护士双手手指弯曲并拢，使手掌成杯状，自肺底部自下而上、由内向外、用腕力迅速而有节律地叩击胸壁，速度120～180 次/分。叩击时避开乳房、心脏和骨突（脊椎、胸骨、肩胛骨）部位。

3. 震颤法　双手交叉重叠，按在胸壁部，配合患者呼气时自下而上震颤、振动加压。

4. 振动排痰仪　根据患者病情和年龄选择适当的振动频率和时间，振动时由慢到快，由下向上、由外向内。

5. 体位引流　宜在饭前或饭后 2 小时进行。结核病患者体位引流应安置在单独房间，避免交叉感染。肺部听诊，确定分泌物积聚部位，根据病变部位采取不同的体位，使患侧肺处于高位，其引流支气管开口朝下，将黄色痰袋置于患者下颌处，以收集排出的分泌物，维持上述姿势至少 5 分钟。

6. 观察　观察患者面色、咳嗽、咳痰情况，术毕协助患者卧床休息，洗手。

7. 垃圾处理　将患者的分泌物放入黄色医疗垃圾桶中按医疗垃圾处理。

8. 消毒　房间用紫外线消毒或动态消毒机消毒 30～60 分钟后开窗通风。

五、健康教育

1. 告知　告知结核患者及家属操作的目的、方法及注意事项；操作过程中可能出现的情况及应对措施；指导患者家属做好个人防护。

2. 胸部叩击禁忌证　未经引流的气胸、肋骨骨折、病理性骨折史、咯血、低血压及肺水肿等患者。胸部叩击时间应避免在患者生命体征不稳定时或进食前后进行。

3. 体位引流禁忌证　有明显呼吸困难和发绀者、近期大咯血和严重心血管疾病、年老体弱不能耐受者。过程中密切观察病情变化，出现心律失常、血压异常等并发症时，立即停止引流，及时处理，体位引流不宜刻板执行，必须采用患者既能接受，又易于排痰的体位，体位引流应当与其他治疗方法合并使用，如雾化等。

第八节　结核病患者氧气雾化吸入技术与护理

一、目的

1. 消炎、镇咳、祛痰。

2. 解除支气管痉挛，使气道通畅，改善通气功能。

3. 应用抗结核药物治疗肺结核、喉结核和支气管内膜结核等。

二、用物准备

1. 中心供氧设备或氧气筒供氧装置

2. 治疗车上层　治疗单、吸氧装置、连接氧气雾化吸入器接头、氧气雾化吸入器 1 套（有 CO_2 潴留患者备口含嘴氧气雾化吸入器）、漱口液、雾化药物、治疗盘（75% 乙醇、安尔碘、砂轮、棉签）、弯盘、一次性 10ml 注射器 1 支、治疗单、黄色痰袋、快速手消毒液、手电筒。必要时备吸引器。患者准备纸巾。

3. 治疗车下层　医用黄色垃圾袋、利器盒。

三、护理评估

1. 评估结核患者的病情、意识、呼吸状况、合作程度、用药史。

2. 评估鼻腔状况，有无鼻息肉、鼻中隔偏曲或分泌物阻塞；评估患者面部、口腔黏膜情况。评估血气分析指标。

3. 评估患者对吸入药物的药理作用的掌握程度。

四、操作要点

1. 医护人员操作时应严格按照防护措施执行，戴医用防护口罩、护目镜（必要时戴面罩）、一次性圆帽，穿隔离衣，戴手套，必要时带双层手套（内层 PE 手套、外层乳胶手套）。

2. 向患者讲解雾化吸入的目的及方法。

3. 无菌技术配置雾化药物，推治疗车至患者床旁，确认患者，协助患者取坐位或半坐卧位，安装氧气流量表，连接氧气雾化吸入器，将药液注入雾化器的贮药瓶，将流量表调至 6～8L/min，使药物雾化成细雾喷出。

4. 指导患者将面罩置于口鼻部，深呼吸将药液吸入，若为口含嘴雾化器，指导患者将口含嘴含入口中紧闭嘴唇深吸气，屏气 1～2 秒，用鼻呼气，直至药液雾化完毕。

5. 观察患者面色、呼吸及咳痰状况，雾化完毕后取下面罩，关闭流量表，分离氧气雾化吸入器。协助患者清理面部。

6. 雾化器每人一套，使用完应浸泡于 2000mg/L 的含氯消毒液中浸泡 30 分钟后，清水充分冲洗晾干放入清洁塑料袋中备用。

7. 洗手，签字记录。

五、健康教育

1. 告知患者氧气雾化吸入器每人一套，可有效避免交叉感染。

2. 指导患者吸药前先缓慢呼气，然后经口缓慢吸气，吸气后屏气 1～2 秒，吸入的雾粒在气道沉降，提高治疗效果。使用面罩式雾化器，氧流量不能调节过低，同时面罩不可密封口鼻，保持开放，以免造成 CO_2 潴留。

3. 雾化后用温开水漱口，去除药物的特殊气味，保证舒适。

六、注意事项

1. 结核病患者氧气雾化时，为避免传染，陪护及其他人员应回避，雾化完毕后，对房间进行紫外线空气消毒 30 分钟，开窗通风。

2. 雾化器连接管必须与流量表连接紧密。注意用氧安全，室内避免有火源，氧气雾化器与流量表使用专用接头连接。

3. 结核患者痰液较多特别是排菌患者，护士必须佩戴医用防护口罩、护目镜或面罩、一次性圆帽、穿隔离衣、戴手套。若发现患者痰液堵塞，应协助患者叩背排痰或电动吸痰，以保持呼吸道畅通。

4. 正确处理患者咳出的痰液，将痰纸放入黄色痰袋，按医疗垃圾处理送指定医疗垃圾处理站处理。

第九节　结核病患者选择性支气管动脉 栓塞术的配合与护理

一、目的

1. 治疗肺结核引起的支气管动脉损害所造成的咯血。

2. 治疗胸壁窦道的出血。

二、用物准备

1. 介入室准备　介入室术前消毒房间，进入操作间人员要更换介入室专用的拖鞋，戴口罩、帽子。

2. 器械用物的准备

（1）一次性介入导管一套。

（2）无菌敷料包　大包皮 1 块、大单 1 块、手术衣 2 件、中单 1 块、手术孔单 1 块、小治疗巾 5 块、手术剪 1 把、小弯钳 1 把、巾钳 4 把。

（3）无菌治疗包　治疗盘 1 个、治疗巾 3 块、弯盘 2 个、注射器若干。

（4）手术用药　包括麻醉药、肝素、造影剂、栓塞剂、各种急救药品。

（5）负压吸引器、吸氧装置。

3. 病房准备

（1）胸片或 CT 片。

（2）患者双侧腹股沟备皮，着清洁病服。

三、护理评估

1. 评估肺结核患者咯血量、颜色、性质，有无失血性休克。

2. 评估患者药物过敏史，做好碘、普鲁卡因过敏试验，评估患者血常规、肝肾功能、心电图、出凝血时间及血型的检测结果。

3. 评估患者心理状况。

四、操作要点

1. 术前 1 日双侧腹股沟区备皮，从脐下至股内侧 1/3。

2. 术前禁食、禁饮 4 小时，做碘及抗生素的过敏实验。

3. 携带胸片或 CT 片至导管室，患者取平卧位，头偏向一侧，注意咯血情况，保持呼吸道通畅，防止窒息。给予低流量吸氧，持续心电、血压、血氧监测，建立静脉通路。

4. 协助医生穿无菌手术衣，消毒皮肤，进行股动脉穿刺。支气管动脉造影时，嘱患者短暂屏气，栓塞开始时，告知患者平静呼吸，勿咳嗽。明胶海绵颗粒注入支气管动脉后，观察咯血是否得到控制。

5. 在注入造影剂、栓塞剂后，观察患者有无胸前区烧灼感、胸闷、肋间痛等不适症状，并做好解释工作，发现问题积极配合医师抢救。

6. 股动脉穿刺处加压包扎，术后返回病房，常规监测生命体征 6 小时，测量足背动脉搏动及皮温、颜色、知觉的变化。

五、健康教育

1. 指导患者术后卧床 24 小时，术侧肢体保持平伸，制动 12h，24h 后解除绷带。

2. 按摩局部受压部位，健侧下肢可适度屈伸，缓解不适与紧张焦虑。

六、注意事项

1. 术后继续严密观察是否有再次咯血，术后心电监测，脉氧饱和度监测，严密观察穿刺肢体足背动脉的搏动强度，皮肤温度。

2. 严密观察股动脉穿刺处有无渗血和血肿，术后取平卧位，穿刺部位放沙袋压迫止血 6 小时。

3. 术后遵医嘱使用止血药物及抗生素。

第十节　结核性脑膜炎患者侧脑室引流护理技术

一、目的

1. 降低颅内压，减轻脑水肿。
2. 紧急减压，预防脑疝。
3. 为进一步检查治疗创造条件。

二、用物准备

治疗盘、皮尺、手电筒、安尔碘、棉签、弯盘、剪刀、胶布、一次性无菌脑室引流装置、无菌换药碗内盛无菌纱布 3 块及无菌镊子、卵圆钳或血管钳、一次性无菌治疗巾、手套、绷带、记录单。

三、护理评估

1. 评估患者有无头痛、呕吐症状，观察神志、瞳孔、生命体征、肢体活动情况。

2. 评估患者及家属的心理状况有无急躁、意志消沉、恐惧不安。

四、操作要点

1. 核对医嘱，准备用物。核对患者的床号、姓名、住院号、腕带，操作者洗手，戴医用防护口罩。

2. 协助患者取平卧位并保持安静，对意识不清或小儿患者应予约束，防止患者将引流管自行拔出而发生意外。戴手套，铺治疗巾于脑室引流管与引流袋连接口下适宜处,取卵圆钳夹闭引流管连接口适当处。

3. 取一次性无菌引流袋,检查有效期及有无破损、漏气等,剪开引流袋外包装,拧紧接口处塑料帽,将引流袋悬挂在高于脑平面 10～20cm 处,以维持正常脑压。

4. 取无菌纱布包裹引流袋与脑室引流管的连接处并分离。

5. 将引流袋连接管前端向上提起,使引流液全部流入引流袋内,将换下的引流袋放入黄色医疗垃圾袋内。

6. 消毒侧脑室引流管接口处周围,并取无菌纱布包裹。取一次性无菌引流袋,去除连接端塑料帽,将新引流袋与侧脑室引流管连接牢固。

7. 妥善固定引流袋,松卵圆钳,观察引流是否通畅,引流的脑脊液量、颜色、性状、流速。

8. 整理用物,协助患者取舒适的卧位。

五、健康教育

1. 告知患者更换侧脑室引流袋的目的,取得患者的配合。

2. 嘱患者按要求卧位。穿刺后平卧 6 小时,6 小时后可侧卧。

3. 告知患者及家属不能随意移动引流装置。

4. 告知患者隔日进行伤口换药,预防感染,并注意保持伤口敷料清洁,不可抓挠伤口。

六、注意事项

1. 侧脑室引流后应严格无菌操作,防止颅内感染。引流部位每日用碘酊、酒精消毒。每 3～5 天更换无菌引流装置 1 次,防止堵管、断管,警惕颅内出血或水肿。

2. 搬动患者时应先夹闭引流管,待患者安置稳定后再打开引流管。

3. 帮助患者翻身时,避免引流管牵拉、滑脱、扭曲、受压,如引流不畅时,告知医师。

4. 患者出现精神症状、意识障碍时,应适当约束。

5. 病情好转后,要夹闭观察 24～48 小时,患者适应后拔管。

第十一节　各种标本的采集方法

一、痰标本的采集

(一) 目的

根据医嘱采集患者痰标本,进行临床检验,为诊断和治疗提供依据。

(二) 用物准备

治疗盘、痰液收集器、化验单、一次性无菌手套、温开水、纱布、手电筒、治疗巾、弯盘、需要电动吸痰者备电动吸痰器。

（三）护理评估

1. 评估患者的年龄、病情、治疗、排痰情况及配合程度。

2. 评估患者口腔黏膜有无异常。

3. 评估痰液的颜色、性质、量、分层、气味、黏稠度和有无肉眼可见的异常物质等。

（四）操作要点

1. 核对患者的床号、姓名、住院号及腕带的相关内容。核对化验单，根据检查的目的准备标本容器。

2. 医护人员操作时应严格按照防护措施执行，戴 N95 型口罩、护目镜、一次性帽子，穿隔离衣，戴手套，做好个人防护。

3. 结核患者痰液采集时应处于下风口或背对着进风口，禁止对着他人咳嗽留痰，咳痰时使用纸巾遮住口鼻留取痰液，减少飞沫传播。

4. 向患者做好解释工作，将贴有标签的标本容器交给患者。

5. 自行咳痰采集法以晨痰为佳，用温开水漱口，深吸气后用力咳出呼吸道深部痰液，标本量不少于 1ml，痰量少或无痰患者可采用 10% 氯化钠溶液加温至 45℃ 左右雾化吸入后，将痰液咳出。

6. 难以自然咳嗽、不合作或人工辅助呼吸患者的痰液采集法　患者取适当卧位，先叩击患者背部，然后将痰液收集器与吸引器连接，抽吸痰液 2～5ml 于痰液收集器内。

7. 气管镜采集法，协助医生在纤维支气管镜引导下，直接采集标本，可以做组织活检病理、支气管镜刷检涂片和术后痰涂片找抗酸杆菌，提高肺结核诊断的阳性率，并能鉴别诊断。

8. 咽拭子采集法，患者用清水漱口，取出无菌咽拭子蘸取少量无菌生理盐水；用压舌板轻压舌部，迅速擦拭患者口腔两侧腭弓及咽、扁桃体的分泌物，避免咽拭子触及其他部位；迅速把咽拭子插入无菌试管内塞紧。

9. 24 小时痰标本采集法，患者起床后漱口，在晨 7 时留取第一口痰开始至次日晨 7 时（即 24 小时）最后一口痰结束，全部痰液流入集痰瓶内，记录痰标本总量、外观和性状。

10. 告诉患者将痰液直接吐到容器内，不要污染容器外面，小心地扣紧容器的盖子，以免给他人带来传染的危险。

11. 监督标本的采集，站在患者的背面或侧面。

12. 当面检查痰标本，如痰标本不合格，需重新留取。

13. 留取痰标本后，按要求洗手。

（五）健康教育

1. 告知患者正确留取标本对检验结果的重要性。

2. 告知患者痰标本留取的方法、配合要点及注意事项，如气管镜检查取痰者，术前 4～6 小时禁食水，手术后 2 小时局部麻醉药效过后可先饮水，无呛咳才可进食。

（六）注意事项

1. 除 24 小时痰标本外，痰液收集时间宜选择在清晨。

2. 留取标本的容器应清洁无污染，痰标本应用广口带盖密闭一次性塑料盒留取，避免将唾液、漱口水、鼻涕等混入标本中。

3. 标本采集后应立即送检，如不能及时送检，应放入 4℃ 冰箱保存，不宜超过 24 小时。

4. 标本若要远距离运送，必须备有专用的能够密闭的容器，将标本放入后固定其位置，防止内容物溢出而造成污染。天气炎热时应放入一些冰块，保持较低温度。

5. 做痰细胞学检查时，晨起漱口后，应用力将喉内的前两口痰弃去，再从肺深部咳出痰液 5~6 口于一次性使用的广口有盖的清洁容器中及时送检，不超过 2 小时。

6. 避免在进食后 2 小时内留取咽拭子标本，以防呕吐，棉签不要触及其他部位以免影响检验结果。

二、血标本的采集

（一）目的

1. 全血标本用于测定血液中某些物质的含量，如血糖、尿素氮、尿酸、肌酐、肌酸、血氨等。

2. 血清标本用于测定血清酶、脂类、电解质和肝功能等。

3. 血培养标本用于血液的细菌学检查。

4. 采集动脉血标本，进行血气分析，判断患者氧合情况，为治疗提供依据。

（二）用物准备

1. 静脉血采集用物准备　治疗车、临时医嘱单、治疗盘、止血带、真空采血管、持针器、一次性采血针（或注射器）、化验单、检查手套、一次性垫巾、快速手消液、必要时带试管架。

2. 动脉血采集用物准备　治疗车、一次性垫巾、快速手消液、冰袋或冰盒、化验单、条码、一次性动脉采血针、治疗盘。

（三）护理评估

1. 评估患者病情、年龄、意识状态、生命体征。

2. 肢体活动情况、静脉情况及静脉输液治疗情况。

3. 评估采血部位皮肤情况，如有无水肿、硬结、伤口、瘢痕等。

4. 患者的沟通、理解、合作能力以及心理状态。

5. 采集动脉血标本者还需评估患者动脉搏动情况、吸氧情况或呼吸机参数设置。

（四）操作要点

1. 协助患者取坐位或平卧位，双人核对医嘱及床号、姓名、住院号、检验项目；检查标本容器是否正确、完整；患者身份识别正确。

2. 向患者解释采血的目的和方法，采血前后注意事项。

3. 选择合适的采血部位，静脉采血时在穿刺部位的肢体下方垫一次性垫巾；动脉采血一般选取桡动脉、肱动脉、股动脉、足背动脉。

4. 静脉采血时，在穿刺部位上方约6cm处扎止血带。

5. 常规消毒局部皮肤，待干，上肢静脉采血时嘱患者握拳。动脉采血时，以动脉搏动最强点为圆心，消毒直径大于5cm，同时消毒操作者用于绷紧皮肤的食指和中指。

6. 戴手套，静脉采血时，按静脉穿刺法将针头刺入静脉，见回血将胶塞穿刺针头直接刺入真空采血管至所需血量；动脉采血时，在动脉搏动最明显处进针，见鲜红色动脉回血后固定针头，采集到所需血量后迅速拔针，即刻刺入橡胶塞。

7. 抽血完毕，嘱患者松拳，松开止血带，迅速拔出针头，用干棉签按压穿刺点3～5分钟。动脉采血后压迫穿刺部位5～10分钟。

8. 静脉采血后，将含抗凝剂的采血管立即轻轻转动，使血液和抗凝剂混匀，以防血液凝固。动脉采血后轻轻转动血气针，使血液与肝素充分混匀，以防凝血。

9. 协助患者取舒适体位。

10. 按《医疗废物处理条例》处置用物，脱手套，洗手。

11. 再次查对医嘱、患者身份及标本，送检，记录。

（五）健康教育

1. 告知患者采集血标本的目的及意义。

2. 告知患者采集血标本的方法及配合要点。

3. 告知患者采血后的注意事项。

（六）注意事项

1. 采集静脉血注意事项

（1）根据检验项目，正确选择采血管，真空采血管使用前勿松动胶塞头盖，避免负压改变影响结果。

（2）电子条形码粘贴正确，不可遮挡试管刻度。

（3）需空腹、平卧等应提前通知患者，以免影响检验结果。

（4）静脉充盈欠佳时，可使用重力、热敷、挤压血管等方法促进静脉充盈。

（5）扎止血带时间不宜过长，推荐40～120秒，严禁在输液、输血肢体或针头处采集血标本。

（6）穿刺针头刺入真空采血管时，不可触碰到试管内壁，以避免沾到抗凝剂/促凝剂，影响结果。

（7）如需采取多个项目标本，真空采血顺序为：微生物学标本→无添加剂标本→凝血试管标本→含抗凝剂标本→含促凝剂标本。

（8）标本采集后需立即送检，特殊标本注明采集时间，并按有关规定保存、送检。

2. 采集动脉血注意事项

（1）消毒面积应较静脉穿刺大，严格执行无菌操作技术，预防感染。

（2）电子条形码粘贴正确，不可遮挡血气采血针或注射器刻度。

（3）若患者饮热水、洗澡、运动，需休息 30 分钟后再取血，避免影响检查结果。

（4）标本无凝固，严格隔绝空气。

（5）标本采集后需立即送检，以免影响结果。

（6）凝血功能障碍者拔针后按压时间延长至 10 分钟以上。

（7）在检验申请单上注明采血时间、氧疗方法与浓度、持续时间和体温。

三、尿标本的采集

（一）目的

1. 尿常规标本　用于检查尿液的颜色、透明度、有无细胞及管型，测定比重，并作尿蛋白及尿糖定性检测。

2. 12 小时或 24 小时尿标本　用于做尿的定量检查，如钠、钾、氯、17 – 羟类固醇、17 – 酮类固醇、肌酐、肌酸及尿糖定量或尿浓缩查结核杆菌等。

3. 尿培养标本　是采集未被污染的尿液作细菌学检查。

（二）用物准备

检验单、常规标本备容量为 100ml 的集尿器、12 小时或 24 小时标本备容量为 3000 ~ 5000ml 的清洁广口集尿器及防腐剂（按检验项目选用）、培养标本备消毒外阴部用物、无菌试管及试管夹或备导尿术用物。

（三）护理评估

1. 评估患者的病情，理解能力，合作程度。

2. 评估患者是否留置导尿管。

3. 评估患者的自理能力，是否需要协助留取尿标本。

4. 评估患者的需求。

（四）操作要点

1. 携用物至床旁，核对患者床号、姓名，向患者或家属解释留取尿标本的目的、方法及配合注意事项，取得合作。

2. 采集尿常规标本时，嘱患者将晨起第一次尿的中段尿留于标本容器内，除测定尿比重需留尿 100ml 外，其余检验留尿 30ml 即可。昏迷或尿潴留患者可通过导尿术留取标本。

3. 采集 24 小时尿标本时，将容器置于阴凉处，指导患者于晨起排空膀胱后开始留取尿液，至次日晨起排最后一次尿于容器内作为结束，将 24 小时全部尿液留于容器中。如留 12 小时标本，则自傍晚排空膀胱后开始留取尿液，至次晨（即 12 小时）排最后一次尿于容器内作为结束。

4. 采集尿培养标本，可通过导尿术或留取中段尿法采集未被污染的尿液标本。留取中段尿法采集尿标本时，应先确定患者膀胱充盈（有尿意），按导尿术的方法清洁和消毒外阴部（不铺洞巾）。嘱患者持续不停顿自行排尿至便盆，弃去前段尿，以试管夹夹住无菌试管，接取中段尿 5 ~ 10ml，塞紧塞子。

5. 撤便器，协助患者穿裤，安置舒适卧位，整理床单位及用物，洗手记录。

6. 立即送检。

（五）健康教育

1. 告知患者留取尿标本对于诊断和治疗的价值和意义。

2. 告知患者留取尿标本的注意事项。

（六）注意事项

1. 采集尿标本时　女性应避免在月经期留尿检查，防止混入阴道分泌物，并应冲洗外阴后留尿。男性应避免精液、前列腺液的沾污。不可将粪便混入，以免影响检验结果。

2. 采集 12 小时或 24 小时尿标本　应妥善放置容器，做好交接班，以督促检查患者正确留取尿标本。如选用防腐剂为甲苯，应在第一次尿液倒入之后再加入，使之形成薄膜覆盖在尿液表面。

四、粪便标本的采集

（一）目的

1. 便常规标本用于检查粪便的性状、颜色、混合物及寄生虫等。

2. 隐血标本用于检查粪便内肉眼不能观察到的微量血液。

3. 寄生虫及虫卵标本用于检查寄生虫成虫、幼虫及虫卵。

4. 便培养标本用于检查粪便中的致病菌。

（二）用物准备

检验单、手套、便盒（内附棉签或检便匙）、清洁便器，检测寄生虫及虫卵时需备透明胶带及载玻片（查找蛲虫），便培养需备无菌培养瓶、无菌棉签、消毒便器。

（三）护理评估

1. 评估患者的病情，理解能力，合作程度。

2. 评估患者有无腹泻、便秘等排便异常。

3. 评估患者有无肠造瘘。

4. 评估患者的自理能力，是否需要协助留取粪便标本。

（四）操作要点

1. 携用物至床旁，核对患者床号、姓名，解释留取粪便标本的目的、方法及配合注意事项，取得患者合作。

2. 采集便常规标本时，患者排便于清洁便器内，用棉签取异常粪便 5g（约蚕豆大小）放入检便盒内。如为腹泻者应取黏液部分，如为水样便应取 15～30ml 放入容器内。

3. 采取隐血标本时，按隐血试验饮食要求患者，采集方法同常规标本。

4. 采集寄生虫及虫卵标本时，嘱患者排便于清洁便器内，在不同部位取带血及黏液的粪便 5～10g 放入检便盒内。服驱虫剂后或作血吸虫孵化检查时，应留取全部粪便。查阿米巴原虫时，应在采集前将容器用热水加温，便后连同容器立即送检。查蛲虫时嘱患者在晚间睡觉或清晨未起床前，将透明胶带粘贴在肛门周围，取下粘有虫卵的透明胶带，粘贴在玻璃片上或将透明胶带对合。

5. 采集便培养标本时，要求患者排便于消毒便器内，用无菌长棉签取带脓血或黏液的粪便 2～5g，放入无菌培养管或无菌蜡纸盒中。如患者无便意，可用长棉签蘸无菌等渗盐水，插入肛门 6～7cm，沿一方向边旋转便退出棉签，放入无菌培养管中，塞紧。

6. 撤便器，安置患者于舒适卧位，整理床单位及用物。洗手，记录。

7. 立即送检。

（五）健康教育

1. 告知患者留取粪便标本对于诊断和治疗的价值和意义。

2. 告知患者留取粪便标本的注意事项。

3. 告知患者影响检查结果的因素。

（六）注意事项

1. 采集标本时，应避免大、小便混合，以免影响检验结果。

2. 粪便标本采集后容易干结，应及时送检。

3. 潜血标本检查前 3 天禁食肉类、肝、血、大量叶绿素等食物及含铁药物，以免出现假阳性反应，3 天后按常规法留取标本送检。

（商雪辉　朱红英　刘　荣　矫晓克）

参考文献

1. 中华人民共和国卫生部，中国人民解放军总后勤卫生部．临床护理实践指南．北京：人民军医出版社，2011．

2. 黄正新，刘春华，李美兰．新编护理技术操作程序与护患沟通．北京：人民卫生出版社，2012．

3. 尤黎明，吴瑛．内科护理学．北京：人民卫生出版社，2012．

4. 李惠，占小春，贾文霄，等．护理工作流程指南．乌鲁木齐：新疆人民卫生出版社，2010．

5. 孟桂云，马明辉，綦迎成．结核病护理工作手册．乌鲁木齐：新疆人民卫生出版社，2009．

6. 赵攀，郭杨利．纤支镜下病灶内滴注加替沙星治疗耐多药肺结核伴空洞涂阳的临究．临床肺科杂志，2007，10（12）：1063－1064．

7. 綦迎成，孟桂云．结核病感染控制与护理．北京：人民军医出版社，2013．

8. 李小寒，尚少梅．基础护理学．北京：人民卫生出版社，2012．

9. 杨晓霞，赵光红．临床管道护理学．北京：人民卫生出版社，2006．

10. 吴忠旺，朱林静．血液标本采集不合格的原因分析及预防对策．中国实用护理杂志，2011，27（23）：61－62．

11. 崔明，王惠民．血液标本采集的分析前影响．中国实验诊断学，2010，14（8）：1340－1342．

12. 李燕，刘成永，候远沛，等．提高痰标本采集合格率加强抗生素应用的监测．护理实践与研究，2012，9（21）：122－123．

13. 米凯，杨霞峰，陈团芝．腰椎穿刺术后垫枕与去枕对颅内压的影响．护理学杂志，2008，23（13）：5－6．

14. 徐战峰，孟克钊．腰椎穿刺后头痛与卧床体位的相关性研究．中国医师进修杂志，2012，35（31）：68－69．

15. 胡雁，李晓玲．询证护理的理论与实践．上海：复旦大学出版社，2011．

16. 盛蓓．肺结核患者家庭护理指导．临床肺科杂志，2012，17（3）：578－579．

17. 程红群．结核病的流行趋势与防控策略．中华护理杂志，2007，42（7）：670－672．

18. 张晟春，许小明，陈琼．影响临床检验标本采集的因素及对策．护士进修杂志，2009，24（23）：2186－2188．

19. 何家莉，吴惠蝶，陈伟君，等．2种痰液标本采集法对下呼吸道感染性疾病患者焦虑的影响．护理学报，2011，18（7A）：71－73．

20. 吴惠平，罗伟香．护理技术操作并发症预防及处理．北京：人民卫生出版社，2014．

21. 李晓松．护理学基础．2版．北京：人民卫生出版社，2010．

22. 王丽娟．实用结核病护理学．北京：科学出版社，2009．

附录　结核消毒技术规程及感染控制

当前，医院感染已经成为一个严重的公共卫生问题，医院既是诊治疾病和促进健康的场所，又是感染源、传播途径和易感宿主集中的场所。为了有效地预防和控制医院内结核感染，减少医务人员职业暴露的发生，必须遵循相关的消毒隔离制度。消毒是指清除或杀灭传播媒介上的病原微生物，达到无害化的处理。隔离是将传染源传播者和高度易感人群安置在指定地点和特殊环境中，暂时避免和周围人群接触，对前者采取传染源隔离，对具有传染性的分泌物、排泄物、用品等物品进行集中消毒处理，防止传染病病原体向外传播，对后者采取保护性隔离，保护高度易感人群免受感染。隔离技术可预防微生物在患者、医务人员及媒介物中播散，正确运用结核病的消毒隔离技术可控制结核病传染源、切断传染途径，同时保护易感人群。

第一节　医疗卫生机构消毒灭菌基本要求

一、消毒因子作用的水平

根据消毒因子的适当剂量（浓度）或强度和作用时间对微生物的杀灭能力，可将其分为四个作用水平的消毒方法。

1. 灭菌　可杀灭一切微生物（包括细菌芽孢）达到灭菌保证水平的方法。方法包括热力灭菌、电离辐射灭菌、微波灭菌、等离子体灭菌等物理灭菌方法，以及用甲醛、戊二醛、环氧乙烷、过氧乙酸、过氧化氢等消毒剂进行灭菌的方法。

2. 高水平消毒法　可以杀灭各种微生物，对细菌芽孢杀灭达到消毒效果的方法。这类消毒方法应能杀灭一切细菌繁殖体（包括结核分枝杆菌）、病毒、真菌及其孢子和绝大多数细菌芽孢。方法包括热力、电力辐射、微波和紫外线等以及用含氯、二氧化氯、过氧乙酸、过氧化氢、含溴消毒剂、臭氧、二溴海因等甲基乙内酰脲类化合物和一些复方配制的消毒剂等消毒因子进行消毒的方法。

3. 中水平消毒法　是可以杀灭和去除细菌芽孢以外的各种病原微生物的消毒方法，包括超声波、碘类消毒剂、醇类、醇类和氯己定的复方、醇类和季铵盐类化合物的复方、酚类等消毒剂进行消毒的方法。

4. 低水平消毒法　只能杀灭细菌繁殖体（分枝杆菌除外）和亲脂病毒的化学消毒剂及通风换气、冲洗等机械除菌法。如单链季铵盐类消毒剂（苯扎溴铵等）、双胍类消毒剂如氯己定、植物类消毒剂和汞、银、铜等金属离子消毒剂等进行消毒的方法。

二、医用物品对人体的危险性分类

医用物品对人体的危险性是指物品污染后造成危害的程度。根据危害程度分为三类。

1. 高度危险性物品 这类物品是穿过皮肤或黏膜而进入人体无菌组织或器官内部的器材，或与破损的组织、皮肤、黏膜密切接触的器材和用品，一旦被微生物污染，具有极高感染风险，如手术器械、穿刺针、输血器材、输液器材、注射的药物和液体、透析器、血液和血液制品、导尿管、膀胱镜、腹腔镜、活检钳、心脏导管及脏器植入物等。

2. 中度危险性物品 这类物品仅和破损皮肤、黏膜相接触，而不进入无菌的组织内，如呼吸机管道、胃肠道内镜、气管镜、麻醉机管道、避孕环、压舌板、喉镜、体温表等。

3. 低度危险性物品 虽有微生物污染，但在一般情况下无害，只有当受到一定量的病原微生物污染时才造成危害的物品。这类物品和器材仅直接或间接地和健康无损的皮肤相接触，包括生活卫生用品和患者、医护人员生活和工作环境中的物品，如毛巾、痰杯、地面、便器、桌面、床面、被褥，一般诊疗用品（听诊器、血压计袖带等）等。

三、微生物对消毒因子的敏感性

一般认为，微生物对消毒因子的敏感性从高到低的顺序如下。

1. 亲脂病毒（有脂质膜的病毒），如乙型肝炎病毒、流感病毒等。

2. 细菌繁殖体。

3. 真菌。

4. 亲水病毒（无脂质膜的病毒），如甲型肝炎病毒、脊髓灰质炎病毒等。

5. 分枝杆菌，如结核分枝杆菌。

6. 细菌芽孢，如炭疽杆菌芽孢、枯草杆菌芽孢。

7. 朊毒（感染性蛋白质）。

四、选择消毒、灭菌方法的原则

（一）根据物品污染后的危害程度选择消毒、灭菌方法

1. 高度危险性物品必须选用灭菌方法处理。

2. 中度危险性物品一般情况下达到消毒即可，可选用中水平或高水平消毒法。但中度危险性物品的消毒要求并不相同，如内镜必须采用高水平消毒法消毒。

3. 低度危险性物品一般可用低水平消毒方法，或只做一般的清洁处理即可。如在有病原微生物污染时，必须针对所污染病原微生物的种类选用有效的消毒方法。

（二）根据物品上污染微生物的种类、数量和危害性选择消毒、灭菌方法

1. 对受到细菌芽孢、真菌孢子、分枝杆菌和经血传播病原体（乙型肝炎病毒、丙型肝炎病毒、艾滋病病毒等）污染的物品，选用高水平消毒或灭菌法。

2. 对受到真菌、亲水病毒、螺旋体、支原体、衣原体和病原微生物污染的物品，选用中水平以上的消毒方法。

3. 对受到一般细菌和亲脂病毒等污染的物品，可选用中水平或低水平消毒法。

4. 对存在较多有机物的物品消毒时，应加大消毒剂的使用剂量和（或）延长消毒作用时间。

5. 消毒物品上微生物污染特别严重时，应加大消毒剂的使用剂量和（或）延长消毒作用时间。

（三）根据消毒物品的性质选择消毒方法

1. 耐高温、耐湿的物品和器材，应首选压力蒸汽灭菌；耐高温的玻璃器材、油剂类和干粉类等可选用干热灭菌。

2. 不耐高温、不耐湿，以及贵重物品，可选择环氧乙烷或低温蒸气甲醛气体消毒、灭菌。

3. 器械的浸泡灭菌，应选择对金属基本无腐蚀性的消毒剂。

4. 选择表面消毒方法，应考虑表面性质，光滑表面可选择紫外线消毒器近距离照射，或液体消毒剂擦拭；多孔材料表面可采用喷雾消毒法。

（四）消毒、灭菌基本程序

被朊毒体、气性坏疽及突发不明原因的传染病病原体污染的器材和物品，应先根据病原体特点进行消毒再清洗，再按物品危险性的种类，选择合理的消毒、灭菌方法进行消毒或灭菌处理。普通患者用过的物品，先清洗后消毒。

（五）消毒工作中的个人防护

消毒因子大多对人是有害的，因此，在进行消毒时，工作人员一定要有自我保护的意识和采取自我保护的措施，以防止消毒事故的发生和因消毒操作方法不当可能对人体造成的伤害。

1. 热力灭菌　干热灭菌时应防止燃烧；压力蒸汽灭菌应防止发生爆炸事故及可能造成的人员灼伤事故。

2. 紫外线、微波消毒　应避免对人体的直接照射。

3. 气体化学消毒剂　应防止有毒有害消毒气体的泄漏。

4. 液体化学消毒剂　应防止过敏和可能对皮肤、黏膜的损伤。

5. 处理锐利器械和用具应采取有效防护措施　以避免可能对人体的刺、割等伤害。

第二节　标准预防

在肺结核患者明确诊断前，医务人员应采取标准预防措施，预防院内交叉感染及结核病职业暴露。标准预防是指针对医院所有患者和医务人员使用的一种预防，将患者的血液、体液、分泌物及排泄物均视为具有传染性，需进行隔离，不论是否有明显的血迹污染，是否接触非完整的皮肤与黏膜，接触上述物质者，必须采取预防措施。

一、标准预防的基本特点

1. 强调双向预防既要防止疾病从患者传至医护人员，又要防止疾病从医护人员传至患者。

2. 防止血源性疾病的传播。

3. 防止非血源性疾病的传播。

4. 根据疾病的主要传播途径，采取隔离措施接触隔离、空气隔离、飞沫隔离。

二、标准预防操作原则

1. 标准预防针对所有为患者实施操作的全过程。

2. 不论患者是否确诊或可疑感染传染病均采取。

3. 包括洗手、戴手套、穿隔离衣、戴防护眼镜和面罩等基本措施。

4. 进行可能接触患者体液、血液的操作时须戴手套。

5. 操作完毕脱去手套后应洗手，必要时进行手消毒。

6. 有可能发生血液、体液飞溅到医务人员面部时戴具有防渗透性的口罩、防护眼镜。

7. 有可能发生血液、体液大面积飞溅污染身体时穿戴具有防渗透性的隔离衣或者围裙。

8. 手部皮肤破损有可能接触患者血液、体液时戴双层手套。

9. 戴手套操作过程中，应避免已经污染的手套触摸清洁区域或物品。

10. 进行侵袭性诊疗、护理操作过程中要保证充足的光线，特别注意防止被针头、缝合针、刀片等锐器刺伤/划伤。

11. 预防被使用后的锐器刺伤

（1）将锐器直接放入耐刺、防渗漏的锐器盒。

（2）使用具有安全性能的注射器、输液器。

（3）禁止将使用后的一次性针头重新套上针头套。

（4）禁止用手直接接触使用后的针头、刀片锐器。

12. 立即清洁被污染的环境。

13. 保证废弃物的正确处理

（1）运输废弃物的人必须戴厚质乳胶清洁手套。

（2）处理体液废弃物必须戴防护眼镜。

三、标准预防措施

1. 洗手 接触血液、体液、排泄物、分泌物后可能污染时，脱手套后，要洗手或使用快速手消毒液洗手。

2. 手套 当接触血液、体液、排泄物、分泌物及破损的皮肤黏膜时应戴手套；手套可以防止医务人员把自身手上的菌群转移给患者的可能性；手套可以预防医务人员变成传染微生物的媒介，即防止医务人员将从患者或环境中污染的病原体在人群中传播。在两个患者之间一定要更换手套；手套不能代替洗手。

3. 面罩、护目镜和口罩　戴口罩及护目镜可以减少患者的体液、血液、分泌物等液体的传染性物质飞溅到医护人员的眼睛、口腔及鼻腔黏膜。

4. 隔离衣　穿隔离衣为防止被传染性的血液、分泌物、渗出物、飞溅的水和大量的传染性材料污染时才使用。脱去隔离衣后应立即洗手，以避免污染其他患者和环境。

5. 可重复使用的设备

（1）可复用的医疗用品和医疗设备，在用于下一患者时根据需要进行消毒或灭菌处理。

（2）处理被血液、体液、分泌物、排泄物污染的仪器设备时，要防止工作人员皮肤和黏膜暴露、工作服的污染，以致将病原微生物传播给患者和污染环境。

（3）需重复使用的利器，应放在防刺的容器内，以便运输、处理和防止刺伤。

（4）一次性使用的利器，如针头等放置在防刺、防渗漏的容器内进行无害化处理。

6. 物体表面、环境、衣物与餐饮具的消毒

（1）对医院普通病房的环境、物体表面包括床栏、床边、床头桌、椅、门把手等经常接触的物体表面定期清洁，遇污染时随时消毒。

（2）在处理和运输被血液、体液、分泌物、排泄物污染的被服、衣物时，要防止医务人员皮肤暴露、污染工作服和环境。

（3）可重复使用的餐饮具应清洗、消毒后再使用，对隔离患者尽可能使用一次性餐饮具。

（4）复用的衣服置于专用袋中，运输至指定地点进行清洗、消毒，并防止运输过程中的污染。

7. 急救场所可能出现需要复苏时，用简易呼吸囊（复苏袋）或其他通气装置以代替口对口人工呼吸方法。

8. 医疗废物应按照国家颁布的《医疗废物管理条例》及其相关法律法规进行无害化处理。

四、医院标准预防制度

1. 一级预防　适用于发热门（急）诊的医务人员。

（1）严格遵守标准预防的原则，遵守消毒、隔离的各项规章制度。

（2）工作时应穿工作服、隔离衣、戴工作帽和防护口罩，必要时戴乳胶手套。严格执行洗手与手消毒制度。

（3）下班时进行个人卫生处置，并注意呼吸道与黏膜的防护。

2. 二级预防　适用于呼吸道传染性疾病的留观室、隔离区的医务人员。

（1）严格遵守标准预防的原则，根据传染性疾病的传播途径，采取相应的隔离措施，并严格遵守消毒、隔离的各项规章制度。

（2）进入隔离区和专门病区的医护人员必须戴防护口罩，穿工作服、防护服或隔离衣、鞋套、戴手套、工作帽。严格按照清洁区、半污染区和污染区的划分，正确穿戴和脱摘防护用品，并注意呼吸道、口腔、鼻腔黏膜和眼睛的卫生与保护。

3. 三级防护 适用于为患者实施吸痰、气管插管和气管切开的医护人员。除二级防护外，还应当加戴面罩或全面型呼吸防护器。

第三节 医院隔离技术规范

一、隔离的管理要求

1. 在新建、改建与扩建时，建筑布局应符合卫生学要求，并应具备隔离预防的功能，区域划分应明确、标识清楚。

2. 应根据国家的有关法规，结合本医院的实际情况，制定隔离预防制度并实施。

3. 隔离的实施应遵循"标准预防"和"基于疾病传播途径的预防"的原则。

4. 应加强传染病患者的管理，包括隔离患者，严格执行探视制度。

5. 应采取有效措施，管理感染源、切断传播途径和保护易感人群。

6. 应加强医务人员隔离与防护知识的培训，为其提供合适、必要的防护用品，正确掌握常见传染病的传播途径、隔离方式和防护技术，熟练掌握操作规程。

7. 医务人员的手卫生应符合 WS/T313。

8. 隔离区域的消毒应符合国家有关规定。

二、建筑布局与隔离要求

1. 呼吸道传染病区的建筑布局与隔离要求

（1）适用于经呼吸道传播疾病患者的隔离。

（2）建筑布局应设在医院相对独立的区域，分为清洁区、潜在污染区和污染区，设立两通道和三区之间的缓冲间。缓冲间两侧的门不应同时开启，以减少区域之间空气流通。经空气传播疾病的隔离病区，应设置负压病室，病室的气压宜为 – 30Pa，缓冲间的气压宜为 – 15Pa。

（3）隔离要求

①应严格服务流程和三区的管理，各区之间界线清楚，标识明显。

②病室内应有良好的通风设施。

③各区应安装适量的非手触式开关的流动水洗手池。

④不同种类传染病患者应分室安置。

⑤疑似患者应单独安置。

⑥受条件限制的医院，同种疾病患者可安置于一室，两病床之间距离不少于1.1m。

2. 负压病室的建筑布局与隔离要求

（1）适用于经空气传播疾病患者的隔离。

（2）建筑布局应设病室及缓冲间，通过缓冲间与病区走廊相连。病室采用负压通风，上送风、下排风；病室内送风口应远离排风口，排风口应置于病床床头附近，排风口下缘靠近地面但应高于地面10cm。窗应保持关闭。

①病室送风和排风管道上宜设置压力开关型的定风量阀，使病室的送风量、排风量不受风管压力波动的影响。

②负压病室内应设置独立卫生间，有流动水洗手和卫浴设施。配备室内对讲设备。

（3）隔离要求

①送风应经过初、中效过滤，排风应经过高效过滤处理，每小时换气6次以上。

②应设置压差传感器，用来检测负压值，或用来自动调节不设定风量阀的通风系统的送、排风量。病室的气压宜为－30Pa，缓冲间的气压宜为－15Pa。

③应保障通风系统正常运转，做好设备日常保养。

④一间负压病室宜安排一个患者，无条件时可安排同种呼吸道感染疾病患者，并限制患者到本病室外活动。

⑤患者出院所带物品应消毒处理。

三、医务人员防护用品的使用

1. 防护用品 应符合国家相关标准，在有效期内使用。

2. 口罩的使用

（1）口罩的作用 口罩可预防经空气、飞沫传播的疾病，戴口罩还可减少患者的血液、体液等传染性物质溅入医护人员的口及鼻腔；同时防止医务人员将病原体传染给患者。

（2）常用口罩分类 常用的口罩可分为纱布口罩、外科口罩、医用防护口罩等。

（3）常用口罩的特点

①纱布口罩：纱布口罩起机械阻挡作用，可阻止一部分病毒侵袭，但其结构与人面部密合性差，不能达到一定颗粒过滤效率。

②外科口罩：标准的外科口罩分3层，外层有阻水作用，可防止飞沫进入口罩里面，中层有过滤作用，内层有吸湿作用。外科口罩有阻水、滤过、吸湿作用，能阻止血液、体液和飞溅物传播，可阻隔空气中直径5μm颗粒＞90%。

③医用防护口罩：如N95型口罩，N95型是美国国家职业安全卫生研究所（NIOSH）认证的。"N"的意思是指非油性的颗粒物，"95"是指在NIOSH标准规定检测条件下，过滤率达到95%，有较好的密合性，适合人脸型的口罩。N95口罩能阻止直径≤5μm感染因子的空气传播或近距离（＜1m）接触的飞沫传播的疾病感染。

（4）口罩的应用指征

①应根据不同的操作要求选用不同种类的口罩。

②纱布口罩：适用于一般诊疗活动，如配液、晨间护理等可佩戴纱布口罩.

③外科口罩：手术室工作或护理免疫功能低下患者、进行有创操作时应戴外科口罩。一般诊疗活动，如配液、晨间护理等也可佩戴一次性外科口罩。

④医用防护口罩：接触经空气传播或近距离接触经飞沫传播的呼吸道传染病如

肺结核、SARS、H1N1 甲流等患者时，应戴医用防护口罩。

（5）口罩使用的注意事项

①掌握口罩的正确佩戴方法，使口罩与面部有良好的密合，保证防护效果。

②外科口罩应一次性使用。

③口罩一旦潮湿应马上更换。

④口罩受到患者血液、体液污染后应立即更换。

⑤防护口罩（N95 型）可累计使用 8 小时更换，外科口罩应 4 小时更换。

⑥纱布口罩应保持清洁，4~8 小时更换，定期清洗与消毒。可用煮沸或高压灭菌消毒。

3. 防护镜（护目镜）、防护面罩的使用

（1）护目镜、防护面罩的作用医务人员为患者进行诊疗护理过程中，佩戴护目镜或防护面罩可有效防止患者的血液、体液等物质溅入医务人员的眼睛、面部皮肤和黏膜。

（2）防护镜的选择要求选择防护镜应符合（GB11/188－2003）《医用防护镜技术要求》中的标准，如顶焦度、棱镜度偏差、色泽、可见光透射比、抗冲击性能、耐腐蚀和消毒性能等应符合规定。防护镜及防护面罩应有弹性佩戴装置。

（3）护目镜或防护面罩的应用指征

①在进行诊疗、护理操作，可能发生患者血液、体液、分泌物等喷溅时。

②近距离接触经飞沫传播的传染病患者时。

③为呼吸道传染病患者进行气管切开、气管插管等近距离操作，可能发生患者血液、体液、分泌物喷溅时，应使用全面型防护面罩。

（4）注意事项

①在佩戴防护镜或防护面罩前应检查有无破损，佩戴装置有无松懈。

②防护镜或防护面罩用后应清洁与消毒。

4. 手套的使用

（1）手套的作用

①预防医务人员手上的病原微生物传给患者。

②预防患者身体的病原微生物传给医务人员。

③预防医务人员手上的病原微生物污染环境。

（2）手套的分类医用手套大多由天然胶乳制成。医用手套均经过严格灭菌，属于无菌手套，一次性使用。按使用环境的不同可以分为手术手套与检查手套两大类。根据操作目的不同可分为清洁手套和无菌手套两类。

（3）手套的选择及应用指征

①应根据不同操作的需要，选择合适种类和规格的手套。

②清洁手套应用指征：接触患者的血液、体液、分泌物、排泄物、呕吐物及污染物品时。

③无菌手套应用指征：医务人员进行手术等无菌操作时；接触患者破损皮肤、黏膜时；接触机体免疫力极度低下的患者时。

（4）无菌手套正确戴脱方法

①戴手套的方法：打开手套包，一手掀起口袋的开口处，另一手捏住一只手套的翻折部分（内面）取出手套，对侧手对准五指戴上。用尚未戴手套的手掀起口袋的另一侧，以戴着无菌手套的手指插入另一只手套的翻边内面，将另一只手戴上手套。分别将对侧手套的翻转处套在工作服衣袖外面。

②脱手套的方法：一手捏住对侧手套的污染面边缘将手套脱下。脱下手套的手捏住另一只手套清洁面（内面）的边缘，将手套脱下。

（5）手套使用注意事项

①诊疗护理不同的患者之间必须更换手套。

②操作完成后脱去手套，必须进行洗手，戴手套不能替代洗手，必要时进行手消毒。

③戴手套操作中，如发现手套有破损时应立即更换。

④戴无菌手套时应防止手套污染。

5. 防护服的使用

（1）防护服的作用预防医务人员受到患者血液、体液和分泌物的污染，同时预防患者间的感染和特殊易感患者受到感染。

（2）防护服的分类根据材质和使用方法的不同，防护服可分为一次性防护服和可重复使用的隔离衣。

（3）防护服的选择要求选择一次性防护服应符合 GB19082－2003《医用一次性防护服技术要求》的规定，防护服应具有良好的防水性、抗静电性、过滤效率和无皮肤刺激性，穿脱方便，结合部严密，袖口、脚踝口应为弹性收口。棉布隔离衣应后开口，身长超过工作服或长及膝，清洗消毒后可重复使用。

（4）防护服的应用指征

①隔离衣应用指征：接触经接触传播的感染性疾病患者如传染病患者、多重耐药菌感染患者等时；对患者实行保护性隔离时，如大面积烧伤、骨髓移植等患者的诊疗、护理操作时；可能受到患者血液、体液、分泌物及排泄物喷溅时。

②防护服应用指征：临床医务人员在接触甲类或按甲类传染病管理的传染病患者时；接触经空气传播或飞沫传播的传染病患者，可能受到患者血液、体液、分泌物、排泄物喷溅时。

（5）防护服的正确穿脱方法

①布制隔离衣的穿脱方法：布制隔离衣一般一用一消毒，如果条件有限也可多次使用后再行消毒。

穿法：右手提衣领，左手伸入袖内，右手将衣领向上拉，使左手露出；换左手持衣领，右手伸入袖内，使右手露出，避免衣袖触及面部；两手持衣领，由领子中央顺领边向后系好颈带；扎好双侧袖口；将隔离衣一侧（腰下5cm）处向前拉，见到后背开口边缘，捏住；同样方法捏住对侧后背开口边缘；双手在身体背后将衣边对齐；向一侧折叠，一手按住折叠处，另一手将腰带拉至背后折叠处，将腰带在背后交叉，回到前面将带子系好。

脱法：解开腰带，在前面打一活结；解开两侧袖带，将袖带塞入袖襻内，充分暴露双手，进行手消毒；消毒双手后，解开颈后带子，双手持带将隔离衣从胸前向下拉；右手伸入左手腕部袖内，拉下袖子过手；用遮盖着的左手握住右手隔离衣袖子的外面，将右侧袖子拉下；双手转换渐从袖管中退出，脱下隔离衣；左手捏住领子，右手将隔离衣两边对齐，若挂在污染区，污染面向外，否则污染面向里。（如为一用一消毒的隔离衣，则可直接将污染面向里，放入污衣袋送去清洗消毒）

②一次性防护服穿脱方法

穿法：先穿下衣，再穿上衣，然后戴好帽子，最后拉上拉链。

脱法：脱分体防护服时，应先将拉链拉开；向上提拉帽子，使头部脱出；脱袖子、脱下上衣将污染面向里放入医疗废物袋；脱下衣，由上向下边脱边向内卷，污染面向里，脱下后放入医疗废物袋；脱连体防护服时，先将拉链拉到底；向上提拉帽子，使头部脱离帽子，脱袖子；从上向下边脱边卷；脱下衣，将污染面向里脱下后放入医疗废物袋内。

（6）使用防护服的注意事项

①穿防护服前要检查防护服有无破损。

②穿防护服后只限在规定区域内进行操作。

③在操作过程中，防护服有破损应立即更换。

④穿多次使用再消毒的隔离衣时，注意避免衣袖触及面部及衣领。

⑤脱防护服时，注意避免污染。

四、不同传播途径疾病的隔离与预防

1. 隔离原则

（1）在标准预防的基础上，医院应根据疾病的传播途径（接触传播、飞沫传播、空气传播和其他途径传播），结合本院的实际情况，制定相应的隔离与预防措施。

（2）一种疾病可能有多种传播途径时，应在标准预防的基础上，采取相应传播途径的隔离与预防。

（3）隔离病室应有隔离标志，并限制人员的出入。黄色为空气传播的隔离，粉色为飞沫传播的隔离，蓝色为接触传播的隔离。

（4）传染病患者或可疑传染病患者应安置在单人隔离房间。

（5）受条件限制的医院，同种病原体感染的患者可安置于一室。

（6）建筑布局符合相应的规定。

2. 飞沫传播的隔离与预防接触经飞沫传播的疾病
如百日咳、白喉、流行性感冒、病毒性腮腺炎、流行性脑脊髓膜炎等，在标准预防的基础上，还应采用飞沫传播的隔离预防。

（1）患者的隔离

①应减少转运，当需要转运时，医务人员应注意防护。

②病情容许时，患者应戴外科口罩，并定时更换。应限制患者的活动范围。

③患者之间、患者与探视者之间相隔距离在1m以上，探视者应戴外科口罩。

④加强通风，或进行空气消毒。

（2）医务人员的防护

①应严格按照区域流程，在不同的区域，穿戴不同的防护用品，离开时按要求摘脱，并正确处理使用后物品。

②与患者距离（1m以内）接触，应戴帽子、医用防护口罩；进行可能产生喷溅的诊疗操作时，应戴护目镜或防护面罩，穿防护服；当接触患者及其血液、体液、分泌物、排泄物等物质时应戴手套。防护用品按规定使用。

3. 空气传播的隔离与预防接触经空气传播的疾病　如肺结核、水痘等，在标准预防的基础上，还应采用空气传播的隔离与预防。

（1）患者的隔离

①无条件收治时，应尽快转送至有条件收治呼吸道传染病的医疗机构进行收治，并注意转运过程中医务人员的防护。

②当患者病情容许时，应戴外科口罩，定期更换，并限制其活动范围。

③应严格空气消毒。

（2）医务人员的防护

①应严格按照区域流程，在不同的区域，穿戴不同的防护用品，离开时按要求摘脱，并正确处理使用后物品。

②进入确诊或可疑传染病患者房间时，应戴帽子、医用防护口罩，行可能产生喷溅的诊疗操作时，应戴护自镜或防护面罩，穿防护服；当接触患者及其血液、体液、分泌物、排泄物等物质时应戴手套。

4. 其他　传播途径疾病的隔离与预防应根据疾病的特性，采取相应的隔离与防护措施。

5. 肺结核病传染源、传播途径及隔离预防（表附 -1）

表附 -1　肺结核隔离预防措施表

疾病名称	传染源	传播途径			隔离预防				
		空气	飞沫	口罩	帽子	手套	防护镜	隔离衣
肺结核	开放性肺结核患者	＋＋	＋	＋	＋	＋	±	＋

注：在传播途径一列中，"＋"指其中传播途径之一；"＋＋"指主要传播途径。在隔离预防一列中，"＋"指应采取的防护措施；"±"指工作需要可采取的防护措施。

第四节　飞沫隔离标准操作规程

飞沫传播是一种近距离（1m以内）的传播方式，具有传染性的患者通过说话、打喷嚏、咳嗽及进行支气管镜检查等时，将带有微生物的飞沫核（≥5μm）在空气中移行短距离（<1m）喷溅到易感者的鼻、口等部位而传播疾病。

一、飞沫隔离基本原则

适用于预防通过飞沫传播的感染源，如 SARS、百日咳、流感病毒、腺病毒、鼻病毒、脑膜炎双球菌及 A 群链球菌（特别是指使用抗菌药物治疗 24 小时内）等，无论是疑似或确诊感染或定植的患者都应隔离。

二、患者安置

1. 应将患者安置于单人病房，条件受限时，应遵循如下原则。

（1）优先安置重度咳嗽且有痰的患者。

（2）将感染或定植相同感染源的患者安置于同一病房。

（3）当需与其他不同感染源的患者安置于同一病房时，应遵循以下原则。

①避免与感染后可能预后不良或容易传播感染的患者安置于同一病房，例如免疫功能不全或可能长期住院的患者。

②床间距应≥1m，并拉上病床边的围帘。

③不论同一病房的患者是否都需采取飞沫隔离，接触同一病房内不同患者之间，都应更换个人防护装备及执行手卫生。

2. 门、急诊应尽快将患者安置于检查室或分隔间，并且建议患者遵循呼吸卫生（咳嗽）礼仪。

三、个人防护装备

1. 进入病房或分隔间应戴口罩。

2. 密切接触患者时，除了口罩以外，不建议常规佩戴护目装备，如护目镜或防护面罩。

3. 针对疑似或确诊 SARS、禽流感或流感大流行的患者应遵循最新感染控制指南。

四、患者转运

1. 除非必要，应限制患者在病房外活动及转运。

2. 确需转运时，应指导患者佩戴口罩，并遵循呼吸卫生（咳嗽）礼仪。

3. 如患者已戴口罩，负责转运患者的人员不必戴口罩。

附：呼吸卫生（咳嗽）礼仪

呼吸卫生（咳嗽）礼仪是预防呼吸道传染病传播最有效的手段之一，分三个步骤。

1. 咳嗽时礼仪　当你要咳嗽或打喷嚏时，无论你是否为患者，均应采用餐巾纸、手绢捂住口、鼻部，以防止病菌扩散。情急之下，也可用衣服袖管的内侧遮掩住口鼻部。

2. 咳嗽后礼仪　咳嗽、打喷嚏后应立即洗手，否则手部的病菌可以通过互相握手、接触把手、电脑键盘等方式，转移到这些物体的表面。

3. 有症状时的礼仪　当你患感冒时，尤其是发病初期症状较轻，外出时应自觉佩戴口罩，防止病菌借咳嗽、喷嚏而传播。

第五节　空气隔离标准操作规程

空气传播是由长期停留在空气中的含有病原微生物的飞沫颗粒（≤5μm）或含

有传染因子的尘埃引起。

一、空气隔离基本原则

适用于预防通过空气传播的感染源，如麻疹病毒、水痘病毒、结核分枝杆菌、播散性带状疱疹病毒等，无论是疑似或确诊感染或定植的患者都应隔离。

二、患者安置

1. 应将患者安置于负压病房，负压病房应达到以下要求。

（1）空气交换≥6次/小时（现存病房）或≥12次/小时（新建或改建病房）。

（2）病房空气可直接排至室外，若排入邻近空间或空气循环系统需经高效过滤。

（3）每日监测、记录负压值，并通过烟柱、飘带等肉眼观察压差。

（4）病房门应随时保持关闭。

2. 当负压病房不足时，应尽快将患者转送至有条件的医疗机构。

三、门、急诊

1. 应建立预分诊制度，及时发现通过空气传播疾病的患者或疑似患者。

2. 应将患者安置于负压病房，条件受限时，应指导患者佩戴外科口罩并安置于专用隔离诊室。当患者离开以后，应将房间空置至少1小时。

3. 应指导患者佩戴外科口罩并遵守呼吸卫生（咳嗽）礼仪。除了在负压病房内，患者需持续佩戴外科口罩。

四、人员限制

应尽可能安排具有特异性免疫的医务人员进入病房。

五、个人防护装备

医务人员无论是否具有特异性免疫，当进入病房时，均应佩戴经过密合度测试的N95型呼吸防护器或医用防护口罩。

六、医用防护口罩（N95型）佩戴方法

1. 一手托住防护口罩，有鼻夹的一面向外。

2. 将防护口罩罩住口鼻及下巴，鼻夹部位向上紧贴面部。

3. 用另一手将下方系带拉过头顶，放于颈后双耳下。

4. 再将上方系带拉至头顶。

5. 将双手指尖放在金属鼻夹上，从中间位置开始，用手指向内按鼻夹，并分别向两侧移动和按压，根据鼻背的形状塑造鼻夹。

6. 佩戴完成后进行密闭性检查：轻按口罩，做深呼吸，气体不从口罩边缘泄漏，吸气时口罩中央略凹陷，这样就符合医用防护口罩的佩戴要求。

七、患者转运

1. 应限制患者在病房外活动及转运。
2. 确需转运时，应指导患者佩戴外科口罩，并遵循呼吸卫生（咳嗽）礼仪。
3. 应覆盖水痘、天花或结核性等皮肤损伤。

第六节　医务人员手卫生与洗手消毒规程

一、医务人员手卫生规范

（一）术语和定义

1. 手卫生　为医务人员洗手、卫生手消毒和外科手消毒的总称。

2. 洗手　医务人员用肥皂（皂液）和流动水洗手，去除手部皮肤污垢、碎屑和部分致病菌的过程。

3. 卫生手消毒　医务人员用速干手消毒剂揉搓双手，以减少手部暂居菌的过程。

4. 外科手消毒　外科手术前医务人员用肥皂（皂液）和流动水洗手，再用手消毒剂清除或者杀灭手部暂居菌和减少常居菌的过程。使用的手消毒剂可具有持续抗菌活性。

5. 常居菌　能从大部分人体皮肤上分离出来的微生物，是皮肤上持久的寄居菌，不易被机械的摩擦清除。如凝固酶阴性葡萄球菌、棒状杆菌类、丙酸菌属、不动杆菌属等。一般情况下不致病。

6. 暂居菌　寄居在皮肤表层，常规洗手容易被清除的微生物。直接接触患者或被污染的物体表面时可获得，可随时通过手传播，与医院感染密切相关。

7. 手消毒液　用于手部皮肤消毒，以减少手部皮肤细菌的消毒液，如乙醇、异丙醇、氯已定、聚维酮碘（碘伏）等。

8. 速干手消毒液　含有醇类和护肤成分的手消毒液，包括水剂、凝胶型和泡沫型。

9. 手卫生设施　用于洗手与手消毒的设施，包括洗手池、水龙头、流动水、清洁剂、干手用品、手消毒液等。

（二）手卫生的管理与基本要求

1. 医疗机构应制定并落实手卫生管理制度，配备有效、便捷的手卫生设施。

2. 医疗机构应定期开展手卫生的全员培训，医务人员应掌握手卫生知识和正确的手卫生方法，保障洗手与手消毒的效果。

3. 手消毒效果应达到如下相应要求：卫生手消毒，监测的细菌菌落总数应≤$10\text{cfu}/\text{cm}^2$；外科手消毒，监测的细菌菌落总数应≤$5\text{cfu}/\text{cm}^2$。

（三）手卫生设施

1. 设置流动水洗手设施。

2. 手术室、产房、导管室、层流洁净病房、骨髓移植病房、器官移植病房、重症监护病房、新生儿室、母婴室、血液透析病房、烧伤病房、感染疾病科、口腔科、消毒供应中心等重点部门应配备非手触式水龙头。有条件的医疗机构在诊疗区域均宜配备非手触式水龙头。

3. 应配备清洁剂。肥皂应保持清洁与干燥；盛放皂液的容器宜为一次性使用；重复使用的容器应每周清洁与消毒；皂液有浑浊或变色时及时更换，并清洁、消毒容器。

4. 应配备干手物品或者设施，避免二次污染。

5. 应配备合格的速干手消毒液。

6. 手卫生设施的设置应方便医务人员使用。

7. 卫生手消毒液应符合下列要求。

（1）应符合国家有关规定。

（2）宜使用一次性包装。

（3）医务人员对选用的手消毒液应有良好的接受性。

（4）手消毒液无异味、无刺激性等。

（四）外科手消毒设施（略）

（五）洗手与卫生手消毒

1. 洗手与卫生手消毒应遵循以下原则

（1）当手部有血液或其他体液等肉眼可见的污染时，应用肥皂（皂液）和流动水洗手。

（2）手部没有肉眼可见污染时，宜使用速干手消毒液消毒双手代替洗手。

2. 手卫生的五大指征

（1）接触患者之前。

（2）无菌操作之前。

（3）接触患者体液后。

（4）接触患者之后。

（5）接触患者周围环境及物品后。

3. 医务人员洗手方法

（1）在流动水下，使双手充分淋湿。

（2）取适量肥皂（皂液），均匀涂抹至整个手掌、手背、手指和指缝。

（3）认真揉搓双手至少15秒，应注意清洗双手所有皮肤，包括指背、指尖和指缝。具体揉搓步骤：掌手相对，手指并拢，相互揉搓；手心相对，双手交叉指缝相互揉搓，交换进行；掌心相对，双手交叉指缝相互揉搓；弯曲手指使关节在另一手掌心旋转揉搓，交换进行；右手握住左手大拇指旋转揉搓，交换进行；将五个手指尖并拢放在另一手掌心旋转揉搓，交换进行（图附-1）。

（4）在流动水下彻底冲净双手，用干手设施（擦手纸、风干机）擦干。

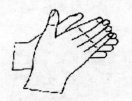 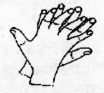 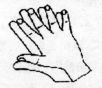

①掌心相对搓揉　　　②手指交叉，掌心对手背搓揉　　　③手指交叉，掌心相对搓揉

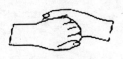 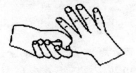 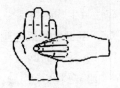

④双手互握搓揉手指　　　⑤拇指在掌中搓揉　　　⑥指尖在掌心中搓揉

图附-1　医务人员洗手方法

（六）外科手消毒

1. 外科手消毒应遵循以下原则

（1）先洗手，后消毒。

（2）不同患者手术之间、手套破损或手被污染时，应重新进行外科手消毒。

2. 洗手方法与要求

（1）洗手之前应先摘除手部饰物，并修剪指甲，长度应不超过指尖。

（2）取适量的清洁剂清洗双手、前臂和上臂下 1/3，并认真揉搓。

（3）清洁双手时，应注意清洁指甲下的污垢和手部皮肤的皱褶处。

（4）流动水冲洗双手、前臂和上臂下 1/3。

（5）使用干手物品擦干双手、前臂和上臂下 1/3。

3. 外科手消毒方法

（1）冲洗手消毒方法取适量的手消毒剂涂抹至双手的每个部位、前臂和上臂下 1/3，并认真揉搓 2~6 分钟，用流动水冲净双手、前臂和上臂下 1/3，无菌巾彻底擦干。流动水应达到 GB 5749 的规定。特殊情况水质达不到要求时，手术医师在戴手套前，应用醇类手消毒液再消毒双手后戴手套。手消毒液的取液量、揉搓时间及使用方法遵循产品的使用说明。

（2）免冲洗手消毒方法取适量的免冲洗手消毒液涂抹至双手的每个部位、前臂和上臂下 1/3，并认真揉搓直至消毒液干燥。手消毒液的取液量、揉搓时间及使用方法遵循产品的使用说明。

（3）注意事项

①不应戴假指甲，保持指甲和指甲周围组织的清洁。

②在整个手消毒过程中应保持双手位于胸前并高于肘部，使水由手部流向肘部。

③洗手与消毒可使用海绵、其他揉搓用品或双手相互揉搓。

④术后摘除外科手套后，应用肥皂（皂液）清洁双手。

⑤用后的清洁指甲用具、揉搓用品如海绵、手刷等，应放到指定的容器中；揉

搓用品应每人使用后消毒或者一次性使用；清洁指甲用品应每日清洁与消毒。

（七）手卫生效果的监测

1. 监测要求 医疗机构应每季度对手术室、产房、导管室、层流洁净病房、骨髓移植病房、器官移植病房、重症监护病房、新生儿室、母婴室、血液透析病房、烧伤病房、感染疾病科、口腔科等部门工作的医务人员手进行消毒效果的监测；当怀疑医院感染暴发与医务人员手卫生有关时，应及时进行监测，并进行相应致病性微生物的检测。

2. 手卫生效果监测方法

（1）采样时间 在接触患者、进行诊疗活动前采样。

（2）采样方法 被检者五指并拢，用浸有含相应中和剂的无菌洗脱水液浸湿的棉拭子在双手指曲面从指跟到指端往返涂擦 2 次，一只手涂擦面积约 $30cm^2$，涂擦过程中同时转动棉拭子；将棉拭子接触被检者的部分剪去，投入 10ml 含相应中和剂的无菌洗脱液试管内，及时送检。

（3）检测方法 将采样管在混匀器上振荡 20s 或用力振打 80 次，用无菌吸管吸取 1.0ml 待检样品接种于灭菌平皿。每一样本接种 2 个平皿，平皿内加入已溶化的 45~48℃ 的营养琼脂 15~18ml，边倾注边摇匀，待琼脂凝固，置 36℃±1℃ 温箱培养 48 小时，计数菌落数。

（4）细菌菌落数总数计算方法

细菌菌落总数（cfu/cm^2）＝ 平板上菌落数 × 稀释倍数/采样面积（cm^2）

3. 手卫生合格的判断标准

（1）卫生手清毒监测的细菌菌落总数应 ≤10cfu/cm^2。

（2）外科手消毒监测的细菌菌落总数应 ≤5cfu/cm^2。

第七节 环境清洁标准操作规程

一、环境表面分类

医疗机构内的环境表面主要分为以下两大类。

1. 医疗表面 如医疗仪器按钮或把手、推车、牙床等。

2. 卫生表面 如地板、墙面、桌面等。

二、医疗表面的清洁标准操作规程

1. 操作者进行医疗表面清洁前，应穿戴好个人防护装备。

2. 每天工作开始前和结束后均应对医疗表面进行湿式擦拭，可以适当加入清洁剂。

3. 特殊的仪器要提供维护和保养说明，内容必须包括仪器适合使用的消毒剂、是否防水、一旦污染如何去除等内容，粘贴在仪器表面显眼位置。

4. 一般的低危医疗仪器（如听诊器、血压计、仪器按钮和把手等）首先进行清洁，之后可以使用低效或中效消毒液，如 60%~90% 的乙醇或异丙醇。

5. 推荐覆盖保护方法当在不同患者之间医生戴着手套操作仪器或者仪器表面如牙椅治疗台和灯把手，很可能被患者血液体液污染或仪器表面很难清洁时，医疗仪器表面可以覆盖一次性使用的薄膜、锡纸、防水纸等，要求一患者一更换。每个患者诊疗结束后，工作人员在手套摘除前，将覆盖物丢弃；在下一个患者的诊疗工作前，医生进行完手部卫生后、戴手套之前，铺上新的覆盖物。

6. 发现医疗表面有明显的血液、体液污染时，应先采取"覆盖消毒"后，再采用清水擦抹清洁。

7. 清洁医疗表面的抹布应做到每清洁一个单位物品（物品表面）一清洗。不同区域的抹布应做到专区专用。

三、卫生表面的清洁操作规程

1. 卫生表面分为两大类：一是手很少接触的表面，如地面和天花板；二是手经常接触的表面，如桌面、门把手、床栏杆、灯开关、病房厕所的墙面、窗帘的边缘等。

2. 进行卫生表面清洁时，穿戴个人防护装备。

3. 卫生表面每日进行常规的清洁和除尘工作。采用湿式打扫，必要时可采用清洁剂；日常不需要对卫生表面进行消毒。但患者病床以及周围家具，不论其是否为感染性疾病患者，出院后，均应采用清水进行彻底的清洁，必要时还需消毒。

4. 洗拖把与抹布的水池应以高低水池加以区分；需要采用水桶盛水来洗涤抹布时，该水桶更换清水的指标不是视水的浑浊度，而以清洁一个单位物品为更换依据，必要时同一个清洁单位可以更换多次水。不同区域的抹布和拖把应做到专区专用，并用颜色加以标记；用后洗净，必要时还需消毒后再洗净，悬挂晾干，备用。

5. 根据卫生表面的分类，清洁工作的频率可以视患者的接触程度进行适当调整，如手经常接触的卫生表面，可每隔 2～4 小时清洁 1 次；而非手经常接触的卫生表面，如墙面、天花板等，可每隔 1 周清洁 1～2 次。

（段振兰　曾志耘　孙　琴　王　琪　陈卫星）

参 考 文 献

1. 卫生部 . WS/T311 – 2009. 12 医院隔离技术规范 .

2. 卫生部 . WS/T368 – 2012 空气净化指南 .

3. 卫生部 . 中国结核病防治规划实施工作指南（2008 年版）.

4. 钱培芬，倪语星 . 医院感染监控与管理 . 北京：军事医学科学出版社，2008.

5. 卫生部 . WS/T367 – 2012 医院消毒技术规范 .

6. 卫生部 . WS/T313 – 2009 医务人员手卫生规范 .

7. 卫生部 . 医疗卫生机构医疗废物管理办法，2003：10.

8. Guideline for Isolation Precautions：Preventing Transmission of Infectious Agents in Healthcare Settings，2007.

9. 鄢秀英 . 结核患者自我保健知识 . 成都：四川省科技出版社，2011.

10. 唐神结，高文，临床结核病学．北京：人民卫生出版社，2011.

11. 何广学，熊勇超，侯月云，等．国内外结核感染控制现状与对策．结核病与肺部健康杂志，2012，1（1）：52－54.

12. 程海燕．ICU 病房医院感染的原因及控制和预防措施．中国药物经济学，2012，3：395－396.

13. 李梅．产科护理管理在控制医院感染中的作用．求医问药，2012，10（7）：776－777.

14. 何广学，熊勇超，赵建忠，等．各级医疗卫生机构结核病感染控制现况调查．中国感染控制杂志，2012，11（4）：247－251.

15. 张弛，张翠玲．结核专科医院对耐多药结核患者的院感管理．中国实用医药，2012，7（30）：261－262.

16. 商春文．医务人员如何预防结核病的院内感染．中国实用医药，2012，7（29）：266.

17. 王素萍．多耐药结核病的医院感染管理．中华医院感染学杂志，2010，20（9）：1294－1295.

18. 朱丹，周力．手术室护理学．北京：人民卫生出版社，2008.

19. 沈伟等．医用防护服与防护口罩阻隔性能研究．中国消毒学杂志．2005，22（4）：386－390.